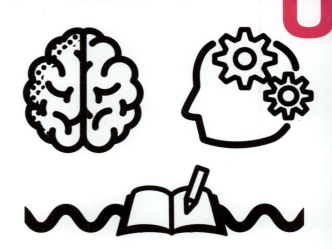

高次脳機能障害
リハビリテーションの掟

■編著■
種村　純
びわこリハビリテーション専門職大学リハビリテーション学部
言語聴覚療法学科教授
種村留美
関西医科大学リハビリテーション学部作業療法学科教授

中外医学社

序

　わが国における高次脳機能の研究，すなわち臨床神経心理学研究の開始は19世紀末の失語症研究に遡ります．1940年代の井村恒郎先生による失語症の漢字仮名問題に関する研究成果などを経て，1960年代には大橋博司先生の臨床神経心理学に関する包括的な教科書『臨床脳病理学』が出版され，また笹沼澄子先生によりSchuelleの失語症訓練理論が紹介されました．1970年代になると，画像診断技術の発展と離断症候群を含む新古典論とを背景として失語，失行，失認の症候学および臨床解剖学的研究が発展しました．1977年には，神経心理学懇話会（現在の日本神経心理学会）と，日本失語症研究会（現在の日本高次脳機能学会）が設立されました．1980年代から失語症や半側空間無視を対象としたリハビリテーションの研究が広く行われ，徐々に記憶，注意，遂行機能の研究が発展しました．21世紀に入り介護保険が施行され，また高次脳機能障害およびその関連障害に対する支援普及事業が開始されたことで高次脳機能障害者に対する社会的支援が普及してきました．認知症疾患による失語症，その他の神経心理症状についても明らかにされてきました．このように今や高次脳機能障害研究はたいへん大きな研究分野になり，毎年国内外の関連学会には数多くの研究成果が報告されております．臨床家が高次脳機能障害全般にわたる最新の情報を入手することは困難になってきています．

　今回，基礎概念から各障害，さらには社会的支援に関して，それぞれの項目に関する専門の先生方にRulesを挙げていただき，その解説とStep upについてご執筆いただきました．最新の成果をこのようなわかりやすい形式でまとめられた本書が臨床現場で広く活用され，高次脳機能障害者の医療福祉がさらに発展することを心より願っています．

　2024年11月

種村　　純
種村　留美

目　次

1章 ▶ 基礎概念

1 高次脳機能障害の原因疾患・・・・・・・・・・・・・・・・・・・・・・・・・〈永井知代子〉　*1*

2 高次脳機能障害の診断（画像診断）・・・・・・・・・・・・・・・・・・〈前島伸一郎〉　*9*

3 エビデンスにつながる高次脳機能障害の評価・・・・・・・・・・・〈酒井 浩〉　*17*

4 高次脳機能障害の回復・・・・・・・・・・・・・・・・・・・・・・・・・・・・・・〈早川裕子〉　*24*

5 認知リハビリテーションの理論，エビデンス・・・・〈山田尚基　渡邉 修〉　*31*

6 高次脳機能障害 ADL および APDL の障害・訓練・・・・・・・〈山根伸吾〉　*39*

7 小児の高次脳機能障害，評価と介入・・・・・・・・・・・・・・・・・〈宮﨑彰子〉　*47*

8 高次脳機能障害のリハビリテーションにおける
テクノロジーの活用・・・・・・・・・・・・・・・・・・・・・・・・・・・・・・・・〈橋本晋吾〉　*56*

2章 ▶ 失語症

1 失語症検査・・・・・・・・・・・・・・・・・・・・・・・・・・・・・・・・・・・・・・・〈宮﨑泰広〉　*62*

2 失語症訓練理論・・・・・・・・・・・・・・・・・・・・・・・・・・・・・・・・・・・・〈種村 純〉　*74*

3 失語型別の評価と言語治療・・・・・・・・・・・・・・・・・・・・・・・・・〈高倉祐樹〉　*80*

4 失読・失書に対する評価と訓練・・・・・・・・・・・・・・・・・・・・・〈新貝尚子〉　*92*

5 認知コミュニケーション障害に対する評価，言語治療，
右半球，外傷性脳損傷・・・・・・・・・・・・・・・・・・・・・・・・・・・・・〈植谷利英〉　*101*

6 言語知識に関するセラピー（意味・音韻・構文）・・・・・・・・〈津田哲也〉　*111*

7 拡大・代替コミュニケーション（AAC）活用訓練・・・・・・〈坊岡峰子〉　*119*

8 失語症者のグループ訓練・・・・・・・・・・・・・〈鈴木 勉　須田悦子　相馬肖美〉　*127*

3章 ▶ 失行，前頭葉性動作障害

1 失行症および前頭葉性の動作障害の評価，
標準高次動作性検査 ･･････････････････････････････〈種村留美〉*135*

2 失行症および前頭葉性の動作障害の訓練 ･･････････････〈清水大輔〉*144*

3 構成障害の評価と訓練 ･･････････････････････〈野川貴史　奥村潮音〉*151*

4章 ▶ 失認

1 視覚失認の評価とリハビリテーション ･････････････････〈平山和美〉*159*

2 聴覚失認の評価とリハビリテーション ･････････････････〈佐藤正之〉*168*

3 触覚失認の評価とリハビリテーション ･････････････････〈時田春樹〉*178*

4 身体失認（含ゲルストマン症候群）の評価と
リハビリテーション ･････････････････････････････〈山下円香〉*185*

5 離断症候群の評価とリハビリテーション ･･･････････････〈塚本能三〉*194*

5章 ▶ 右半球症状

1 半側空間無視に対する評価法 ･･･････････････〈太田久晶　竹内利貴〉*206*

2 半側無視に対する訓練法 ･･･････････････････････････〈浅野友佳子〉*216*

3 半側無視例に対する理学療法，pusher 現象 ･････〈志田航平　網本 和〉*224*

4 地誌的見当識障害の評価法とリハビリテーション ･･･････〈高橋伸佳〉*235*

5 病態失認の評価法とリハビリテーション ･･･････････････〈大沢愛子〉*241*

6 Bálint 症候群の評価法とリハビリテーション ･･･････････〈砂川耕作〉*250*

6章 ▶ 記憶障害

1 健忘症候群の診断 ･･････････････････････････････〈船山道隆〉 *259*

2 各種の記憶評価法 ･･････････････････････････････〈山下 光〉 *266*

3 記憶のリハビリテーション ･･････････････････････〈太田信子〉 *277*

7章 ▶ 注意障害

1 各種注意評価法 ･････････････････････････････････〈吉村貴子〉 *283*

2 注意訓練の技法と適応 ･･･････････････････････････〈豊倉 穣〉 *291*

8章 ▶ 遂行機能障害, 前頭葉機能障害

1 各種の前頭葉機能および遂行機能の評価 ･･･････････〈戸田淳氏〉 *299*

2 高次脳機能障害者に対する包括的プログラム ･･･････〈浦上裕子〉 *305*

9章 ▶ 行動障害

1 意欲・発動性障害の評価方法・標準意欲評価法 ･･････〈小浜尚也〉 *313*

2 社会的行動障害に対する認知行動療法, 行動療法,
生活技能訓練（SST）･･･････････････････････････〈今橋久美子〉 *321*

3 社会的行動障害に対する薬物療法 ･･･････････････････〈先崎 章〉 *327*

4 脳卒中後に見られるうつ状態 ･･･････････････････〈飯干紀代子〉 *334*

10章 ▶ 認知症

1 認知症の診断と評価 ･････････････････････････････〈長濱康弘〉 *339*

2 認知症者に対する治療介入 ･･･････････････････････〈繁信和恵〉 *347*

3 もの忘れ外来の進め方と成果······················〈前島伸一郎〉*353*

11章 ▶ 社会的支援

1 高次脳機能障害支援普及事業，高次脳機能障害診断基準，
診断書の作成··〈深津玲子〉*365*

2 高次脳機能障害者の社会参加······················〈宮原智子〉*373*

3 高次脳機能障害の就労支援························〈後藤祐之〉*383*

4 高次脳機能障害者に対する自動車運転支援···············〈平岡 崇〉*390*

索引··· *397*

1章 ▶ 基礎概念

1 ▶ 高次脳機能障害の原因疾患

帝京平成大学 健康メディカル学部言語聴覚学科 教授　永井知代子

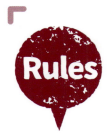

1 ▶ 神経解剖学: 高次脳機能の神経基盤を知る.
2 ▶ 発症形式: 急性発症・緩徐進行性・一過性のいずれなのかを考える.
3 ▶ 脳梗塞: 血管支配で考える.
4 ▶ 神経変性疾患: 疾患特異的な症候から考える.
5 ▶ 行政的高次脳機能障害: 疾患別好発部位を覚えておく.

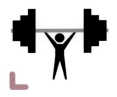

Rule 1　神経解剖学: 高次脳機能の神経基盤を知る

　高次脳機能障害は，当然ながら末梢神経や脊髄の障害ではなく脳損傷により生じる．しかも「高次の」脳機能ということは，単純な運動や感覚の処理に関わる一次領野よりも，二次領野，すなわち大脳皮質の中でもより複雑な情報を処理する大脳連合野の障害で生じるものが多い．

　一次領野のうち，一次運動野は前頭葉の中心前回，一次体性感覚野は頭頂葉の中心後回，一次聴覚野は側頭葉の横側頭回（ヘシュル回），一次視覚野は後頭葉にある鳥距溝の直上・直下にある皮質である．脳も脊髄も，前方が運動/後方が感覚に関わるという法則にあてはまる．脊髄では前角は運動，後角は感覚に関わり，大脳では中心前回が運動，それ以外の一次領野はこれより後方にある．

　大脳連合野は，上記の一次領野以外の大脳皮質全体である［図1］[1]．前頭連合野は，①外側面，②内側面，③底面に分けて考えると機能を覚えやすい．外側面は2つの溝により上・中・下前頭回に分けられ，下前頭回後方にはBroca野がある．内側面には補足運動野がある．底面の重要な領域には眼窩回がある．側頭連合野は，

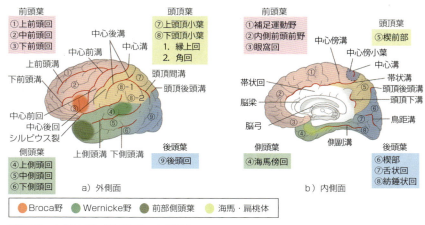

[図1] 大脳皮質（外側面，内側面）
（永井知代子．15章で学ぶ　ビジュアル臨床神経学．東京: 医歯薬出版; 2021[1]）より改変）

①外側面，②内側面，③前部側頭葉に分けるとよい．外側面は前頭連合野同様に2つの溝で上・中・下側頭回に分けられ，上側頭回後方にはWernicke野がある．内側面の深部には海馬・扁桃体があり，その周囲に海馬傍回などの皮質がある．前部側頭葉は側頭極を中心とした部分で，脳血管障害では障害されにくいが後述の神経変性疾患で障害されやすい．頭頂連合野は，①上頭頂小葉・頭頂間溝，②下頭頂小葉（縁上回・角回），③楔前部に分けられ，楔前部は内側面にある．縁上回にはシルビウス裂が，角回には上側頭溝が入り込んでいる．後頭連合野は内側面が中心で，①紡錘状回・舌状回，②楔部，③後頭回に分けられ，後頭回は外側面まである．

皮質下の構造も重要である．視床は上行してきた感覚情報の中継地点として重要で，多くの核からなる．高次脳機能と関わりの深い核には，視床前核，視床背内側核，視床枕，外側膝状体，内側膝状体などがある．大脳基底核には尾状核・被殻・淡蒼球・黒質などが含まれ，運動制御だけでなく様々な認知機能に関わる．

Rule 2　発症形式: 急性発症・緩徐進行性・一過性のいずれなのかを考える

高次脳機能障害をきたす疾患は，その発症様式から3つに分けることができる[表1][2]．

1. 高次脳機能障害の原因疾患

[表 1] 高次脳機能障害の原因疾患一覧

臨床形式		主な疾患
1. 急性発症	1) 脳血管障害	脳梗塞，脳出血，くも膜下出血，脳動静脈奇形，もやもや病
	2) 頭部外傷	脳挫傷，びまん性軸索損傷
	3) 炎症性疾患	ヘルペス脳炎，クロイツフェルト・ヤコブ病，多発性硬化症/視神経脊髄炎
	4) 代謝性脳症	肝性脳症，尿毒症性脳症，低酸素脳症，中毒性脳症（アルコール性，薬物性，一酸化炭素中毒など）
2. 緩徐進行性	1) 神経変性疾患	アルツハイマー病型認知症，レビー小体型認知症，パーキンソン病，脊髄小脳変性症，前頭側頭葉変性症（ピック病，大脳皮質基底核変性症，進行性核上性麻痺など），ハンチントン病
	2) 脳腫瘍	神経膠腫（グリオーマ），転移性脳腫瘍，中枢神経系原発悪性リンパ腫，髄膜腫
	3) 認知症をきたすその他の疾患	血管性認知症，慢性外傷性脳症，慢性硬膜下血腫，特発性正常圧水頭症
3. 一過性	一過性脳虚血発作，てんかん，片頭痛前兆，一過性全健忘	

（永井知代子．標準言語聴覚障害学　失語症学．第 3 版．東京: 医学書院; 2021．p.33-40[2]）より改変）

1) 急性発症する疾患

　代表的なものは急性発症する脳血管障害，すなわち脳卒中である．これには血管が詰まる脳梗塞と，血管が破れる脳出血，くも膜下出血がある．頭部外傷には，脳に傷がつく脳挫傷と，深部の微小出血を起こすびまん性軸索損傷などがある．炎症性疾患の代表は脳炎だが，中枢神経ループスや多発性硬化症/視神経脊髄炎などの，自己免疫疾患による炎症も比較的多い．プリオン病であるクロイツフェルト・ヤコブ病は，急速に進行する認知症をきたすことがある．脳自体の疾患ではなく，全身の代謝低下に伴い脳機能が低下することもあり，総称して代謝性脳症という．肝硬変に伴う肝性脳症，末期腎不全による尿毒症性脳症，心停止後などにみられる低酸素脳症，アルコール性・薬物性・一酸化炭素中毒などがこれに含まれる．

2) 緩徐進行性疾患

　数年あるいは 10 年以上かけてゆっくり進行する疾患の代表は神経変性疾患である．何らかの原因で各疾患特有の異常蛋白が脳に蓄積し，神経細胞が変性脱落して

脳萎縮に至る．通常は 40 歳代以降に発症し，遺伝するものもある．①認知症が前景に出るアルツハイマー病（Alzheimer's disease: AD），レビー小体型認知症，②無動・固縮・安静時振戦・姿勢反射障害など，パーキンソニズムと呼ばれる運動障害が前景に出るパーキンソン病（Parkinson's disease: PD）と類縁疾患，③主に行動異常や運動障害，失語などが前景に出る前頭側頭葉変性症（frontotemporal lobar degeneration: FTLD．ピック病，大脳皮質基底核症候群，進行性核上性麻痺を含む）がある．脳腫瘍も，良性の髄膜腫などはゆっくり増大して周囲を圧迫し，高次脳機能障害をきたすことがある．グリオーマや転移性脳腫瘍・悪性リンパ腫などは悪性で，周囲の脳組織に浸潤していくので，良性脳腫瘍より進行が急である．このほか，慢性期の脳血管障害による血管性認知症は，AD に次いで多い認知症である．頭部外傷関連では慢性外傷性脳症や慢性硬膜下血腫も緩徐に進行する．その他，髄液循環に異常をきたす特発性正常圧水頭症もある．

3）一過性に症状をきたす疾患

脳梗塞と同様の症状が一過性に出現し，24 時間以内に消失するものを一過性脳虚血発作という．高血圧・糖尿病のある患者や高齢者では，後に脳梗塞を発症するリスクが高まるので注意が必要である．てんかんは，神経細胞に異常放電が生じることにより，発作性に健忘や失語，視覚異常などの高次脳機能障害をきたす．片頭痛の前兆や一過性全健忘は，てんかんの鑑別として重要だが，脳波で明らかな異常がみられた場合はてんかんを考える．

Rule 3　脳梗塞: 血管支配で考える

脳梗塞とは，脳血管が閉塞・狭窄して，十分な血液が供給されなくなった脳領域が壊死する疾患である．脳血管は脳の特定の領域を灌流するため，担当する領域だけがダメージを受けるのが特徴である．したがって，どの領域が何血管支配かを覚えておくと，脳画像をみただけでどのような症状を呈しているかの見当をつけることができる．

脳血管は内頸動脈系と椎骨脳底動脈系に大別される．内頸動脈は前大脳動脈（anterior cerebral artery: ACA）と中大脳動脈（middle cerebral artery: MCA）に，椎骨脳底動脈は後大脳動脈（posterior cerebral artery: PCA）に枝分かれし，さらに末梢の血管に枝分かれして大脳に血液を供給する．各動脈の担当領域と血管が閉塞

1. 高次脳機能障害の原因疾患

	ACA 領域梗塞	MCA 領域梗塞	PCA 領域梗塞
血管支配領域	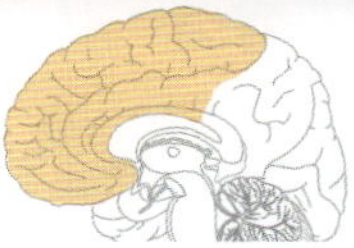 <大脳内側面>	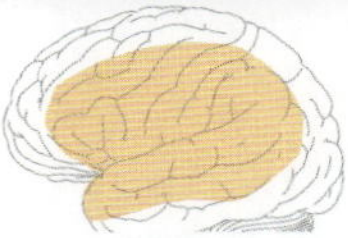 <大脳外側面>	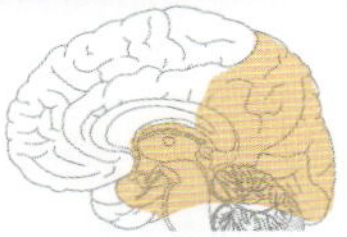 <大脳内側面>
脳梗塞における頻度	5%以下	全体の 75〜80%	全体の 10%
よく見られる高次脳機能障害	・自発性低下 ・動作開始困難 ・脱抑制 ・社会的行動障害 ・情動障害 ・超皮質性運動失語（左）	・失語・失行（左） ・半側空間無視（右） ・Gerstmann 症候群（左） ・その他多くの高次脳機能障害	・変形視 ・視覚性失認（両側） ・純粋失読（左） ・相貌失認（右） ・街並失認（右）
CT/MRI 上の病巣	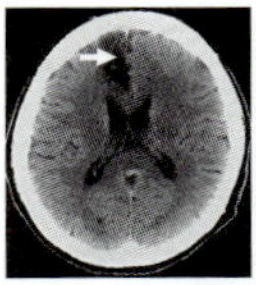	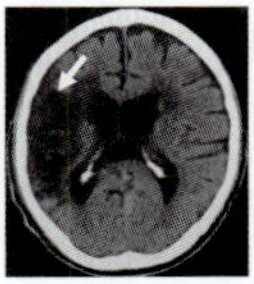	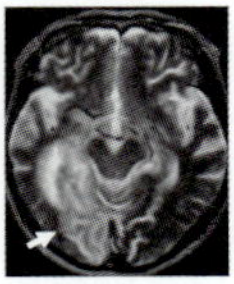

[図 2] 閉塞血管ごとの主な高次脳機能障害
（永井知代子．神経治療．2022; 39: 241-5[3)]より改変）

した際の代表的な症候と画像を［図 2][3)]に示す．大脳外側面を広く灌流するのが MCA，内側面の前方は ACA，内側面の後方は PCA が灌流する．MCA 閉塞の頻度が最も高く，様々な高次脳機能障害を呈する．PCA 閉塞で生じる症状の多くは視覚に関する障害である．ACA 閉塞は動作の開始や行動に障害をきたしやすい．

Rule 4 　神経変性疾患: 疾患特異的な症候から考える

　Rule 2 の 2)で述べたように，最も目立つ症状が認知症（全般性の認知機能低下）か，パーキンソニズムか，パーキンソニズム以外の運動障害や行動障害か，によって神経変性疾患は大まかに分類することができる．

1）認知症主体の疾患

　最も頻度が高いのは AD である．典型的には 60〜70 歳代頃に健忘と見当識障害で発症し，進行して失語・失行・失認も加わる．もの盗られ妄想や徘徊などの行動心

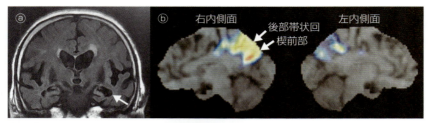

[図3] アルツハイマー型認知症の画像
a）MRI 冠状断（FLAIR）
b）SPECT Z-score 画像
（永井知代子．15 章で学ぶ　ビジュアル臨床神経学．東京: 医歯薬出版; 2021[1]）より改変）

理学的症状（behavior and psychological symptom with dementia: BPSD）も問題となる．運動障害はかなり進行するまでみられない．しかし比較的若年で発症するタイプには，健忘が目立たず視空間認知障害などが前景に出る後部皮質萎縮症や，失語が前景に出るロゴペニック型と呼ばれる亜種がある．発症数十年前からβアミロイド蛋白の沈着が始まると言われ，さらにタウ蛋白が蓄積すると神経細胞が脱落，脳萎縮が顕著になる．典型例では海馬を中心とした側頭葉内側の萎縮が強く［図3a][1]），コリン作動性の神経伝達が阻害される．SPECT では早期から後部帯状回・楔前部の血流低下がみられる［図3b][1]）．レビー小体型認知症は AD についで多い変性性認知症である．パーキンソニズムが見られるが，必須ではない．AD と区別が難しい臨床症状になることもある．幻視やレム睡眠行動障害，認知機能の変動性，薬剤過敏性などが特徴とされる．視空間認知障害が目立つこともある．両疾患とも治療にコリンエステラーゼ阻害薬を用いる．

2）パーキンソニズム主体の疾患

PD は AD に次いで多い神経変性疾患である．無動および片側の固縮や安静時振戦で発症し，進行すると姿勢反射障害も加わる．これら運動障害が出現する前から，嗅覚障害，便秘などの自律神経障害，うつ，前述のレム睡眠行動障害などの非運動症状がしばしば見られる．黒質線条体ドパミン系細胞の変性が原因であり，リン酸化αシヌクレインの蓄積によりレビー小体が出現するのが病理学的特徴である．これが大脳皮質に広範に出現するのがレビー小体型認知症である．両疾患とも，中枢だけでなく末梢の自律神経系に障害がおよぶ．診断は臨床症状から行われるが，補助診断として ^{123}I-MIBG 心筋シンチグラフィや DAT スキャンが有用である．その他のパーキンソニズムをきたす疾患として，遺伝性の脊髄小脳変性症の多くを占め

1. 高次脳機能障害の原因疾患

る多系統萎縮症や，進行性核上性麻痺，大脳皮質基底核症候群がある．

3) 運動障害・行動異常主体の疾患

進行性核上性麻痺は偽性球麻痺（構音・嚥下障害など）やジストニアをきたす疾患，大脳皮質基底核症候群は左右差の強い運動障害や失行を呈する臨床症候群として知られてきたが，近年ではピック病とともに FTLD のひとつに分類される（ **参照** 1 step up 参照）．また，ともに非流暢性原発性進行性失語を呈しやすい疾患としても重要である．発話障害が目立ち，進行性発語失行の臨床像をとることもある．（行動異常型）前頭側頭型認知症では，脱抑制や常同行動を主体とした行動異常が目立つが，記憶障害は強くない．FTLD のうち，これらの疾患は病理学的にタウ蛋白が脳内に蓄積する場合が多いが，意味記憶が障害される意味性認知症ではTDP43 という別の蛋白が蓄積することが圧倒的に多い．

この他，脊髄小脳変性症では運動失調など，ハンチントン病では舞踏運動などの運動障害とともに認知機能低下がみられる．筋萎縮性側索硬化症は予後不良の運動ニューロン病で，四肢の麻痺が徐々に進行し，嚥下・構音障害も加わり，数年のうちに呼吸筋麻痺に至る．上位運動ニューロン（錐体路）・下位運動ニューロンの両方が変性するが，眼球運動障害はない．TDP43 が蓄積することから FTLD の類縁疾患と考えられ，前頭葉関連の認知機能障害が指摘されている．

Rule 5　　行政的高次脳機能障害: 疾患別好発部位を覚えておく

行政的基準による高次脳機能障害は，脳損傷による後遺症として，記憶障害・注意障害・遂行機能障害・社会的行動障害が残ったものに限定される．したがって失語・失行・失認は含まれず，神経変性疾患などの進行する疾患や発症時期が不明瞭な発達障害なども含まれない．すなわち，Rule 2 で取り上げた急性発症する疾患から回復して，後遺症が残った状態が対象となる．代表的な原因疾患は脳血管障害（特にくも膜下出血），頭部外傷（脳外傷），低酸素脳症である．くも膜下出血は前交通動脈などにできた脳動脈瘤の破裂が原因として多いため，前頭葉機能低下を生じやすい．頭部外傷のうち，脳挫傷は眼窩回を含む前頭葉下面や側頭極・側頭葉内外側が好発部位である．一方びまん性軸索損傷は大脳白質や脳梁に生じやすい．急性期に強い意識障害をきたすが，回復後は運動失調や麻痺とともに高次脳機能障害をきたす．低酸素脳症は急激な循環不全・呼吸不全に伴い生じ，大脳基底核や小脳，頭

頂後頭皮質, 海馬などが損傷を受けやすい.

1 STEP UP

近年の前頭側頭葉変性症分類

　前頭側頭葉変性症の分類は近年大きく変わった. 臨床分類では, ①非流暢性失語, ②意味性認知症, ③(行動異常型) 前頭側頭型認知症に分けられる [図4][4]. ①の臨床像をとる疾患の多くは, 病理学的に4リピートタウと呼ばれる蛋白が蓄積する, 進行性核上性麻痺・大脳皮質基底核変性症が多い. また, TDP43 type Aが蓄積する場合もある. Broca野や運動前野を中心とした領域が萎縮する. ②は圧倒的に TDP43 type C が多く, 前部側頭葉が強く萎縮する. ③は従来 Pick 病と呼ばれてきた3リピートタウ蛋白が蓄積する疾患が多く, TDP43 type A, type B の場合も多い. また, 筋萎縮性側索硬化症に認知症を伴うタイプは, TDP43 type B が多い. タウが蓄積する疾患をタウオパチーといい, TDP43 が蓄積するものを TDP プロテイノパチーという. これらの分類は今後も変更される可能性があり, 注意する必要がある.

<臨床分類>　　　　　　　　　　　　　　　<対応する主な病理>

①非流暢性失語 ──────── タウオパチー(進行性核上性麻痺, 大脳皮質基底核変性症)／
　　　　　　　　　　　　　　　　　　　　TDP type A

②意味性認知症 ──────── TDP type C

③(行動異常型) 前頭側頭型認知症 ──── タウオパチー(ピック病)／TDP type A, type B

　筋萎縮性側索硬化症＋前頭側頭型認知症 ── TDP type B

[図4] 前頭側頭葉変性症の分類
(新井哲明. 老年期認知症研究会誌. 2012; 19: 60-2[4])を参考に作成)

■ 文献
1) 永井知代子. 15章で学ぶ　ビジュアル臨床神経学. 東京: 医歯薬出版; 2021.
2) 永井知代子. 失語症の原因疾患. In: 藤田郁代, 他, 編. 標準言語聴覚障害学　失語症学. 第3版. 東京: 医学書院; 2021. p.33-40.
3) 永井知代子. やさしい高次脳機能の診かた. 神経治療. 2022; 39: 241-5.
4) 新井哲明. 前頭側頭葉変性症の分子病理. 老年期認知症研究会誌. 2012; 19: 60-2.

1章 ▶ 基礎概念

2 ▶ 高次脳機能障害の診断
（画像診断）

国立長寿医療研究センター 長寿医療研修センター センター長　前島伸一郎

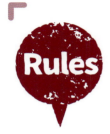

1 ▶ 脳の解剖学的構造と機能を知る．
2 ▶ 脳の構造的評価を行う．
3 ▶ 脳の機能的評価を行う．

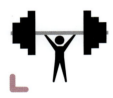

はじめに

　高次脳機能障害の診断は主に臨床的な評価に基づいて行われる．患者の症状や行動の変化を詳細に観察し，患者との対話や認知機能検査を通じて，注意，記憶，言語，実行機能などの多岐にわたる認知機能の評価が実施される[1]．一方で，画像診断はこれらの臨床評価を裏付ける重要な役割を果たし，特に病態整理の解明や治療計画の立案において欠かせないツールとなる[2]．画像診断技術の進展により，脳の解剖学的構造や機能的活動を可視化することが可能となり，従来の診断法では捉えきれなかった病変や異常を早期に発見する手段が提供されている．また，リハビリテーションの領域においても，画像診断は症状の発現リスクを把握し，より適切な治療プログラムを立案するための情報として活用される[3,4]．特に，画像診断を用いた予後予測や治療効果のモニタリングが可能となり，個別化医療や精密医療の発展にも寄与している．

　本稿では，画像診断に必要な解剖学的構造と機能について概説し，各種検査の意義について解説する．

Rule 1　脳の解剖学的構造と機能を知る

　脳は大脳，小脳，脳幹という3つの主要な部分で構成されており，それぞれが異なる役割を果たしている．

　大脳は脳の最も大きな部分であり，左右の半球に分かれる．各半球は前頭葉，側頭葉，頭頂葉，後頭葉の4つの領域に分けられる[5]．前頭葉は意思決定，計画，運動制御，感情の制御，社会的行動，および言語の生成（特にBroca野）を司る領域であり，この領域が損傷されると遂行機能障害や人格変化，意欲低下などの症状が現れる[6]．側頭葉は主に聴覚処理，言語理解（Wernicke野），および記憶の形成と管理に関与する．側頭葉の損傷は言語理解障害，記憶障害，幻聴などの問題を引き起こす．頭頂葉は感覚情報の統合，空間認識，身体の位置感覚を担当し，損傷があると触覚障害，空間無視，身体の認識障害が見られることがある．後頭葉は視覚処理の中心であり，この部分が損傷されると視覚障害や視覚的認知障害が生じる．大脳の内部には重要な構造も存在する．側頭葉内側面の海馬は，記憶の形成と管理，空間ナビゲーションに関与し，海馬が損傷されると新しい記憶の形成が困難になり，空間認識の低下が見られる．アルツハイマー病などの記憶障害に関連する疾患では，海馬の萎縮が顕著に見られる．大脳基底核には視床，淡蒼球，被殻，尾状核が含まれる．基底核は運動制御，動機付け，学習に重要な役割を果たし，この領域の障害はパーキンソン病やハンチントン病に関連する運動障害を引き起こす．具体的には，震え，筋固縮，運動の開始困難などの症状が見られる．視床は感覚情報の中継と統合，意識の調整，注意と覚醒の制御に関与し，視床が損傷されると感覚障害，意識障害，注意力の低下などの症状が現れる．視床は脳内の情報ハブとして重要な役割を担っており，多くの神経経路がここを通る．

　小脳は大脳の下方，後部に位置し，運動の協調，バランスの維持，運動学習を司る．小脳の障害は運動失調，バランス障害，協調運動障害を引き起こし，例えば，小脳の損傷により歩行が不安定になったり，手足の動きがぎこちなくなったりする．

　脳幹は中脳，橋，延髄から構成され，大脳と脊髄をつなぐ重要な部位であり，生命維持機能（呼吸，心拍，血圧の制御），意識の調整，睡眠の調整などを行う．脳幹が損傷されると，生命の危機（呼吸停止や心停止など）が生じることがあり，意識障害も発生する．脳幹は基本的な生理機能を維持するために不可欠であり，この領域が損傷されると患者の生命に直結する危険がある．

2. 高次脳機能障害の診断（画像診断）

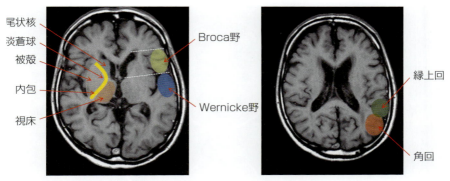

[図1] MRIと脳の解剖図譜（水平断）

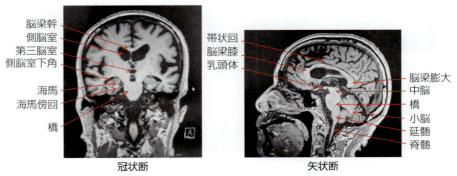

[図2] MRIと脳の解剖図譜（冠状断と矢状断）

1）脳の断面による構造の描出

　脳画像診断では，脳の断面の位置と方向によって描出される構造が大きく異なる．水平断は身体を上部と下部に分ける平面で，地面に対して平行な断面で，脳の左右の対称性を確認しやすい[7]．例えば，水平断では上方の断面で中心溝が同定しやすく，中央の断面でBroca野（左下前頭回三角部・弁蓋部）や視床，基底核が見やすくなる[図1]．下方の断面では側頭葉の先端部が描出される．冠状断は身体を前部と後部に分ける平面で，矢状断は身体を左右に分ける平面である．冠状断では海馬や扁桃体などの辺縁系，側頭葉の各脳回が明瞭に見え，矢状断では帯状回，脳梁，脳幹の全体像が中央付近で鮮明に描出される[図2]．

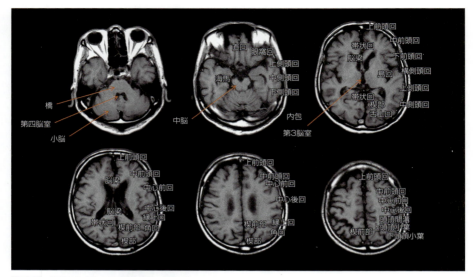

[図3] MRIと脳の解剖図譜（脳回）

2) 脳回や脳溝の同定

　脳の表面には脳溝と脳回という構造があり，シルビウス裂は側頭葉と前頭葉，頭頂葉の境界を示す．中心溝は前頭葉と頭頂葉の境界であり，一次運動野と一次体性感覚野を分けている．脳回や脳溝の同定に関しては，水平断の画像を読む際に側面像を意識することが有効である．脳部位の共通言語として脳回および脳溝の名称を理解することは，脳部位を正確に特定するための強力な手段となる［図3］．画像の中で脳溝や脳回がどのように表現されているかを理解できれば，それらの相互の位置関係から目的の構造を同定することができる．

3) 脳血管の灌流域

　脳の血管支配領域と脳葉との関係は，脳の機能を理解し，特定の脳機能障害の診断や治療において非常に重要である．脳にはいくつかの主要な動脈が存在し，それぞれが異なる脳葉や脳領域に血液を供給している［図4］．前大脳動脈は，脳の内側表面と前部の一部に血液を供給する動脈である．特に，前頭葉の内側面と頭頂葉の内側部分を灌流しており，これらの領域が主に影響を受ける．前頭葉においては，内側前頭皮質が含まれ，頭頂葉では内側面の領域が関与している．次に，中大脳動脈は，脳の外側表面の広範囲に血液を供給している．この動脈は，運動や感覚機能

2. 高次脳機能障害の診断（画像診断）

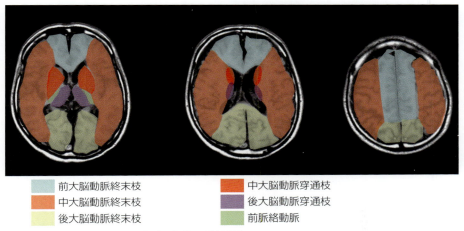

- 前大脳動脈終末枝
- 中大脳動脈終末枝
- 後大脳動脈終末枝
- 中大脳動脈穿通枝
- 後大脳動脈穿通枝
- 前脈絡動脈

[図4] MRIと脳の解剖図譜（脳血管の灌流域）

に関連する領域を中心に支配しており，言語機能や視覚処理にも関与する．前頭葉の外側面，頭頂葉の外側面，側頭葉の上部，そして後頭葉の外側後部に至るまで，中大脳動脈の灌流域は広範囲にわたる．また，後大脳動脈は，脳の後部および下部に血液を供給し，特に視覚処理に関わる領域を灌流している．後頭葉の主要な視覚処理領域や，側頭葉の内側面に位置する海馬や扁桃体などが，後大脳動脈によって支配されている．さらに，椎骨動脈と脳底動脈は，脳幹や小脳，そして後頭葉と側頭葉の一部に血液を供給している．これらの動脈は，小脳の運動調整機能やバランス機能，脳幹の生命維持機能，さらには後頭葉と側頭葉の下部における視覚処理や記憶に関連する領域を灌流している．以上のように，脳の各領域は，特定の動脈によって支配され，その機能を維持している．

Rule 2　脳の構造的評価を行う

　CT（コンピュータ断層撮影）やMRI（磁気共鳴画像法）は，脳の解剖学的構造を詳細に映し出す技術である．CTはX線を利用して体内の断面画像を生成する技術で，X線が体内の組織を通過する際，各組織のX線吸収度の違いにより，画像として表示される．この吸収度の差を利用して，白黒の濃度差のある画像が得られる．硬い骨組織はX線を多く吸収するため，画像では白く（高吸収域）見える．一方，

空気はX線をほとんど吸収せず，画像では黒く（低吸収域）表示される．脳の灰白質は密度が高いため，白質よりも白く見える[8]．CTは，特に頭蓋内の出血や石灰化の診断に有用であり，これらは脳組織よりも白く高吸収域として表示される．逆に，脳梗塞や脳浮腫は低吸収域となり，画像上で黒く見える．CTは，撮像時間が短い（20～30秒程度）ため，救急や外来でのスクリーニングに適している．また，ヨード造影剤を静脈内に投与して撮影する造影CTを使用すると，血管が白く見え，動脈瘤や動静脈奇形などの異常な血管や閉塞した血管の診断が容易になる．さらに，造影剤を用いることで，病変部が白く強調され，脳腫瘍や脳炎，脱髄病変の検出に役立つ．

MRIは，磁場と電磁波を用いて脳の詳細な断層画像を取得する技術であり，特に解剖学的構造の評価に優れている．例えば，T1強調画像は白質と灰白質の対比が鮮明であり，脳の構造的異常を検出するのに適している．一方，T2強調画像は水分の多い組織が高信号を示すため，浮腫や炎症の検出に有用である．さらに，拡散強調画像（DWI）は急性期脳梗塞の早期診断に特化しており，発症後数時間以内の脳梗塞病変を高感度で検出できる．このように，MRIは中枢神経系の病変の検出や評価において，CTに比べてより多くの情報を提供するため，特に詳細な病変評価や慢性疾患の診断において有効である．ただし，体内にペースメーカや人工関節，ステントなどがあると，高磁場によってこれらが移動したり，誤作動するリスクがあるため注意が必要であり，検査室には金属類を持ち込むことができないという制約がある．

Rule 3　脳の機能的評価を行う

fMRI（機能的磁気共鳴画像法）や，PET（陽電子放出断層撮影），SPECT（単光子放射断層撮影）は，脳の特定の部位の活動や代謝を評価することができる．これらの技術は，特定の認知機能に関連する脳領域の活動の変化を観察するのに役立つ．例えば，fMRIを用いて記憶課題中の海馬の活動を観察することで，記憶障害のメカニズムを理解する手助けとなる．

fMRIは，脳機能を画像化するための技術で，脳内の血流変化を検出することで，どの部位が活動しているかを明らかにする．具体的には，神経活動が増加すると，その部位への血流が増え，酸素化ヘモグロビンの濃度が変化する．この変化をBOLD（血中酸素レベル依存）効果として検出し，画像化する．fMRIは非侵襲的

で，脳の活動をリアルタイムで観察できるため，認知科学や神経科学の研究において広く利用されている．

SPECT は，放射性同位元素を使用して体内の機能を画像化する技術で，単一のガンマ線を放出する放射性トレーサーを用いる．患者にトレーサーを注射し，そのトレーサーが体内で分布する様子をガンマカメラで検出する．SPECT は，心臓の血流や局所脳血流，骨の代謝活動の評価などに利用される．後述の PET と比べて空間分解能がやや劣るが，装置が比較的簡便でコストが低いため，広く利用されている．

PET は，放射性同位元素で標識したトレーサーを体内に注入し，その分布を画像化する技術で，主に脳の代謝機能や神経伝達物質の動態を評価するのに用いられる．PET は，がんの診断や脳の代謝活動，心臓の血流評価などに用いられる．また，特定の分子や受容体の分布を画像化するために，特定のトレーサーを使用することもできる．例えば，アミロイド PET は，アルツハイマー病の早期診断を可能にする．症状が現れる前にアミロイドプラークが脳に蓄積し始めるため，これを検出することで早期の介入や治療が実現できる．また，アルツハイマー病の確定診断にも役立つ．

1 STEP UP

画像診断と高次脳機能障害

画像診断は，特定の高次脳機能障害の病態生理を理解するためのツールとしても重要である．脳の血流や代謝の変化を画像化することで，症状の原因となる神経生理学的変化を特定し，治療法の開発や効果の評価に役立つ．さらに，画像診断から得られた情報は，患者の予後予測や治療計画の立案にも役立つ．例えば，広範な脳萎縮や両側大脳半球に病変が見られる場合は，そうでない場合に比べ，予後の悪いことが予測される．また，特定の脳領域の損傷が確認された場合，それに基づいてリハビリテーションの方針を決定することができる．加えて，治療やリハビリテーションの効果を客観的に評価するために，定期的に画像診断を行い，脳の構造的・機能的変化を追跡することができる．これにより，治療の有効性を確認し，必要に応じて治療計画を調整することが可能となる．

総じて，画像診断は高次脳機能障害の診断に直接的な役割を果たすわけではないが，臨床的診断を裏付け，治療計画の策定や治療効果のモニタリングにおいて重要な役割を担っている．

■ 文献

1) 前島伸一郎, 大沢愛子, 宮崎泰広. 検査の進め方. 高次脳機能研究. 2010; 30: 299-307.
2) 石原健司. 神経心理学における画像診断と病理の役割. 神経心理学. 2018; 34: 163-71.
3) 阿部浩明, 他. セラピストによる神経画像を用いた臨床研究の重要性. 脳科学とリハビリテーション. 2009; 9: 12-4.
4) 阿部浩明, 他. 理学療法領域における神経画像 情報の活用. PT ジャーナル. 2008; 42: 1043-51.
5) 石原健司. 認知症診療に必要な脳画像の見かた. 神経心理学. 2023; 39; 221-8.
6) 前島伸一郎, 大沢愛子, 棚橋紀夫. 前頭葉損傷による高次脳機能障害のみかた. 高次脳機能研究. 2012; 32: 21-8.
7) 石原健司. 脳画像の読み方: 基礎編. 高次脳機能研究. 2018; 38: 184-7.
8) 神原啓和. 画像を見るための解剖と画像診断の基本. ブレインナーシング. 2007; 23: 1072-81.

1章 基礎概念

3 エビデンスにつながる高次脳機能障害の評価

藍野大学大学院 健康科学研究科 研究科長・教授　酒井　浩

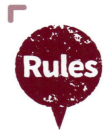

1 ▶ 画像診断をもとにした症状予測を心がける．
2 ▶ 高次脳機能障害に限らず，脳の働きとその障害を熟知していることが重要．
3 ▶ 脳の階層性（神経心理ピラミッド）を理解して症状を診断する．
4 ▶ 神経心理学検査の数値だけに頼らず，観察を重要視する．
5 ▶ 画像やスクリーニング検査から症状を予測し，掘り下げ，確認する．

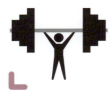

Rule 1　画像診断をもとにした症状予測を心がける

　高次脳機能障害は，脳梗塞や脳出血などが原因で，ある脳領域の働きに支障が生じたことによって出現する．わかりやすく運動感覚機能でたとえると，左内包に限局した脳梗塞では右手足に運動麻痺が生じ，右視床の脳梗塞では左手足に感覚障害やしびれ感・痛みなどを生じる．また小脳に脳梗塞があれば小脳性運動失調が出現する．脳出血の場合には出血の広がりや圧排による症状が加わり梗塞と比べて予測が難しくなるが，病巣周囲の部位がどのような働きをしているのかを知っていればある程度の症状予測は可能である．

　高次脳機能障害でも同様のことがいえ，左半球ブローカ野は弓状束，ウェルニッケ野とともに言語ループを形成し，脳内に表現された言語表出用の表象を舌や口の運動に変換して表出する働きを有しているが，この部位に支障が生じることで表出が困難となり運動性失語を生じる（ブローカ失語）．また，言語領域は右利き者では一般に左半球にあるとされており，右半球のブローカ野に支障が生じてもブローカ

失語は生じない．つまり，脳の各部位・各領域あるいは各ネットワークの働きを知り，画像診断によって損傷部位がわかれば，どのような症状が出現するのかを予測することができる．つまり，左半球ブローカ野に梗塞病変があればブローカ失語の出現がある程度の確率で予測できることになる．

　簡単に言及しておくと，前頭葉では，前頭前野内側領域では自発性低下（アパシー），前頭前野外側領域では遂行機能障害，前頭前野腹側領域では社会的行動障害が出現し，前頭前野以外の左半球では，前頭葉外側のブローカ野周辺で運動性失語，補足運動野では無動・寡動，脳梁-補足運動野周辺ではエイリアンハンド（対側に出現），脳梁では拮抗失行（主に左手），側頭葉後方にあるウェルニッケ野周辺では感覚性失語，言語ループ（ブローカ野-弓状束-ウェルニッケ野）に隣接する周辺部では超皮質性失語，角回周辺ではゲルストマン症候群や観念失行，角回とその前方や上方領域では観念運動失行，後頭葉-側頭葉外腹側領域周辺では視覚失認や失書，両側後頭葉（視覚背側経路）ではバリント症候群が出現する．右半球については，側頭葉で聴覚失認，頭頂葉で構成障害や左半側空間無視（半側身体無視を含む，無視症状は頭頂葉に限らず出現しうる）し，左半球に比べると高次脳機能障害の種類は少ないものの，熟慮のなさ，ペーシング障害，病態失認などの右半球症状と言われる症状が出現し，リハビリテーションを難渋させることが知られている．

Rule 2　高次脳機能障害に限らず，脳の働きとその障害を熟知していることが重要

　例えば，左補足運動野周辺に出血病変があり，「右手をあまり動かさない」という症状があった場合，意識・注意障害や失語症を合併しているとその手がどのように動かないのかを患者自らの言葉で聴取することが困難となる．また，言語指示に上手く従えないかもしれない．この場合，安易に補足運動野だから「無動」であると言い切って良いだろうか．

　あるいは左頭頂葉（上頭頂小葉を含む）に出血病変があった場合に，右手での道具使用が上手くできず，不自然な形状で把持・操作していることが観察された場合，これを「観念運動失行」と言い切って良いだろうか．前者は運動麻痺，後者は感覚，特に深部や複合感覚障害によって同じような観察情報が得られる場合がある．

　前者では口頭あるいは模倣・徒手誘導などの指示で運動麻痺の有無や重症度を確認し，運動麻痺では説明しえないことを証明しなければ「無動」とは言い切れない．また，運動麻痺が軽度であったとしても，意識や注意の障害があれば「使いにくさ」

3. エビデンスにつながる高次脳機能障害の評価

からその手を使わない可能性があるし，補足運動野の周辺には帯状回や大脳辺縁系があり，意欲に関する問題も生じ得るため，「無動」の定義を知り，意欲，意識，注意，運動麻痺などを除外しなければ正確な診断とはいえない．

　後者では，感覚，特に深部や複合感覚の障害によって対象物の把持や操作がぎこちなく，稚拙になることや，場合によっては不自然に力んだ形態での対象物把持を行うことがある．注意分配機能や病識が不十分な場合には，しっかりと視覚で代償し，正しく把持・操作しようとしないため，一見すると観念運動失行やエイリアンハンドを疑わせる場合もある．感覚障害であれば視覚の代償が可能であり，本人もそれを自覚し得る．また，このような把持・操作の問題は病巣と反対側のみに出現することになるので，左手の把持・操作には全く問題がないはずである．

　加えると，バリント症候群による視覚性運動失調やリーチング障害も，病巣が視床や橋，小脳に及んでいる場合には小脳性運動失調との鑑別が必要であるし，上頭頂小葉に及んでいる場合には深部感覚障害との鑑別が必要である．

　つまり，病巣から出現し得る高次脳機能障害が何かを知っているだけではなく，その定義・特徴を知っており，さらに，症状を鑑別する段階においては，そのような現象を引き起こしうる様々な症状を知り，その定義・特徴をも熟知していなければいけない．

☞参照 症候ごとに想定される ADL 場面における特徴
　　　⇒三村　將，監修. 作業療法に役立つ臨床推論，東京: 三輪書店; 2022[1)].
　　　　p.149〜56 にある ［表 2］を参照.

Rule 3　脳の階層性（神経心理ピラミッド）を理解して症状を診断する

　「70 歳男性右利きで，左頭頂葉に出血を認め，発症から 10 日に系列的な道具使用に問題を呈した」．この情報で，高次脳機能障害を勉強したあなたは「左半球頭頂葉で系列的な道具使用障害を認めるということは観念失行がある」と考えるかもしれない．その思考は正しくもあり間違ってもいる．間違いは，脳出血の急性期であることを見落としている点にある．脳出血の急性期には意識・注意の障害が出現し，反応を抑制する・よく吟味する・前後関係の文脈を読むなどの前頭葉の働きが不十分なことが多い．つまり，病変は頭頂葉であるが，神経心理ピラミッドでの下層にある問題によって，上層にある問題が引き起こされている可能性が潜んでいる．つまり，急性期症状としての意識・注意の障害から，そもそも指示をよく咀嚼せず，

19

あるいはよく吟味せず，前後の文脈を意識せず，熟慮なく安易に目についた物から操作し，それで行為が完了し，それを顧みることもしないという状況ではないかという疑いを持たなけれなならないのである．実際に系列的な物品操作を観察してみると，目についた物品を単一工程で操作し，系列的な操作過程を完了していないことが観察され，いくらかの種類で試してみると，種類ごとにその時目についた道具を単一工程で操作し，それであたかも指示に従ったかのように行為を完了していたとすれば，それは観念失行ではなく，意識・注意の障害による行為の誤認識であり，誤操作である可能性が疑われる．同様に，記憶課題やワーキングメモリー課題，遂行機能課題においても，同じような現象が起き，それを記憶障害，ワーキングメモリー障害，遂行機能障害とされていたが，出血巣が小さくなり，意識・注意のレベルが改善するとともにそれらの現象が一気に消失したことからも，それらが個々に生じた高次脳機能障害ではなかったことが推測される．

Rule 4　神経心理学検査の数値だけに頼らず，観察を重要視する

　頭部外傷後（前額部を強打），両側前頭葉眼窩領域と右前頭葉外側領域に脳内出血を認めた 48 歳男性で，血腫除去術から 14 日後に，半側空間無視に用いる BIT を行ったところ，カットオフ以下であった．視覚性抹消課題では，左右ともに見落としがあり，生活場面でも見落としは左に限らなかった．

　この場合，BIT の結果からこの男性には左半側空間無視があると考えるだろうか．確かに右半球に病巣があることを考えれば，その可能性を残す必要はあるが，少なくとも現時点では左半側空間無視によるものとは考えにくい．それは見落としが左に偏っているわけではなく，ほぼ左右均等に見落としがあることが証拠となる．受傷機転から考えれば，前頭葉症状，右半球症状，右半側空間無視，（急性期の）意識・注意障害，記憶障害，加えて自発性低下，遂行機能障害，社会的行動障害などが出現する可能性がある．つまり，さまざまな症状による影響が種々の検査場面で生じることが推測されるので，検査結果の数値だけではこれらを鑑別することは難しいといえる．つまり，このケースの場合，BIT の数値よりも「視覚性抹消課題では，左右ともに見落としがあり，生活場面でも見落としは左に限らなかった」という観察情報の方が現状を表現しうることになる．

　非常に多くの神経心理学検査は，複数の要因によって影響を受け，単純な要素だけでも意識，意欲，注意，視覚機能，聴覚機能，手の運動感覚機能，指示の理解，

3. エビデンスにつながる高次脳機能障害の評価

など多くの要因を挙げることができる．このことから，単一の検査のみで診断できる高次脳機能障害はないといっても過言ではないと言える．

しかしながら，画像診断と複数の神経心理学検査結果（観察と数値），生活場面観察などから，高次脳機能障害が特定され，その高次脳機能障害の影響で，ある神経心理学検査の結果が数値として表せるならば，その変化を数値で示すうえでは非常に有用である．その代表としては側頭葉内側-海馬に病変がある場合の記憶検査であり，例えば RBMT や WMS-R の数値変化が記憶障害の変化として客観的かつ明確に示せるものといえる．

☞参照 検査・日常場面で見られる症候ごとの特徴的な事象
⇒三村　将（監修）．作業療法に役立つ臨床推論，東京: 三輪書店; 2022[1]．
p.160〜6 の［表 4］を参照．

Rule 5 画像やスクリーニング検査から症状を予測し，掘り下げ，確認する

画像診断の重要性は述べた．一般に，急性期には意識・注意・記憶・見当識・遂行機能などの問題が生じ，すぐには要素の多い指示に適切に従えないため，MMSEやコース立方体テストなどをスクリーニング検査として用いることが多い．画像診断，スクリーニング検査の結果と生活場面における観察情報をもとにどのような症状が患者の行動に制限を与えているのかを予測するのである．ここから，例えば，視覚に問題がある場合には，視力，視野，皮質盲，統覚型視覚失認，あるいはバリント症候群，統合あるいは連合型視覚失認，左半側空間無視などを疑い，視覚失認と半側空間無視はある程度病巣半球から出現の確率を推し量り，後頭葉の両側病変で視覚の背側経路にそれがあればバリント症候群を強く疑うことになる．

このような視覚に関する高次脳機能障害では，視力は見える物全般で視野に関係なく生じ，メガネなどで代償できる可能性を含む．視野は病巣からある程度予測され，右半盲は左半球病変，左半盲は右半球病変で出現し，対座法で確認できる．左半側空間無視は左空間の認知度合いを BIT や観察評価で行う．視覚失認の統覚型は皮質盲との鑑別をごく単純な基本図形や対象物，文字などで行う．統合・連合型視覚失認は失語症や構成障害との鑑別を基本図形や対象物，文字などで行う．バリント症候群は，対座・背面からの指鼻試験やブロックなどの対象物の空間操作や空間認知に関する課題や生活上の観察評価で三徴を中心とした評価を進める．どのような特徴なのか判別が難しい場合には，標準高次視知覚検査（VPTA）を用いると視

知覚全般の働きを確認できる.

いずれも以下の要点を念頭に評価することが必要である.

① 定義された症候の特徴と一致する現象が検査・生活場面で示されるか
② もし,その症候であれば,他に随伴して生じる現象があるが,それらも確認できるか
③ 対立する症候(鑑別の対象となる症候)を否定できるか⇒①,②
④ 画像,検査上の所見(現象),生活観察上の所見がすべて一貫して説明できるか

以上,対象となる患者の高次脳機能障害を診断するために留意しておくべきポイントを5つのruleとして整理した.高次脳機能障害の特定を誤ると,介入戦略が異なるために患者に与える影響は計り知れず,場合によっては時間の浪費のみならず,悪影響を与え,回復を阻害する可能性もあり得る.

また,多くの神経心理学検査ではカットオフや標準値が示され,検査至上主義なイメージが形成されつつあるが,鑑別過程においてはあまり意味を持たない.高次脳機能障害の鑑別・診断過程における重要ポイントは正しい知識とそれをもとにした観察である.

1 STEP UP

掘り下げ検査に用いる神経心理学検査とその主たる目的

下表に臨床でよく用いられている神経心理学検査を示す.掘り下げ検査が必要となった際に,検査の目的に合わせて使用し,検査値のみならず,十分な観察情報を付記して鑑別にあたることが重要である.なお,掘り下げ検査に必要な要素が既成の検査として存在しない場合には,その要素を例えば,小学生のドリル,写経教材,あるいは自作して用いることも必要になるかもしれない.

機能	主な神経心理検査		所要時間	検査の目的
知的機能	WAIS-III	WAIS-III成人知能検査	1時間半	IQ(全検査,言語性,動作性),群指
	RCPM	レーヴン色彩マトリックス	10分	病前の推定IQが算出可能
	Kohs	コース立方体組み合わせテスト	35分	言語を用いない知能検査 推定IQが算出可,構成力も評価可

3. エビデンスにつながる高次脳機能障害の評価

記憶	WMS-R	Wechsler 記憶検査改訂版	1 時間半	記憶の様々な側面の評価（言語性，視覚性など）
	RBMT	リバーミード行動記憶検査	30 分	展望記憶を含む日常記憶の評価
	BVRT	ベントン視覚記銘検査	15 分	視覚性記憶検査（相当 IQ も算定可）
記憶	三宅式	三宅式記銘検査	15 分	言語性記憶検査
	ROCFT	Ray の複雑図形	10 分〜	視覚性記憶検査，構成力も評価可
言語	SLTA	標準失語症検査	1 時間	失語の特徴を捉える
	WAB	WAB 失語症検査	1 時間	失語指数が算定可能
注意	CAT	標準注意検査法	1 時間	注意の各側面の評価
	TMT	Trail Making Test	10 分	注意の持続，選択，視覚探査の評価
視知覚	VPTA	標準高次視知覚検査	40 分	視知覚の各側面の評価，失認の評価
	BIT	BIT 行動性無視検査日本版	40 分	半側空間無視の検査
前頭葉	FAB	Frontal Assessment Battery	10 分	前頭葉機能のスクリーニング検査
	WCST	ウィスコンシン・カード分類検査	30 分	概念の転換と維持，思考の柔軟性の評価
	BADS	遂行機能障害症候群の行動評価	40 分	遂行機能の検査
	VFT	Verbal Fluency Test	5 分	語流暢性の検査
	Stroop	Modified Stroop Test	5 分	ステレオタイプ抑制，注意の分配能力を評価
	仮名ひろいテスト		10 分	前頭葉機能に関連した注意の検査
	CAS	標準意欲評価法	30 分	意欲の評価
	FrSBe	Frontal Systems Behavior Scale	10 分	遂行機能，脱抑制，アパシーを評価
	アイオワ・ギャンブリング課題		20 分	社会行動障害，意志決定プロセスの評価
高次動作	SPTA	標準高次動作性検査	40 分	失行の特徴を捉える　動作過程も評価可
	WAB の下位項目		30 分	失行の評価

■ 文献

1）三村　將，監修．酒井　浩，宮口英樹，横井賀津志，編．作業療法に役立つ臨床推論―高次脳機能障害の生活障害を分析する推論思考過程の理解，東京: 三輪書店; 2022.

1章 ▶ 基礎概念

4 ▶ 高次脳機能障害の回復

横浜市立脳卒中・神経脊椎センター リハビリテーション部 課長補佐　早川裕子

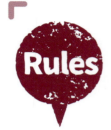

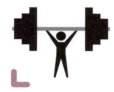

1 ▶ 高次脳機能障害の回復は，行動変容に見い出す．
2 ▶ 回復の基盤となる神経機構は，行動・症状から推定する．
3 ▶ 高次脳機能障害の回復はリハビリテーションとセットである．
4 ▶ 回復の主体は当事者である．
5 ▶ 高次脳機能障害の回復の視点: ヒト・モノ・カネ・情報．

Rule 1　高次脳機能障害の回復は，行動変容に見い出す

　高次脳機能障害の回復は，量的なパラメータだけで確認できるものではない．高次脳機能障害の回復は，高次脳機能障害を有する人とその人を取り巻く人・環境との相互関係の中で確認できるものである．つまり，質的な変化こそが高次脳機能障害の回復の本質である．

　神経心理学的検査の結果が良くなったとする．それは，その検査の点数が変化したことを示すだけで，高次脳機能障害の回復とイコールではない．その検査を実施した臨床家・研究者などが，検査前に定義した「この検査が改善していれば，○○という機能が回復したとする」ことを満たしただけであり，それ以上の意味はない．

　例えば，ある時点でMini Mental State Examination（MMSE）が18点だったが，1カ月後25点になった人がいたとする．MMSEの点数が高くなったことを高次脳機能障害の回復と定義した場合は，「回復した」ということが可能である．しかし，臨床的にはMMSEの改善と同時期に何らかの高次脳機能障害が顕在化し，日常生活範囲の拡大に伴い生活障害が増加することも少なくない．この場合，たとえ

4. 高次脳機能障害の回復

MMSE の得点がアップしていたとしても，高次脳機能障害が回復したとは言い難い．

反対に，ある検査の点数は不変あるいは低下したとしても，本人が障害の特徴を理解し，それに基づいて工夫した行動をすることにより生活障害は軽減することもある．対象者本人が高次脳機能障害を理解する背景には，何らかの高次脳機能の活用があることが推定できる．つまり，高次脳機能の代表としてある検査結果を取り出し，「回復していない」とすることも難しいといえる．

高次脳機能障害の回復の本質は，検査結果の改善ではない．行動の変容である．行動とは中枢神経系の働きが身体運動に変換されたものである[1]．つまり，高次「脳」機能の回復は，検査結果にのみ見い出すものではなく，行動変容に見い出すものである．

Rule 2　回復の基盤となる神経機構は，行動・症状から推定する

行動の変容は新たな脳内ネットワークの構築であると考えられている．ネットワークを構成する脳内の単位はニューロンである．そのニューロンは，脳内には約 860 億とも 1,000 億ともいわれる数が存在する．ネットワークは，それぞれのニューロンが繋がりあって構成され，脳の働きを実現している．

末梢神経では，軸索の切断などが起きた場合，ニューロンの軸索再生（regeneration）や損傷を免れた隣接した軸索からの発芽（sprouting）が起こり，機能が回復することがわかっている．しかし，成体の中枢神経系では，再生や発芽は起こらないとされている．その一方で，最近では，中枢神経系の神経ネットワークやシナプスを強化する特定のタンパク質の関与など，新たな知見が次々と確認されており，それらの治療的応用が期待されるところである．

臨床場面で高次脳機能障害を有する人に直接関わる者にとって，神経ネットワーク形成に関わる脳内タンパク質などの変化は眼前の対象者からは全く見えない．ましてや，実際に脳内の神経ネットワークの変化を確認することもできない．当然ながら，神経ネットワークの変化を回復の直接的なエビデンスとすることは，現時点ではできない．

では，目の前の対象者の高次脳機能障害の回復の神経基盤をどうやって知ることができるのか．今は推定する以外に方法はない．見えている行動・症状から見えない脳の機能を推定する作業を繰り返すほかない．臨床的には，脳の構造と機能水準

の仕組みから高次脳機能障害の回復を考察する．そのためにはまず，見えている行動・症状を正しく把握すること，基本的な脳の解剖学・生理学的な知識を持った上で脳画像情報を収集することが必要である．脳が正常に機能しているときに実現される神経系の働きを知っていれば，症状が出現する脳の仕組みや，その症状が回復する脳の仕組みを推定することができる．

この推定のためには原則的な枠組みがいくつかある．1 Step up では，臨床的に知っておくと良い2つの枠組みを紹介した．参照していただきたい．

今後，高次脳機能障害の回復の神経機構が，推定ではなく，解明されれば，その神経機構が治療やリハビリテーションに直接結びつくことが期待できる．その期待を持って，私たちは，最新の情報に興味を持ち，知見を得る努力をする必要がある．

しかし，現時点では回復の神経機構は未だ類推に過ぎない．もし，勉強会などでニューロンやタンパク質の変化を症例の高次脳機能障害の回復とイコールであるかのように説明する仲間がいたら，どこまでが仮説で，どこまでが事実であるか，また，その考えの裏付けとなる出典や具体的な実験をその人に確認する必要がある．

Rule 3　高次脳機能障害の回復はリハビリテーションとセットである

高次脳機能障害の回復はリハビリテーションとセットである．それは，「高次脳機能障害を有する」と認定された人はリハビリテーションの対象となり，何らかの介入がなされるからである．

一方で，リハビリテーションの効果と回復の関係は十分検証されていない．実際，1人の人の中で，介入した場合と介入しなかった場合の回復を比較し，介入が行動変容にどれほどの影響があったのかを知ることは現実的に困難である．そのため，回復と介入の関係を知るためには，手法として，ランダム化比較試験（randomized controlled trial: RCT）を行う必要性が生じる．

脳卒中ガイドライン2021[2)]では，亜急性期以後の障害に対する失語症や高次脳機能障害に対するリハビリテーションにおいて，良質な複数 RCT による圧倒的なエビデンスがある介入として認められたものはない．系統的な評価や障害の有無や程度を評価することは「強い推奨」のレベルで推奨されているが，エビデンスレベルは「中」である．今後，研究が積み重ねられることにより，リハビリテーションの有効性が一貫したエビデンスを持って評価されることを期待したい．

4. 高次脳機能障害の回復

Rule 4　回復の主体は当事者である

　原則として高次脳機能障害は，類似の障害は生じても，1人として同じ障害は生じない．よって，その回復もそれぞれの人によって異なるといえる．

　高次脳機能障害は多様である．山鳥[3]は，高次脳機能障害について，「個々の症例の表す多様性を理解するためには，同一の欠損（症状）を探し求めるのではなく，多様な症状の原因をなす共通のメカニズム（障害構造）を探してゆく必要がある．症状は脳の損傷を代償せんとする中枢神経全体の機能の表現であり，症状パターンは患者の個性を表現であることを強調したい．」と述べている．

　回復という視点で考えると，学術的には"多様な症状の原因をなす共通のメカニズム"を探求することは，回復のメカニズムを明らかにすることにつながる可能性がある．一方で，障害・回復過程や原則的なメカニズムからは外れていることを切り捨てることなく，個々の個性も把握し検討することもまた，回復のメカニズムを理解することにつながる．

　先に，高次脳機能障害の回復はリハビリテーションとセットであると述べた．言い換えれば，高次脳機能障害の回復は，リハビリテーションを手段として，高次脳機能障害を有する当事者が「できた」と思える経験や「これで大丈夫」と感じることが増えることともいえる．Bandura[4]は，心理学的な観点から，人間の行動変容には自己効力感 self-efficacy こそが必要であると述べている．つまり，当事者自身の自己効力感が生じれば，自ずと回復は促進すると考えられる．

　高次脳機能障害の回復は，研究的な側面からいえば，シナプスレベルの回復から，ある検査や調査方法によって定義された障害の回復まで，さまざまな水準で述べることができる．しかし，当事者自身が回復したと思わなければ，いくら脳画像が変化しても，いくら検査成績が改善していても，それは回復したことにはならない．回復の主体は当事者である．よって症例研究も重要な研究手法の一つである．

Rule 5　高次脳機能障害の回復の視点: ヒト・モノ・カネ・情報

　高次脳機能障害の回復の神経基盤は，脳内の神経ネットワークの変化の推定に求める，と先に述べた．また，高次脳機能障害の回復は，行動の変容であり，リハビリテーションとセットであるとも述べてきた．高次脳機能障害の回復は，結局，そ

の人の人生・生活と直結する．行動変容を「生活の営み＝経営」と捉え，4大経営資源として知られる「ヒト・モノ・カネ・情報」の視点から高次脳機能障害の回復を捉えてみる．

この4つは，「当事者自身の回復に対して」と，「当事者に関わる資源として」，という2つの側面から考えることができる．当事者自身の回復については，高次脳機能障害を有した本人が，「ヒト」として自他ともに認められ自信を回復しているかどうか，「モノ」を所有し使いこなすことができているか，「カネ」すなわち経済的に回復しているか，さまざまな「情報」を得て整理して使える存在になっているか，という視点で捉えることができる．

当事者に関わる資源としての「ヒト・モノ・カネ・情報」は，リハビリテーションと直結する．「ヒト」は人材や組織である．対象者に関わる家族や地域社会の人，医療・福祉職などである．マンパワーが十分導入できれば回復が望める場合もある．人数ではなく，1人でも高次脳機能障害を理解している人がいればよい場合もある．ヒトは，「あの人のために頑張りたい」といった当事者自身のモチベーションの生成にも関わることもある．

「モノ」は設備など，物理的な資源である．特にこれからは情報通信技術（Information and Communication Technology: ICT）や人工知能（Artificial Intelligence: AI）などの活用も回復に関わる可能性がある．

ヒトとモノを使うには「カネ」すなわち，お金が必要である．さらに，最新の治療技術の導入にも大きく関わる．カネもヒト同様，モチベーションにもなり得る要素でもある．

「情報」は技術やノウハウのことである．どれだけ情報を持っているかは，回復に大きく関わる．障害の理解，治療技術，最新の知見，活用できるサービス，地域の情報など，知っていることの多寡は回復に大きく影響を与える可能性がある．

1 STEP UP

高次脳機能を理解する上での神経機能の原則的枠組み

高次脳機能障害の神経基盤を明らかにする技術は日々進歩している．最新の知見を理解するためには，基本的な解剖学・生理学はもちろん，古典的な原則的枠組みを知っておく必要がある．温故知新の感があるが，知っておいて損はない枠組みを2つ紹介する．ぜひ，原著やそれを解説したもの[5]に触れていただきたい．

4. 高次脳機能障害の回復

1. 神経線維結合からのアプローチ: 離断 disconnection[5-7]

脳内には弓状束のような大脳半球内をつなぐ連合線維や, 脳梁のような半球間をつなぐ交連線維などがある. Geshwind[6-8]は脳梁の半球間離断現象を土台に, 脳内の線維連絡が破壊されることにより, 高次の情報が「離断」されることで説明できる障害が多数あることを明らかにした.

個人的なことで恐縮だが, 私は大学院の学生のとき初めて Geshwind の "Disconnexion syndromes in animals and man"[6,7]を読んだ. それは当時でもすでに古典であったが, その論文を読むことにより, 患者さんの病巣とそれによって離断される機能が何であるかを考えるようになった. それは臨床場面だけでなく, 学会などで初めて聞く話題を理解する上でも, 神経基盤を想像しながら聞くことにつながり, 今でも役に立っていると感じる.

2. 細胞構築パターンからのアプローチ

大脳皮質の細胞構築パターンと聞いて, 最も馴染みのあるのは Brodmann の脳地図であろう. Brodmann は大脳皮質の6層構造を成す細胞の形態と細胞配列のパターンに基づいて領野を分類し番号をつけた. 今もこの番号は広く使われている.

Mesulam[9]は, 細胞構築学的な視点から大脳皮質を, 一次感覚と一次運動野 (primary sensory and motor areas)・様式特異性連合野 (modality-specific (unimodal) association areas)・様式横断性連合野 (high-order (heteromodal) association areas)・傍辺縁領域 (paralimbic areas)・辺縁領域 (limbic areas) の5種類の基本領域に分けた. この5種類の基本領域は隣り合う領域と最も強く連絡し, 情報を統合し行動や認知活動を実現する.

この枠組みを知ると, 例えば失認など様式特異性のある高次脳機能障害, 失行など様式特異性のない高次脳機能障害の神経基盤が容易に理解できる. また, 脳内の進化論的に古い領域と記憶や情動の関わりについても考えやすい.

繰り返し個人的なことで恐縮だが, この考え方を知った時, 高次脳機能障害と神経基盤の関係がパッと明るくなったような気がしたことを今でも良く覚えている. 学生の時にこの考え方を教えてくれていたら, 丸暗記のような勉強をしなくて済んだことだろう, と今でも思っている.

■ 文献

1) 山鳥　重．高次脳機能障害とは．In: 山鳥　重，他，編．高次脳機能障害マエストロシリーズ①基礎知識のエッセンス．1版．東京: 医歯薬出版; 2007．p.12-26.

2) 日本脳卒中学会脳卒中ガイドライン委員会，編．脳卒中ガイドライン 2021．東京: 協和企画，2021.

3) 山鳥　重．神経心理学の醍醐味．高次脳機能研究．2009; 29: 9-15

4) Bandura A. Self-efficacy: toward a unifying theory of behavioral change. Psychol Rev. 1977; 84: 191-215.

5) 山鳥　重．脳の構造から機能へ．In: 山鳥　重，他，編．高次脳機能障害マエストロシリーズ①基礎知識のエッセンス．1版．東京: 医歯薬出版; 2007．p.84-98.

6) Geshwind N. Disconnexion syndromes in animals and man: Part I. Brain. 1965; 88: 237-94.

7) Geshwind N. Disconnexion syndromes in animals and man: Part II. Brain. 1965; 88: 585-644.

8) 河内十郎（訳），N. ゲシュヴィンド（著）．高次脳機能の基礎: 動物と人間における離断症候群．1版．東京: 新曜社; 1984.

9) Mesulam MM. Behavioral neuroanatomy: Large-scale networks, association cortex, frontal syndromes, the limbic system, and hemispheric specializations: In: Mesulam MM ed. Principles of behavioral and cognitive neurology. Second edition. Oxford university press; 2000. p.1-120.

1章 基礎概念

5 ▶ 認知リハビリテーションの理論, エビデンス

東京慈恵会医科大学 リハビリテーション医学講座 准教授　山田尚基
東京慈恵会医科大学 リハビリテーション医学講座 教授　渡邉 修

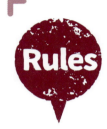

1 ▶ 目的志向型アプローチ: 各国の認知リハビリテーションのガイドラインより, 脳損傷者それぞれに合わせて目標に沿って, 包括的リハビリテーションを展開する.

2 ▶ 環境調整: 人的環境, 物理的環境, 社会資源を整えてこそ, リハビリテーション治療は始まる.

3 ▶ 社会参加支援: 認知リハビリテーションの最終目標は社会参加にある. そのためには, 患者の特性に合わせた医療地域連携を行う.

4 ▶ 就労支援: 就労を希望する場合, 職業能力評価に基づき, 一般就労, 福祉的就労を見極め, 職業リハビリテーションに介入する.

5 ▶ 社会的行動障害（易怒性など）に対するリハビリテーション治療: 社会的行動障害の原因を追究し, 負担となる要因を取り除く配慮が求められる. 薬物療法も考慮する.

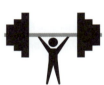

 目的志向型アプローチ: 各国の認知リハビリテーションのガイドラインより, 脳損傷者それぞれに合わせて目標に沿って, 包括的リハビリテーションを展開する

　脳損傷者のリハビリテーション治療に関し, 以下の施設で公表しているガイドラインの骨子をここに要約しまとめとする.

　米国ガイドライン情報センター（National Guideline Clearinghouse: NGC）, 国立衛生研究所（National Institutes of Health: NIH）, 米国疾病管理・予防センター（Centers for Disease Control and Prevention: CDC）, 英国リハビリテーション医学会, The Royal College of Physicians（英国王立医科大学）, New Zealand Guidelines Group（NZGG）,

Ohio Valley Center for Brain Injury Prevention and Rehabilitation.

① すべての患者と介護者は，症状が長期的に後遺する可能性を意識し，それらに対応できる長期的な支援体制が，医療機関および地域に存在することを医療スタッフは説明する必要がある．

② 二人として同じ障害を持つ人はいない．リハビリテーションのサービスは，脳外傷者それぞれのニーズや能力に沿って提供され，また，そのニーズが時とともに変化するのに応じて修正されなければいけない．

③ 回復にむけて，患者は，休息を十分にとらせるようにする．

④ リハビリテーションの一環として，患者がさまざまな場面に参加できるように，家屋や社会，仕事の場の環境調整も行われなければならない．

⑤ リハビリテーションは目的志向型であるべきで，患者の視点，文化的背景，病前の生活スタイルを考慮にいれたプランを立てるべきである．

⑥ 社会参加あるいは社会復帰は，全人的（身体障害，疼痛，高次脳機能障害，心理社会的障害，家族背景，受傷前性格，価値観など，全体をみる視点）に支援する．一つの問題は他の問題をも引き起こすからである．したがって，評価もまた，全人的な視点で行う．こうした，多職種による全人的（holistic），包括的（comprehensive）リハビリテーションは効果的であるとするエビデンスの高い報告がある．こうしたリハビリテーションの体制は，患者および家族に対し，医師，看護師，理学療法士，作業療法士，言語聴覚士，臨床心理士，ソーシャルワーカー，職業訓練職，ケアマネージャーらが，身体面，認知面，心理面，経済面などに対し，包括的に関わることにとどまらず，統合された治療環境のもとで，個人療法あるいはグループ療法によって，認知機能の改善のみでなく，自己認識の向上や対人関係のスキルアップ，感情のコントロールにも焦点をあてている．

⑦ 脳損傷者とその家族は，それぞれのリハビリテーションプログラム（関連する研究の計画や方法を含む）において，主導的役割も担う機会が与えられるべきである．

⑧ 脳損傷者は，受傷後何年も続く回復の期間の中で，いつでもリハビリテーションサービスを受けられるようにすべきである．

⑨ 行動障害に適用される薬物は，脳損傷者に，時に著しい副作用を及ぼし，リハビリテーションの進行を妨げるので，やむを得ない状況でのみ使用する．

⑩ 地域に根ざしたサービスは，脳損傷者に対する長期的ケアやリハビリテーションの一部であるべきである．その中には，社会性を目的としたクラブハウス（生活訓練施設など）のほかに，デイプログラム，社会技能訓練プログラム，生活支

5. 認知リハビリテーションの理論, エビデンス

援プログラムや, 援助付き雇用プログラム, すべてのレベルでの教育プログラム, 公的援助や地域包括ケアシステムを通して実生活の技能を再獲得させようとするプログラム, ピアサポートプログラムなどが含まれる.

⑪ 援助つき雇用はその効果が証明された職業リハビリテーションの方法であるように, まず当事者を配置することから始まり, その後にジョブコーチによる訓練が始まる. 訓練が先行しその後に配置が決定されるという従来からの手順とは逆である.

⑫ 多くの脳損傷者が, 家族やそのほかの人々によってサポートを受けている. そしてそのサポートが効果的に行われるためには, その家族たちもまたサポートを受けるべきである.

Rule 2 　環境調整: 人的環境, 物理的環境, 社会資源を整えてこそ, リハビリテーション治療は始まる

　ICF (国際生活機能分類) に示されているように, 障害は環境との相互作用から生まれる. リハビリテーション治療をより有益にするためには, 環境要因をあらかじめ整えておく必要がある. その環境とは, 1) 人間関係, 2) 物理的環境, 3) 社会資源である.

1) 人間関係の調整

　突然に障害を背負った患者の心理的負担は甚大である. 身体機能や高次脳機能の喪失, 社会的役割の喪失と孤立感, 自己効力感の喪失, さらに経済的負担感が重くのしかかっている. こうした患者に対する基本的姿勢は, 共感と支持的対応である. 否定的表現は極力避け, 傾聴する姿勢をとる. そして, 併存する高次脳機能障害を熟知し, 各々に対し肯定的な応対を心がける. 例えば, 注意障害があれば, 複数を相手とする話し合いは苦手となるので一対一の対話とする. 失語症があれば, 会話の速度は遅くし, 答えを早急に求めない. 数字を聴く質問は避ける. 不用意に答えにくい質問はしない. 左半側空間無視があれば, 患者の右側から話をする. 易怒性があれば, 本人が好まない言動は極力避け, 悩みを傾聴する姿勢をとる.

2) 物理的環境の調整

　物理的に安全な治療環境を整えることは支援者の責務である. 注意障害があれば, 交通量の多い市街地は同行する, 気が散りやすい外乱刺激は低減するように配

慮する．左半側空間無視があれば，臥床しているベッドの左側からは降りられないように，ベッドの左側を壁側に設置する．失算があればデジタル時計はアナログ時計にする．視空間失認があれば階段の昇降には手すりを設置する．地誌的障害やせん妄があれば外部との往来に注意する．注意障害や遂行機能障害，記憶障害があれば，物品の整理，ラベリング，一連の作業のチェックリスト，工程表などの物理的構造化を整え，スケジュール表などの時間的構造化も指導する．

3) 社会資源（各種の施設，制度，人的資源）の利用

発症から6カ月が経過した時点で，障害者総合支援法を活用して身体障害者手帳や精神障害者保健福祉手帳を取得する．これらの手帳を取得することで，各等級に応じて，医療費，所得税，住民税，自動車税などの軽減，さまざまな公共料金の割引，運賃の減額，就労支援機関の利用，障害者雇用枠での就労が可能となる．また，障害者総合支援法の枠組みのなかで，介護給付として，居宅介護，行動援護，短期入所（ショートステイ），施設入所支援などを，訓練等給付として，自立訓練（生活訓練），就労移行支援，就労継続支援（A型，B型），就労定着支援，共同生活援助（グループホーム）などを受け，社会参加を促進することができる．さらに，身体障害者手帳では，補装具，リフォーム費用の助成が得られる．また，障害年金は，発症から1年半が経過した時点で申請するように情報提供を行う．

社会参加支援：認知リハビリテーションの最終目標は社会参加にある．そのためには，患者の特性に合わせた医療地域連携を行う

社会参加を阻害する大きな要因は，自発性の低下，脱抑制，相手への配慮（心の理論）の希薄さ，病識の低下等の社会的行動障害と心理社会的障害である．こうした問題を軽減させ，社会性を再獲得していくためには，医療機関や家庭内の限られた環境ではなく，友人，グループ活動，地域社会，会社といった社会環境に徐々に触れさせていく必要がある．社会の中でこそ，人は，自己の価値や生きがいを取り戻していくからである．すなわち「社会脳」を鍛える生活環境の設定が大切である．環境を構成する支援者は，十分に個人の障害を理解し，対応方法が周知されていなけれない．作業内容は，失敗経験を少なくするよう，配慮・構造化されていなければならない．

地域リハビリテーションの場面は，各個人のニーズ，能力，将来の目標によって

5. 認知リハビリテーションの理論, エビデンス

異なる. 適宜, 高次脳機能障害支援拠点機関, 福祉事務所, 保健所, 地域包括支援センター, 保健福祉センター, 障害者総合支援法および介護保険法におけるサービス機関, 就労支援機関, 患者家族会を活用できるように, 医療機関は連携を図る. 地域をベースとしたリハビリテーションの効果は, 入院でのリハビリテーションと同程度の効果が期待されるとするエビデンスがあり, 医療と地域との連携は地域リハビリテーションを成功させる上で, 欠かすことができない.

> **Rule 4** 　就労支援: 就労を希望する場合, 職業能力評価に基づき, 一般就労, 福祉的就労を見極め, 職業リハビリテーションに介入する

就労は, 個人と社会をつなぐ手段であり, 自己効力感 (self-efficacy: 自分は適切な行動をとることができるという認識) を育み, 人間が本来有している承認欲求を満たす機会を提供する. 就労形態は, 一般就労と福祉的就労に大別される. 前者は, 企業や官公庁などと雇用契約を結んで労働者として就労することで, 一般雇用と障害者雇用 (後述) がある. 後者は, 一般就労が困難な障害者が福祉施設で就労することを指す.

一般就労を目指す前提条件は, 医学的に安定し ADL が自立し就労意欲があることである. また, 就労に際し, 病識の低下, 易怒性などの感情コントロールの問題は阻害要因となる. 病識は, 自己の障害を補いうるかどうかを決める重要な要素である. 車いすでの移動でもよいが, 公共交通機関の利用が自立しているかどうかも参考となる. 障害者雇用 (後述) として就労する場合でも, 最低, 週 20 時間は勤務できる体力が求められる. こうした条件がおおよそ整えば, 一般就労の可能性がある.

1) 現時点では復職は不可能だが将来的に復職が見込まれる場合

回復期以後も, リハビリテーション治療を行い社会性が獲得され, さらに職業訓練等 (職業リハビリテーション) を行うことで復職が可能と見込まれる場合, 前述の地域リハビリテーションを選択する. 高次脳機能障害者を対象としたグループ訓練等を行っている福祉センターや介護保険制度でのデイサービス, 障害者総合支援法の枠組みの中の就労移行, 就労継続支援等を行っている事業所など, 患者の年齢, 現疾患, 能力, ニーズにあわせて選択していく.

JCOPY 498-42820

2) 将来的にも元の職場に戻ることは見込めず，同職場内の他の職場を目指す場合

　回復期以後，職業リハビリテーションを行っても，元の職場での就労は不可能と判断された場合，患者の同意のもと，復職先に障害の理解を求め，配置転換，部署変更の可能性があるかを尋ねることを考慮する．この場合，企業側は，患者がどのような仕事が可能なのかを医療機関や職業リハビリテーションを施行している機関に尋ねてくることがあるので，具体的な作業内容を例示することも必要となる．また，配置転換が可能である場合，就労先に障害者雇用の枠があるかを打診することも考慮する．

　障害者雇用とは，障害者の雇用の促進等に関する法律（「事業主は，障害者の雇用に関し，社会連帯の理念に基づき，障害者である労働者が有為な職業人として自立しようとする努力に対して協力する責務を有する」）に基づき，障害者手帳を有する障害者を雇用することを指している．法定雇用率とは，同法によって規定されている全従業員のうちの障害者の割合で，2021年3月時点，従業員43.5人以上の民間企業は2.3%，国，地方公共団体は2.6%となっている．法定雇用率を満たすことは企業側の努力目標である．法定雇用率を満たさない企業は障害者雇用納付金制度により，1人当たり月50,000円を納付する義務がある．一方，特例子会社制度は，法定雇用率を順守するために，企業が障害者の特性に配慮した子会社を設立し，その子会社が雇用している障害者を親会社が雇用しているとみなして，雇用率を算定する制度である．

3) 現在の職場を退職し，新たな職場で就労を目指す場合

　後遺障害による能力低下から現職場に復職できない，あるいは現職場からも就労は不可能と言い渡され，しかし，本人に就労の意思がある場合，各種の就労支援機関を利用しながら，ハローワークなどを通して新たな職場を探すことになる．一般企業に就職する場合，通常は，前述の障害者雇用枠で就職になることが多い．一方，このような一般就労が不可能な場合は，福祉的就労となる．

　トライアル雇用制度は，原則3カ月を試用期間として企業が就労を希望する者を雇用し，その適正を企業と労働者が見極めた上で，常用雇用などへ移行するかどうかを判断できる制度である．この制度を利用すると企業は助成金（奨励金）をうけることができるので多くの企業がこの制度を利用している．地域のハローワークが窓口になっている．

5. 認知リハビリテーションの理論，エビデンス

Rule 5 社会的行動障害（易怒性など）に対するリハビリテーション治療: 社会的行動障害の原因を追究し，負担となる要因を取り除く配慮が求められる．薬物療法も考慮する

　現在までの膨大な知見から，危険性の感覚や恐れ，不安，怒りといった感情を表出する部位として，扁桃体，島，背側前部帯状回，中脳水道周囲灰白質など，いわゆる大脳辺縁系が，そして，こうした感情やストレスが，過剰にならないようにコントロールしている部位として，背外側前頭前野，腹外側前頭前野，前補足運動野，補足運動野，腹側前部帯状回，腹内側-前頭前野，頭頂葉皮質などが報告されている．すなわち，大脳辺縁系が機能する感情と主に前頭前野が機能する認知には強い線維連絡があり，相互に影響を及ぼしている．脳外傷では，特に，前頭前野の損傷が，感情のコントロールの障害を発生させている．しかし，患者の呈するこうした問題には，二次的要因，すなわち，心理社会的障害も多分に寄与していることから，前者（高次脳機能障害）に対しては，認知行動療法，社会技能訓練，グループ療法などによるセルフコントロールの訓練が，後者（心理社会的障害）には，環境調整（前述）や行動変容療法が適応される．そして，いずれに対しても奏効しない場合は，薬物療法も考慮される．薬物療法は，本書の他項を参照いただきたい．

1 STEP UP

視床の構造と機能，大脳半球との線維連絡

　視床には複数の核がある．大きく，外側核，前核，内側核に分ける［図］．外側核には末梢の表在感覚，深部感覚が入力する後腹側核群，対側の小脳が入力する前腹側核が含まれる．したがってこれらの損傷により，おのおの，重篤な感覚障害，対側小脳症状が発生する．また前核は，記憶を司る Papez 回路の一部を形成しており，乳頭視床路，脳弓が入力し，その後，帯状回に投射する．したがって前核の損傷で主に記憶障害がみられる．内側核は，前頭葉との線維連絡が豊富であることから，その障害は，発動性の低下，注意障害，遂行機能障害等の前頭葉症状を引き起こす可能性が高い．視床出血で脳室に穿破した例では，内側核が損傷を受けることから，前頭葉症状を呈する可能性がある．

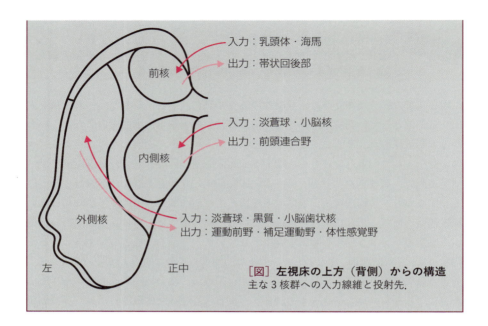

[図] 左視床の上方（背側）からの構造
主な3核群への入力線維と投射先.

■ 文献
1) 渡邉　修. 脳外傷リハビリテーションの新しい流れ　治療ガイドラインの動向. リハビリテーション医学の新しい流れ. 先端医療技術研究所; 2005. p.186-91.
2) Geurtsen GJ, van Heugten CM, Martina JD, et al. Comprehensive rehabilitation programmes in the chronic phase after severe brain injury: a systematic review. J Rehabil Med. 2010; 42: 97-110.
3) Turner-Stokes L, Disler PB, A Nair A, et al. Multi-disciplinary rehabilitation for acquired brain injury in adults of working age. Cochrane Database Syst Rev. 2005; 3: CD004170. Review.
4) Cicerone KD. Cognitive rehabilitation. In: Zasler ND, Katz DI, Zafonte RD, editors. Brain injury medicine: Principles and practice. New York (NY): Demos; 2007　p.765-77.
5) Etkin A, Büchel C, Gross JJ. Gross. The neural bases of emotion regulation. Nat Rev Neurosci. 2015; 16: 693-700.

1章 ▶ 基礎概念

6 ▶ 高次脳機能障害 ADL および APDL の障害・訓練

令和健康科学大学 リハビリテーション学部作業療法学科 教授　山根伸吾

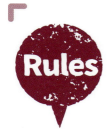

1 ▶ ADL・APDL の活動の特性を理解し，症状の特性との関連を考慮する．

2 ▶ ADL・APDL の観察を通して，どの工程で問題が生じているか整理し，記録する．

3 ▶ 実際的な目標を小刻みに設定し，適切な課題を提供する．

4 ▶ 物的環境・人的環境の影響の大きさを認識し，調整する．

5 ▶ 長期的な視点を持ち，現在介入すべきことを考える．

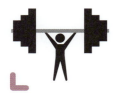

Rule 1　ADL・APDL の活動の特性を理解し，症状の特性との関連を考慮する

　Activities of daily living（ADL）と Activities parallel to daily living（APDL）に含まれる活動には何が含まれるのか，その概念，定義，範囲に関して，歴史的には諸家により若干の違いが見られたが，現在においては，ADL は，自身のケアに向けられた日常的に行われる活動，APDL は家庭や地域での日常生活をサポートする活動[1]とするのが適当と考える．具体的に ADL には，食事，整容，更衣，トイレ，入浴，起居動作や移動などが含まれ，APDL には，調理，掃除，洗濯といった家事活動や，家計管理や家屋管理，運転や公共交通機関の利用や買い物が含まれる．

　以下，主要な ADL について，その活動の特性と症状の特性の関連について述べる．

1）食事

　生命維持としての栄養摂取という側面と，楽しみや社会的交流といった側面を持

つ活動である．机上で座位にて行う活動であり，身体の移動がないため視空間の変化が大きくなく，嚥下の問題がなければ比較的自立しやすい活動とされる．とはいえ，客体を伴う活動であるため，観念失行を有する方にとっては，食具の扱いや，食物へのリーチや掬うこと，口への運び・取り込みの難しさが目立つ．食卓上という空間的な広がりは大きくないにも関わらず，左側の食事に気付かず手を付けないというのは左半側空間無視を有する方の特徴的な例である．また，視覚失認を有する方が白い食器の中の白米が認識しにくい，バリント症候群の方が箸を食物にうまく持っていけないなども観察される．

2）整容

衛生管理と社会的な身だしなみを目的とした，個人によって行う活動や頻度が異なる可能性のある活動群であり，口腔ケア（歯磨き，デンタルフロス，義歯の洗浄），洗顔，整髪，手洗い，化粧，髭剃り，爪・肌・体毛の手入れなどが含まれる．歯磨きを例にとると，歯ブラシ，歯磨き粉，コップ，水栓といった複数の物品を扱うことにより工程が生じるため，観念失行のある方には系列動作の問題が顕れやすい．特に片麻痺の方であれば，片手での動作になるため，道具を置いたり持ち替えたりといったように工程が複雑化し，さらに難しくなる．また，歯磨きのブラッシングや髪のブラッシング，髭剃りにおいては，手に持った道具を適切に体に当てたまま，滑らかに規則的に繰り返し動かす必要がある．このことに問題が生じる背景には，失行，運動維持困難，空間認知の問題，身体イメージの問題，注意障害といったものが疑われる．他の場面の評価等と照らし合わせて判断する必要がある．

3）更衣

体温調整や皮膚の保護，清潔を保つという側面と，社会的な TPO を踏まえた自己表現という側面を持つ活動である．空間内で形を一定に留めない布素材を扱うため，空間認知の障害のある方にとっては衣服のねじれや位置関係を理解しながら行為を遂行することが非常に難しい．また，衣服と自身の体の部位のマッチングが必要になるため，身体失認や着衣障害の方にとっても難しい課題である．さらに，社会生活を送るとなると，様々な衣服を着る必要があるが，視覚失認の方であれば，形状や色の似た衣服の見分けや，表裏の判断が難しいことがある．季節や状況に合わせた服を選ぶ必要性を考えると，見当識障害や注意障害，記憶障害も影響しうる．

6. 高次脳機能障害 ADL および APDL の障害・訓練

4) トイレ

生命活動として必須であり，適切な場所で行うことが求められ，失敗に対する不安や羞恥心のために多くの方が自立を望む活動である．また，尿便意を感じる，トイレの場所の認識と移動，衣服の操作，排泄，後始末など，排泄前後の行為を伴う．地誌的見当識の障害でトイレに辿り着けない，失行のためにトイレットペーパー，洗浄レバーやボタンを使用できないといったことや，半側空間無視の方が，便座に適切な位置で座ることができないといったことも観察される．

5) 入浴

身体の清潔を保ち，新陳代謝を高める側面と，リラックスや楽しみ，時にはレジャーとしての側面を持つ活動である．また，浴室内での移動，浴室と浴槽での座る・立つなどの姿勢変換，更衣，洗体，物品の操作などといった複数の行為を含んでいる．物品の使用や系列的な動作を含むため，観念失行の方の問題が顕れやすい．また，注意障害，記憶障害，あるいは視覚失認の方では，使用前，使用後の衣服の判別がつかないこともある．そして，清潔に保ちたいという意思が必要になるが，意欲の低下や固執性のために入浴をしたがらない方もいる．

ここまで ADL に関して述べてきたが，高次脳機能障害者の生活をみてみると，ADL と比べると，APDL において自立が困難な方が多いことが推察される．実際の調査[2]においてもそのことが示されており，特に自立が困難な活動の例としては金銭の管理や，銀行・役所の用事が挙げられている．このことの要因として，ADL と比べて APDL に含まれる活動は工程が多く複雑であることもあるが，実際には APDL の活動の多くには，日々の生活の中に内包される情報に自ら気づき，行うべきタイミングと頻度を考慮し，解決方略の探索・選択・実施を行い，振り返るという能力が求められるためと考える．洗濯を例にとると，たまってきた洗濯物の量に気づく必要があり，近日中の天気の情報と照らし合わせ，いつ行うべきか判断することが求められる．夕食の買い物では，夕食に間に合う適切な時間帯に行動を開始し，自宅にある食材や調味料の残量についての情報を集め，何を買うべきか，どの店にどの手段・ルートで行くのか等の実行に移していく必要がある．

ADL のように，食事や排泄といった活動開始のトリガーとなる内的な情報が自ずと得られたり，整容や入浴といったある程度行うべき時間帯や頻度の枠組みが明確ではないことが，APDL の活動の特性として挙げられる．多くの高次脳機能障害者にとって，日々の生活の中で，自らその活動の必要性に気づくということが困難

な方が多く，そこに促しや助言，何らかの枠組みを提供して，行動の開始を促す必要がある．

Rule 2　ADL・APDL の観察を通して，どの工程で問題が生じているか整理し，記録する

　ADL・APDL といった生活上の問題に対して具体的な支援を検討し，その支援が対象者に実際的な効果をもたらしたか検証するためには，生活場面での観察評価が重要となる．もちろん，脳画像や神経心理学的検査を併用して，脳機能の状態の推定や，症候名のラベリング，生活上観察された問題と照らし合わせた解釈も同時に行うべきであるが，それについては他章を参照されたい．

　特に，行為の障害，代表的には失行があるが，病的把握現象，運動維持困難，運動開始困難，利用行動，環境依存症候群，遂行機能障害などにおいては，どの工程で問題が生じているのか，またそれはなぜか，という観察と分析がないと適切な介入に結び付けることはできない．例えば「歯磨きができない」という情報や失行症という診断名だけでは，介入計画を立てることは難しい．「道具を手に取ろうとしない」という行為の開始の問題か，「歯ブラシを適切な位置を持てない」「歯ブラシを適切な方向・振幅で動かせない」という空間的な誤りか，「歯ブラシを櫛として使用する」という内容的な誤りか，「ブラッシングを適切に持続できない」という運動維持や保続の問題か，「歯磨きをつける前にブラッシングを始める」といった系列動作の誤りか，それぞれ問題の本質が異なり，それに応じた介入方法が異なるため，工程に沿って注意深く観察を行い，整理をすることが必要である．また，どの工程でどのような行為の問題が生じているかが明確になることで，介助を行う際も，適切に統一された介助方法を決定するための重要な情報となる．

　観察された行為の状態について，文章化し，記録することが重要である．神経心理学的検査や一般的な ADL 評価での得点だけでは，高次脳機能障害者の生活における行為の状態や変化を表現しきれないことが多い．例えば「ブラッシング後，歯ブラシを見つめて，行為が止まり，洗い始めるために声掛けを要した」といったように記録することで，対象者の行為の状態を具体的に関係者間で共有し，介入による変化を示すための明確なベースラインを示すことができる．

6. 高次脳機能障害 ADL および APDL の障害・訓練

Rule 3　実際的な目標を小刻みに設定し，適切な課題を提供する

　ADL・APDL における目標設定は非常に重要である．現在もしくは将来の生活に関連性があり，対象者が意義を感じ取れる目標であるべきである．そのためには対象者からの生活上の困難や意向を丁寧に聴取する必要がある．言語化が難しい方や，自身の生活上の困難について思考することが難しい方の場合には，生活上の観察や家族や関係者から情報を集める必要がある．一方で，前述したように，症状の特性と活動の特性の関係から，改善の可能性を検討することや，現在，優先的に介入すべき活動といった状況的リーズニングを踏まえて，医療提供者側の知識・視点もあわせて目標を検討すべきである．そして，設定した目標は，対象者の理解が難しいと思われる場合でも，共有し，目標の達成が明確にわかるように，小刻みに変化させていくべきである．

　高次脳機能障害者は，学習効果を般化させることが苦手である．そのため，目標にあげた，獲得したい活動を介入に用いて，その活動を経験する中で学習を促すことが望ましい．ただし，ADL や APDL を単に反復練習するのみでは，多くの場合，一定以上の変化は期待できない．効果を生み出すには，その介入の中でどのような段階付けや設定をして対象者の状態に適切化するかである．具体的には，課題全体を練習するのか，あるいは一部の工程を取り出して練習するのか，どのような環境設定でどのような支援方法（身体的援助・口頭援助のタイミングや表現）で学習を促すのか，またいつ，どの頻度で行うのか等が含まれる．このあたりの How に関しては，各セラピストが創意工夫をして介入を組み立てており，臨床知による部分が大きく，今後さらなる知の集積と統合が望まれる部分である．対象者の病期や疾患の特性にもよるが，経験上，2 週間程度プログラムを実施して，目標に設定していた効果の兆しが見られないようであれば，目標や介入方針を再検討すべきである．多くの場合，対象者からの積極的な反応も乏しくなっているはずである．

Rule 4　物的環境・人的環境の影響の大きさを認識し，調整する

　人は環境から入力される情報を処理し，環境に働きかけるという情報処理を常に行っている．これは一方向の処理ではなく，一旦環境に働きかけると環境は変化し，変化した環境からの情報がフィードバックとして届き，それに応じてさらに反応す

るという循環が生じる．環境からの情報は行為の開始，持続，変更・修正，終了の
トリガーであるが，高次脳機能障害者にとって，この環境からの情報を受け取ること，またその変化に気付き臨機応変に対応することが難しい．そのため，日常の生活場面において，対象者が情報に気付きやすい，また不要な情報を排除した環境に整えるという方略は，多くの高次脳機能障害者に有用であり，即時的に問題を潜在化させることもあり，実用的な方略である．

　また，このことは介入における環境設定においても同様であり，静かで整理整頓された環境は介入を行う前提となる．ただし，実際の生活場面は必ずしも理想的に調整された環境とは限らないため，対象者が将来活動を行う環境を見据えて，介入時の環境設定をステップアップさせていくことも検討する．

　環境には人的環境も含まれる．日常生活や介入時に家族や介護者がどのように関わるかにより，対象者の活動の遂行の支援になる一方で弊害にもなる．特に，家族としては対象者が苦心している状況を見ると，過度に援助したり，矢継ぎ早に口を出してしまいがちであるが，その関わりが対象者の適切な活動の経験の機会を奪い，混乱させてしまう．そのため，支援者への教育的アプローチが重要である．また，介入者自身も人的環境に含まれ，影響を与える要素であることを認識しておくべきである．

Rule 5　長期的な視点を持ち，現在介入すべきことを考える

　現在の医療においては，病床の機能分化により，特定の支援者が急性期から生活期まで継続して関わることは難しい現状がある．そのため，各支援者が，長期的な視点を持ちながら，対象者の病期・ライフステージを踏まえ，各時期において介入すべきことを熟慮し，適切な連携を行う必要がある．

　急性期では心身機能の改善に焦点が当てられ，回復期では ADL の獲得が重要視され，生活期では IADL（手段的 ADL），仕事，余暇活動の獲得や，社会生活上の問題行動に対してアプローチする傾向がある．しかしながら，これはあくまで総体としての傾向であり，あなたの目の前の高次脳機能障害者に対してアプローチすべきことを規定することではない．確かに ADL から開始し，IADL，そして仕事，余暇活動へという介入の順序は，生活の広がり，課題の複雑性という観点では一理ある順序ではある．しかし，高次脳機能障害者の問題は，意志・意欲の障害による影響も大きく，ADL は日々無意識に行われている活動であり，意志・意欲が揺さぶら

6. 高次脳機能障害 ADL および APDL の障害・訓練

れる要素を含む活動ではないかもしれない．ADL の練習には反応を示さない方が，趣味や仕事の課題であれば積極的な反応を示すこともある．

また，ADL は医療機関においては病棟スタッフにより支援がなされ，対象者は困難を実感しにくい．「家に帰ったらやるから」という対象者の反応はよくあることである．さらに IADL を含めて 24 時間 365 日の日々の生活全体を自身で組み立てることが病院内では経験しにくい．とりわけ，高次脳機能障害者はアウェアネスの問題を持つ方が多く，病院内の支援的な環境では生活上どのような問題が生じるかを推測することが困難である．筆者の経験では，介入に対して消極的な反応しか示さなかった頭部外傷患者が，外泊を経て，高次脳機能障害に由来する生活上の課題を自覚し，積極的にリハビリテーションに参加するようになったことがあり，病院環境からのフィードバックでは得られないものがあると考える．

高次脳機能やその生活障害への問題意識は，時間経過や対象者のおかれた環境に影響を受けて長期的に変化しうること，急性期・回復期・生活期のそれぞれの臨床場面で活用できる人・物・環境・時間には制限があることを理解し，各時期において，対象者に目の前の生活上の課題に取り組むとともに，その介入による成果が将来の生活にどのような影響を与えるのかといった視点を持ち，介入すべきことを考えることが重要である．

1 STEP UP

家族への支援

ADL，IADL は生活の中で行われる活動であるため，共に生活する家族に関わり方や支援・介助指導などの教育的アプローチをすることがある．しかしながら，これまで当たり前に行えていた ADL や IADL に困難が生じていることに対して，本人のみならず家族も困惑していることが多い．専門職ではない家族が，理解しがたい本人の状態・状況を受け止め，本人への支援・援助が加わった自身の生活を想像し，再構築していくには，相当なストレスが生じる．準備や時間が必要であり，介助指導などを急ぐあまりに，家族の心理面への評価や支援を疎かにしてはならない．

また，家族は患者が障害を負ったことを機に，時として評価者，治療者，介護者としての役割を期待されることになる．医療関係者の「○○すると良いですよ」という安易な一言を，家族は重くとらえて患者に強く指導してしまうことがある．

家族は，患者にとって家族の一員という，代替できない役割を有しており，家族に治療者役などを求めた結果，家族内の関係性が崩壊することがないよう配慮が必要である．

■ 文献
1) Cheryl B, Susan MC, Charlotte D, et al. Occupational therapy practice framework: domain and process fourth edition. Am J Occupational Therapy. 2020: 74: Issue 2.
2) 遠藤てる，本田哲三，高橋玖美子．東京都における高次脳機能障害者調査について　第2報―生活実態調査報告―．リハビリテーション医学．2002; 39: 797-803.

1章 ▶ 基礎概念

7 ▶ 小児の高次脳機能障害，評価と介入

川崎医療福祉大学 リハビリテーション学部言語聴覚療法学科 特任准教授　宮﨑彰子

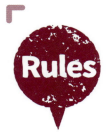

1 ▶ 小児の高次脳機能障害の知識を深める．
2 ▶ 脳損傷はあっても発達をしていく．
3 ▶ 発達障害児との類似点と相違点．
4 ▶ 小児の高次脳機能障害の評価のポイントを理解する．
5 ▶ ライフステージによって必要な対応を行う．

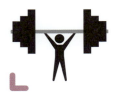

Rule 1　小児の高次脳機能障害の知識を深める

　小児の高次脳機能障害は，成人と同様に脳損傷によって生じるが，栗原[1]によると小児期発症の高次脳機能障害者数は，全国で約5万人と推定され，成人のおおよそ30〜50万人の高次脳機能障害の患者よりはるかに少ないのが現状である．高次脳機能障害の原因疾患は，野村ら[2]によると，脳炎・脳症の発症は，脳外傷や脳血管障害と比べ，有意に若年であったと報告されている．
　脳を損傷するという意味では，成人の高次脳機能障害と同じであるが，小児期発症の高次脳機能障害には，「発達」という観点を忘れてはいけない．小児は小さな大人ではないことを理解することが重要である．脳だけでなく，身体的・言語的変化が著しく，そして社会は，親から友人，先輩，後輩，関わる大人たちと人間関係は目まぐるしく変化する．そして高次脳機能障害を患った小児は，脳の可塑性とともに発達する．
　小児は，「発達」という観点でも成人と異なるが，抱える問題は異なり，特に発

症・受傷後早期に学校という社会生活に戻る．社会復帰までの時間が短いという点は，その子にとって刺激が多いというメリットがあるが，環境調整が十分に整っていなかったり，周囲の理解が十分でなかったりすることもあるので，注意が必要である．

Rule 2　脳損傷はあっても発達をしていく

　出生時には，脳重が400グラム，3歳になると1200グラム，10歳頃にはほぼ成人と同様の1,400グラム程度になる．Gieddら[3]は，4歳から21歳までの健常者に対し，縦断的にMRIを実施し，白質と灰白質の量を測定している．白質は年齢とともに増加するが，灰白質は後頭葉以外の前頭葉，頭頂葉，側頭葉は10歳代に増加するが，その後に減少すると報告している．脳の機能では，前頭葉が最も成熟するのが遅い領域と考えられ，研究者によって見解は異なるが，前頭前野は発達早期から成熟は始まるものの，その成熟は，幼児期，児童期，青年期，成人期という発達の各時期にまたがって続いていくとされている[4]．

　脳損傷においては，一般的に小児の高次脳機能障害は，脳損傷の程度，意識障害の期間などもあるが，成人と比較し，予後良好といわれている．小児失語例を報告している小坂[5]は，成人の失語症と比較すると日常会話は短期間で良好な経過をたどったと述べている．栗原[6]は低酸素性脳症後の高次脳機能障害の主症状である視覚認知障害と注意障害について，適切リハを行うことで，ほとんどの例で改善される．発症後，病態が安定する時期を迎えたあとから改善しはじめ，その後1〜2年間の改善度が高いが，発症年齢や脳損傷の程度により，個々にその経過は異なっている．しかし小児においては，脳の成長が続く期間，すなわち思春期に至るまで症状に変化が認められると報告している．

　脳損傷の回復には，可塑性が関与しているが，「発達」も加わって予想以上の機能回復を認めることもある．損傷された脳機能の可塑性は高いが一方で，学力の低下を示す可能性もある[7]．

Rule 3　発達障害児との類似点と相違点

発達障害児は推定100万人以上いるといわれ，発達障害児への理解は一般化し，

教育プログラムも整備されつつある．一方で，小児の高次脳機能障害児は推定5万人程度とされ，発達障害児の約5%程度である．

　小児の高次脳機能障害児と発達障害児は，注意機能の問題，実行機能の問題など類似する点は多いが，異なる点もある．高次脳機能障害は，原因疾患や脳損傷の部位によって生じる症状が多彩である．特に失語症，失行症，半側空間無視などの巣症状を示すものは発達障害では出現することはない．また同じ注意障害であっても，その症状は発達障害に比べ複雑で，日による変動もある．そして発達障害は年齢が上がるにつれ，行動面の問題は軽減することが多く，小児の高次脳機能障害も発症・受傷からの年数を重ねるにつれ，軽減するが，思春期等の問題と重複することがある．高次脳機能障害児は，発達障害児と比較し，非常に疲れやすく，復学直後であれば，あくびが多い，1日の授業を受けることができないこともある．また年齢にもよるが，高次脳機能障害を呈する小児は，発症・受傷前の自分を知っていることもあり，現在の状態とのギャップに翻弄される．

　発達障害と比べ，症状が複雑で，個別性が高いため，対応方法も十分に確立されておらず，ある程度類似している点については，発達障害児の教育プログラムを用いて支援されていることが多いのが現状である．

Rule 4　小児の高次脳機能障害の評価のポイントを理解する

　小児の標準化された検査は，非常に少ない．一般的には，WISC-IV（Wechsler Intelligence Scale for Children-4th edition），WPPSI-III（Wechsler Preschool and Primary Scale of Intelligence- Third Edition）といった Wechsler 検査や日本版 KABC-II（Kaufman Assessment Battery for Children Second Edition），DN-CAS（Das-Naglieri Cognitive Assessment System），新版K式発達検査など，フロスティッグ視知覚発達検査，絵画語い発達検査など，発達領域で使用する検査を用いる．

　また年齢によっては，成人で使用している神経心理学的検査を実施し，健常児データの報告と比較することもある．

　社会生活能力は，S-M社会生活能力検査 第3版，行動面には Conners 3 日本語版などを用いて現在の状態を定量化する．そして問診などを通じて脳損傷前と現在の状態を比較し，日常生活の問題を把握することも重要である．

　生じている問題，不適応症状は，脳損傷によって生じているか，2次的影響，あ

[表] 高次脳機能障害の子どものチェックシート

全国特別支援学校病弱教育校長会．病気の子どもの理解のために—高次脳機能障害—[8]

< http://www.zentoku.jp/dantai/jyaku/h25kouji_nou.pdf >

	項目	分類
	ぼうっと何もしないでいることが多い	注意障害
	すぐに疲れる	
	質問への返答が緩慢なことが多い	
	一つの活動が続けられず，次々と活動内容が変わっていく	
	目についたものを次々と触ったり，ほしがったりする	
	与えられた課題に集中して取り組むことが難しい	
	会話の途中に，自分が思いついたことを話してしまう	
	2つのことを同時にすることが難しい	
	学習課題でケアレスミスが多い	
	同じ質問や話を何回も繰り返し言う	記憶障害
	持ち物を置いた場所を忘れたり，なくしたりする	
	日付や日課が分からない	
	前回の授業の内容を覚えていない	
	昨日の出来事を覚えていない	
	実際と異なる話をし，周囲を混乱させてしまうことがある	
	話そうとするが言葉が出てこない	言語の障害
	話せるがつっかえたりして返答に時間がかかる	
	会話時に相手の話す言葉の意味が理解できない	
	周囲の状況に関心を示さない	行動と情緒の障害
	無気力で促さないと物事に取り組めない	
	依存的である	
	ちょっとしたことで怒ったりイライラしたりする	
	自分で計画を立てそのための方法を考え，実際に行動を起こして結果を判断することができない	遂行機能障害
	指示が無いと行動できない	
	思いついたことを何も考えずに行動する	
	あくびをしたり，ぼうっとしたりすることが多い	易疲労性・意欲の低下
	少しでも難しいと思うと，集中できなかったりやる気がなくなったりする	

〈参考〉

TBI-31「脳外傷者の認知-行動障害尺度」神奈川県総合リハビリテーションセンター

るいは児の特性であったのかなど，発症・受傷前の状態を家族，児をとりまく関係者から聴取し，現在の問題を紐解くことが需要である．

　全国特別支援学校病弱教育校長会が作成している「病気の子どもの理解のために—高次脳機能障害—」にもチェックリストがあり [表] に示すので，参考にしてほしい．

7. 小児の高次脳機能障害，評価と介入

Rule 5　ライフステージによって必要な対応を行う

　対応方法は，個別性が高く，そして生育史，個人の特性，家庭環境によって異なるが，年齢によって対応はさまざまである．先に述べたが，小児の場合，成人と異なり，発症・受傷後に早期に元の社会へ戻り，同年齢の子どもたちの中で生活をしていくことが多い．発症・受傷年齢が大きくなるにつれ，発症・受傷前の自分と今の自分を比べてしまうこともあるため，精神面のフォローが必要である．そして高次脳機能障害を呈している小児だけでなく，両親，兄弟を支援することが重要である．

　幼児期は，幼稚園や保育園で運動麻痺などの身体症状がなければ，個人の特性として理解されることがあり，脳損傷によって生じているのかどうか判断がつきにくいことがあるが，日常生活上の問題があれば，保育者と情報共有を行い，小学校への入学がスムースにできるよう対応をする．

　小学校に入学すると，登下校の問題や学習の準備，学習などが加わり，人間関係および行動範囲が広くなる．学年が上がるにつれ，学習の難易度が上がり，授業スピードが速くなることで，情報処理速度の低下や記憶機能の低下によって，成績が低下する可能性がある．その場合は，評価を行い，学習しやすい方法や代償方法を児・保護者・教師に情報提供することが望ましい．中学生になるとさらに行動範囲は広まり，部・クラブ活動が始まり，仲間意識が高くなり，かつ思春期を迎え，反抗的態度をとったり，非行にはしることもある．適切な評価を行い，情報共有を行い，問題が重篤化する前に対処することが重要である．

　自己評価が高く，計画的行動が遂行できない場合は，高校受験に対応ができないことがある．その場合，本人の話をよく聞き，本人の希望とすり合わせができるよう，目標を見える形で提示することが望ましい．

　　受傷時，小学2年生男児．元々，やんちゃな性格で，自分の気に入ったことは集中するがそれ以外は投げ出す性格であったが，発達障害の診断はなかった．
　　歩行中に自動車にはねられ，受傷．外傷性くも膜下出血，急性硬膜下血腫と診断され，来院時はJCSⅢ-200であった．頭部MRIでは，両側前頭葉や側頭葉に高信号域を認めた．

最初は発話がなかったが，徐々に発話を認め，両親に敬語で話すようになっていた．受傷1カ月後に回復期リハビリテーション病棟に転科，院内学級に通学した．その頃には，約束事を忘れ，自分の思い通りにならないと，机上のものを落とす，床に寝そべることが多々あった．

　受傷後3カ月で自宅退院となり，疲労の様子を観察しながら学校に半日通学し，外来リハを継続した．しかし，来院時はあくびが多く，毎回何度も身長を測るという行動がみられた．

　小学校3年生となったが，家庭内では，自分の思い通りにならないと姉の体を触る，大泣きをする，壁を蹴るといった行動がみられ，病院でも壁を蹴る，長椅子の下にもぐり，1時間泣き続けることがあった．祖母からもらったお金はすぐにゲームセンターで使い，使ったことを忘れ，家族に盗られたと訴えていた．

　小学校4年生になると，泣く時間は短くなり，怒って部屋から出て行っても，数分すると戻ってきた．しかし検査時には注意散漫で，口笛を吹いたり，姿勢が崩れたりするなど，検査を実施するために繰り返しの促しが必要であった．一方で学校では，担任が変わり，授業中に教室内を歩く，授業中に手を挙げ，当てられなくても全く関係のないことを言い，授業を中断する，大声を上げる，同級生と喧嘩をして胸ぐらをつかむことがあり，担任以外の教員が授業中あるいは休み時間に教室に仲裁に入っていた．STが学校を訪問した際も授業中に教室内を歩き，同級生と喧嘩をして，教員が仲介に入る状態だった．担任は，児に対し，きめ細やかに注意していたが，反対に反発している様子だった．児が暴れるなどの場合は，クールダウンできるようにする，児が話しやすい教員に理由を聞いてもらうなどの対応を依頼した．学校外では，下級生に下半身を露出する，自動車にぶつかるというエピソードもあった．同時期に兄が行っている野球を開始したが，野球の練習日は，非常に疲れ，着替えができないことがあった．

　5年生になると，泣くことはなく，照れくさそうに挨拶することもあった．ゲームを行い，負けても怒ることなく，もう一回しようと挑戦する様子がみられた．しかしマシュマロ実験を行うと，15分待つことはできなかった．学校では学習面の遅れが顕著となり，通級の利用を開始した．自宅では，ゲーム使用時間に制限をかけたことで反発し，家庭内で大暴れをした．兄弟のお菓子やお金を取ることがあった．お金が必要な時は，祖母に何度も電話をしてお金を家に届けてくれるように頼んだ．

　中学生になり，自転車で兄と登校でき，学校内で喧嘩をすることはなくなったが，学習の遅れは顕著だった．しかし部活に入ると仲間ができ，野球部の監督から

指示されたことはよく聞き，中学校生活を送ることができた．

　高校受験は，テストの点が悪くても勉強しなくても，兄と同じ高校に受かると話し，高校に行けなかったらバイトして暮らすということを話していた．しかし学校見学に参加することで目標が定まり，受験対応の塾に入り指導を受け，私立高校に入学できた．

WISC-IV

歴年齢	受傷1カ月（小学2年生）	受傷3カ月（小学2年生）	受傷1年3カ月（小学3年生）	受傷2年8カ月（小学4年生）	受傷4年2カ月（小学6年生）	受傷5年（中学1年生）
FSIQ	72	90	83	71	75	83
VCI	78	99	88	76	78	72
PRI	74	76	76	68	72	100
WMI	91	100	91	94	94	100
PSI	67	96	94	73	78	76

RBMT

	受傷1カ月（小学2年生）	受傷3カ月（小学2年生）	受傷2年3カ月（4年生）	受傷3年1カ月（5年生）	受傷3年7カ月（6年生）
標準プロフィール得点	8/24	15/24	15/24	18/24	19/24
スクリーニング得点	2/12	8/12	8/12	8/12	9/12

Connors III（保護者用）	受傷4カ月（2年生）	受傷1年7カ月（4年生）
不注意	72	73
多動性/衝動性	69	61
学習の問題	72	82
実行機能	61	58
挑戦性/攻撃性	82	67
友人関係	48	49
コナーズ 3GI	80	76
ADHD 不注意	60	61
ADHD 多動性-衝動性	68	59
素行障害	74	61
反抗挑戦性障害	78	65

現在，高校生となっているが，バイトをしたいが，どうやってバイトをさがしたらよいかわからない，○○の住所がわからない，公共交通機関に一人で乗れない．バイトの時間について尋ねると，ホームルームと同じ時間からバイトできるなど，遂行機能の問題が認められる．一方で，ゲーム時間は長く，止められない状態ではあるが，家の中で暴れるという行動は減少し，自分の身なりを気にするなどの行動がみられるようになっている．

1 STEP UP

　本症例は，発達障害の診断はなかったが，学校関係者の中では境界領域であると考えられており，両側前頭葉機能の損傷により，問題行動が顕在化した可能性が考えられ，受傷前の情報は家族のみならず，教育関係者などから多面的な情報収集を必要とする．

　本症例は，両側前頭葉により前頭葉背外側の症状に加え，眼窩部の損傷による問題行動を認めた．

　情動に関しては，受傷直後～1カ月は，軽度の意識障害に伴う感情の平板化によって，周囲からは「受傷前と比べ，おとなしい」と評価されていた．徐々に自分にとって不快な刺激に対し，怒り（暴れる，泣く）反応がみられるようになった．情動表出は過剰な反応を示した．特に「泣く」という幼い反応が4年生，受傷から約2年まで続いた．それ以降は，「泣く」という反応が消失したが，「暴れる」という行動が家庭内で増えた．下級生に下半身をみせる，姉の体を触ることがあった．道徳的知識は成人においては学習されているが，道徳的知識や判断がされにくい年齢での発症・受傷の場合は，不適切な行動があった場合には，教育的指導をする必要がある．児は金銭へ欲求が強く，管理ができない状態であった．Bechara ら[9]は，ソマティックマーカー仮説を実証する知見として，前頭葉腹内側部損傷患者および健常者を対象としたアイオワ・ギャンブリング課題（IGT）の実験データが報告し，成人の分野では使用されている．

　Kevin M. Beitz[10]は，5～89歳に IGT を実施し，IGT のパフォーマンスは小児期から成人期にかけて増加し，高齢者では低下すると報告している．本来，IGT は前頭葉腹内側部損傷例における意思決定プロセスの障害を直接的に捉えるために作成された課題である．神経心理学的検査では説明されない，社会生活が困難と

なる社会的行動障害を有する患者でギャンブリング課題は有用であると考えられているが，IGTをいつの段階で実施するのか，小児の場合どのように実施していくのかも問題になる．

本症例においても，行動面の評価や家族からの情報収集にとどまっており，定量化したものバッテリーの開発も必要であると思われる．

このような金銭の問題が生じうる可能性がある場合は，必要に応じて，速やかに成年後見人制度の利用もできるよう長期的フォローが必要である．

■ 文献

1) 栗原まな．小児高次脳機能障害の実態調査．小児科診療．2010; 73: 1622-7.
2) 野村忠雄，太田令子，吉永勝訓，他．小児高次脳機能障害者の実態調査．Jpn J Rehabil Med. 2019; 56: 908-20.
3) Giedd JN, Blumenthal J, Jeffries NO, et al. Brain development during childhood and adolescence: Alongitudinal MRI study. Nature Neuroscience. 1999; 2: 861-3.
4) 森口佑介．抑制機能の発達．In: わたしを律するわたし　子どもの抑制機能の発達．京都: 京都大学学術出版; 2012.
5) 小坂美鶴，後天性小児失語症の臨床像と教育的配慮の必要性について■特集＜小児の後天性高次脳機能障害によるコミュニケーション障害とその指導＞．聴能言語学研究．2002; 19: 104-12.
6) 栗原まな．高次脳機能障害のリハビリテーション―回復の可能性―小児の低酸素脳症．Jpn J Rehabil Med. 2016; 53: 311-5.
7) Cranberg LD, Filley CM, Alexander MP. Acquired aphasia in childhood: clinical and CT investigations. Neurology. 1987; 37: 1165-72.
8) 全国特別支援学校病弱教育校長会．病気の子どもの理解のために―高次脳機能障害―．〈http: //www.zentoku.jp/dantai/jyaku/h25kouji_nou.pdf〉
9) Bechara A, Damasio H, Tranel D, et al. Deciding advantageously before knowing the advantageous strategy. Science. 1997; 275 (5304): 1293-5.
10) Beitz KM, Salthouse TA, & Davis HP. Performance on the Iowa Gambling Task: From 5 to 89 years of age. *J Experimental Psychol:* General. 2014; 143: 1677-89. 〈https: //doi.org/10.1037/a0035823〉

1章 基礎概念

8 高次脳機能障害のリハビリテーションにおけるテクノロジーの活用

関西医科大学 リハビリテーション学部作業療法学科 助教　橋本晋吾

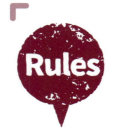

Rules

1. テクノロジーの利点を理解してリハビリテーションに活用する．
2. スマートフォンを外的補助手段として活用する．
3. パソコンを対象者に合わせた設定にする．
4. トレーニングにアプリケーションを導入する．
5. XRテクノロジーを活用する．

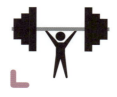

Rule 1　テクノロジーの利点を理解してリハビリテーションに活用する

　テクノロジーとは「科学的知識を各個別領域における実際的目的のために工学的に応用する方法論」(『デジタル大辞泉』, 小学館) と定義されている．テクノロジーの進歩には目を見張るものがあり，ICT（情報通信技術: Information and Communication Technology），クラウド・コンピューティング，IoT（モノのインターネット: Internet of Things），AI（人工知能: Artificial Intelligence），ロボット技術等が飛躍的に進化している．現在，インターネットや電子メール，スマートフォンの普及による情報のデジタル化をはじめ，掃除ロボット等の家事支援ロボットや，音声・画像認識技術の向上に伴った音声・ジェスチャー入力による情報検索や家電操作等が我々の生活に深く浸透しており，テクノロジーは日常生活にとって不可欠なものとなっている．

医療分野においてもテクノロジーの導入が進んでおり，医療 DX（Digital Transformation）が世界的に推進されている．DX とは「企業がビジネス環境の激しい変化に対応し，データとデジタル技術を活用して，顧客や社会のニーズを基に，製品やサービス，ビジネスモデルを変革するとともに，業務そのものや，組織，プロセス，企業文化・風土を変革し，競争上の優位性を確立すること」[1]と定義されており，紙の書類を PDF にするといった単純なペーパーレス化に留まらず，AI 技術の一つであるディープラーニングを用いて電子カルテ情報から対象者の病態・予後を推定するビッグデータ活用等を通して，医療現場の業務効率化および対象者の医療体験の向上を目指すものである．現在，国を挙げて医療 DX を強力に推進する体制が構築されており，今後ますますの発展が予測される分野である．

テクノロジーとリハビリテーションは親和性が高く，心身機能のみならず活動・参加に着眼したアプローチとしてテクノロジーを活用することは従来から臨床現場にて進められてきた．その代表的な取り組みとしてアラーム機能の活用をはじめとした促しシステムがあるが，スウェーデンでは入浴等を含む複雑な日常生活における諸要素をセンサーで促すスマートホーム Tentaculus[2]が開発され，テクノロジーをより包括的に活用する試みがなされている．近年，パソコンやスマートフォン，腕時計型端末等を用いたリハビリテーションプログラムの報告数が加速度的に増加しており，今日の進歩を鑑みると，テクノロジーはリハビリテーション対象者の生活ツールとして欠かせない存在になることは必然である．高次脳機能障害や認知機能障害に対するテクノロジーの活用に関して良好な結果が多数報告されているため，従来の高次脳機能障害リハビリテーションにテクノロジーを取り入れることや置き換えることについて積極的に検討してもらいたい．

Rule 2　スマートフォンを外的補助手段として活用する

2010 年には 9.7％であったスマートフォンの世帯保有率は，2015 年には 72.0％，2022 年には 90.1％に達しており[3]，スマートフォンは日常的に使用する最もなじみ深いテクノロジーの一つとなっている．スマートフォンには，メモやスケジュール，アラーム等の基本的機能に加え，種々のアプリケーションをインストールすることができる機能拡張性があるため，リハビリテーション対象者の能力や目的に応じて用途を拡張することができる自由度の高いデバイスである．従来の高次脳機能障害に対する電子機器は，価格が高い，入手経路が複雑，習得が困難等の理由から実用

的でないとされるものが多かったが，スマートフォンはそれらの弱点を補完するものであり，リアルタイムサポートを必要とする記憶障害や遂行機能障害，失語症に対する支援に活用できる可能性が高い．そのため，高次脳機能障害者の就労支援においても積極的に活用されている[4]．以下に，その活用例について紹介する．

- ・リマインダー: ToDo リストとして使用する（注意障害，記憶障害等）
- ・カレンダー: 今日の日付を確認する（記憶障害，見当識障害等）
- ・スケジュール: 予定を入力して時間前に通知する（注意障害，記憶障害等）
- ・アラーム: 時間経過を通知することで過集中や疲労を防ぐ（注意障害，遂行機能障害等）
- ・カメラ（写真）: 文字情報やランドマークを記録する（記憶障害，地誌的見当識障害等）
- ・カメラ（動画）: 文字や写真ではイメージしづらい状況を記録する（記憶障害，注意障害等）
- ・テキストスキャン: 読めない文字をカメラでスキャンする（失語症，視覚失認症等）
- ・音声入力: 音声で文字入力する（失語症，半側無視等）
- ・ボイスメモ: 音声で情報を記録する（失語症，半側無視等）
- ・地図アプリ，乗換案内アプリ: 目的地までの道のりを表示する（地誌的見当識障害，記憶障害等）
- ・オンラインストアアプリ: 外出せずシンプルな操作で買い物ができる．いつ・何を購入したか記録に残るため管理が容易になる（記憶障害，遂行機能障害等）
- ・電子マネーアプリ: 現金の代わりに店頭で支払いする（記憶障害，遂行機能障害等）
- ・会話支援アプリ: 文字の読み上げ，絵カードを介した意思伝達を行う（失語症等）
- ・被写体認知アプリ: 周囲の状況を音声で説明する（視覚失認症等）
- ・マインドマップアプリ: 考えを視覚的に整理する（記憶障害，遂行機能障害等）

Rule 3　パソコンを対象者に合わせた設定にする

　スマートフォンやタブレットの普及や機能向上に伴い，リハビリテーション対象者にとってパソコンの必要性は高くなくなっているが，就学・就業に関しては未だ重要なツールであり，操作能力を求められる場面がある．しかし，スマートフォンやタブレットよりも操作が複雑であるため，高次脳機能障害によってパソコン操作が円滑にできない対象者は珍しくない．そのような場合，専門的なアプローチやトレーニングによって改善を図ることが多いが，パソコンには便利機能が多数搭載されており，それらを活用するだけで対象者の困難さを軽減できる可能性がある．以下に，Windows 11 に搭載されているアクセシビリティ機能について紹介する．

8. 高次脳機能障害のリハビリテーションにおけるテクノロジーの活用

- 音声入力: キーボードや画面に触れることなく文字入力や操作を行う
- タッチキーボード: マウス操作やタッチスクリーンで文字入力する
- 単語登録: よく使用する単語を登録することで予測変換として表示される
- 固定キー: 2つ以上のキーを同時に押すことが困難な場合, Shiftキーや Ctrlキーを押した状態に保つ
- ショートカットキー: マウスで実行する操作をキー入力で実行する
- フィルターキー: キーを長く押す, 意図しないキーを触る等の誤動作を防止する
- ナレーター: 指定した範囲または表示中の画面全体を音声で読み上げる
- 通知の制限: 選択した通知について表示されなくする
- 視覚効果: 不必要なアニメーションや背景画像などを非表示にする
- オーディオ通知の視覚化: オーディオ警告を視覚的に表示する
- 拡大鏡: 画面の一部または全体を拡大して細部まで見やすく表示する
- マウスポインター: マウスポインターの色とサイズを変更する
- コントラスト: 画面の配色を調整することで可読性を向上する
- イマーシブリーダー: Webページをシンプルなレイアウトで読み取る
- タスクバーの項目: 任意のアプリケーションを画面下に常時表示または非表示に設定する

Rule 4　トレーニングにアプリケーションを導入する

　高次脳機能障害に対するトレーニングには，紙面やカードを用いた課題が用いられることが多い．対象者にとってなじみ深い道具であるという利点がある一方，その採点やカルテ入力に時間を要すること，徐々に遅くなる等の時間的変化や選択箇所の偏り・繰り返し等の質的評価が残らないこと，紙面管理のためのスペースや費用が必要であること，課題難易度の微調整が困難であり，類似課題を繰り返す反復トレーニングが実施しづらいこと等の欠点が挙げられる．それらの問題を解決する手段の一つとして，テクノロジーを用いたアプリケーションの導入がある．現在，様々な高次脳機能トレーニング用のアプリケーションが実用化されており，そのほとんどが自由な難易度設定や反復トレーニングに対応しており，質的評価を含んだ結果の自動記録に対応している．同時に，記録データが自動的に蓄積されるため経時的変化の確認を簡便に実施できることから，トレーニングを継続するために対象者のモチベーションを維持するという点において活用しやすい．トレーニングに使用される課題内容はアプリケーションによって異なるが，注意機能，記憶機能，視空間認知機能，遂行機能等の目的ごとに設定されていることが多いため，対象者がトレーニングしたい高次脳機能に応じて課題を選択することができる．現在展開されているアプリケーションには，専門機関で実施することを前提にしたもの，および，自宅トレーニングを前提にしたものがあるため，導入にあたってその用途に検討が必要である．また，初期評価によって自動的に課題を提供するアプリケーショ

ンもあるが，その精度は未だ専門職の評価に及ばないと考えられるため，必要に応じて神経心理学的検査やADL/IADL評価の結果を解釈したうえでリハビリテーション専門職が課題を選択することが望ましい．対象者の自主トレーニングを目的とする場合には，計算や記憶，間違い探し等のいわゆる脳トレアプリをスマートフォンにダウンロードして使用することも有用である．

Rule 5　XRテクノロジーを活用する

　XR（Cross Reality）とは現実空間と仮想空間を組み合わせるテクノロジーの総称であり，VR（仮想現実: Virtual Reality），AR（拡張現実: Augmented Reality），MR（複合現実: Mixed Reality）等の総称である．VRとはすべてCGで構成された仮想空間に没入できるテクノロジーであり，ARとは現実空間の風景上にCGの情報を付け加えるテクノロジーであり，MRとはARをさらに拡張して現実空間と仮想空間を融合した空間を体感できるテクノロジーである．XRを高次脳機能障害のリハビリテーションに活用する利点として，自由な環境設定が可能になることが挙げられる．高次脳機能障害は，静かで統制された病院の環境よりも，自宅退院後の複雑な生活場面で表れやすいという特徴があるため，評価やトレーニングを日常生活場面で行うことが望ましいが，臨床場面においては安全性や時間・コストの問題があるためその実現は容易でない．そのため，日常生活場面を再現でき，紙面という二次元空間ではなく日常生活場面に近い三次元空間の課題が展開できるXRを用いたリハビリテーションが有用となる．VR，AR，MRいずれもリハビリテーション領域での報告数が散見されるが，ヘッドマウントディスプレイを装着するという没入感・現実感の高さからVRとMRについてより多く報告されている．VRではその没入感の高さから，多感覚フィードバックを用いたトレーニングおよび買い物・郵便局等の具体的な模擬課題の提供が可能となる利点があり，MRではリモコンや外部センサー等を使用しない直感的な操作性から，よりダイナミックな運動を伴う二重課題（dual task）や屋外空間での使用，四肢運動を用いない視線入力のみでの課題の提供が可能となる利点がある．いずれのテクノロジーも急速に発展しており，今後はその線引きが曖昧になっていく可能性があるものの，導入する目的や使用環境によって適したXRアプリケーションがどのようなものであるかについて十分に検討することが重要である．

1 STEP UP

メタバースの可能性

　メタバースとは，自分の分身（アバター）を介して自由に動き回ったり，他者と交流することができるインターネット上の仮想空間である．環境設定した仮想空間にて対象者と交流できるため，メタバース上で「この時間にこの駅で会おう」，「山登りをするために必要なものを持ってきて」という簡単な約束だけでも，集合場所と時間を記憶する，道順を記憶する，山登りに必要なものは何かを考える等の課題になる．また，社会参加向上のトレーニングとして，面接や接客等のシミュレーション環境を用いたソーシャルスキルトレーニングに活用できる可能性がある[5]．記憶や地誌的見当識，遂行機能等の様々な高次脳機能障害者へのアプローチを作り出すツールとしてメタバース環境は効果的であると考えられ，今後の発展が期待される．

■ 文献

1) 経済産業省．デジタルガバナンス・コード 2.0．東京: 経済産業省; 2022．p1.
2) 種村留美，長尾徹，野田和恵，他．高次脳機能障害に対する Assistive Technology による支援．高次脳機能研究．2016; 36: 50-7.
3) 総務省．令和 4 年通信利用動向調査報道発表資料．東京: 総務省; 2023．p2.
4) 独立行政法人高齢・障害・求職者雇用支援機構障害者職業総合センター職業センター．アシスティブテクノロジーを活用した高次脳機能障害者の就労支援．千葉: 独立行政法人高齢・障害・求職者雇用支援機構障害者職業総合センター職業センター; 2020．p.22-34.
5) Kaitlyn Jones, 沖田勇帆．作業療法におけるテクノロジーの活用　テクノロジー現場で働く作業療法士—VR・メタバースの将来．OT ジャーナル．2023; 57: 371-6.

2章 失語症

1 失語症検査

びわこリハビリテーション専門職大学リハビリテーション学部
言語聴覚療法学科 教授　宮﨑泰広

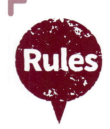

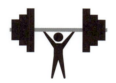

1. 言語機能の包括的な評価: 総合的失語症検査にて全ての言語モダリティーの障害像を把握する.

2. 言語理解の個別的な評価: 掘り下げ検査にて音声理解, 読解の障害像の詳細を把握する.

3. 言語表出の個別的な評価: 掘り下げ検査にて発話, 書字の障害像の詳細を把握する.

4. コミュニケーションの包括的な評価: コミュニケーション能力検査にてコミュニケーションの全体像を把握する.

5. 言語障害以外の全体像を評価: 言語を介さない神経心理学的検査や行動の観察評価にて高次脳機能, 意欲などの情動行動の状態を把握する.

Rule 1　言語機能の包括的な評価: 総合的失語症検査にて全ての言語モダリティーの障害像を把握する

　総合的失語症検査は言語機能の全体像を把握するため音声・文字理解, 発話, 書字の全ての言語モダリティーを評価する. 本邦では標準失語症検査 (Standard Language Test of Aphasia: SLTA), WAB失語症検査 (Western Aphasia Battery: WAB), 失語症鑑別診断検査 (Test for Differential Diagnosis of Aphasia: DD2000) が該当し[表1], これらは失語症の検出, 重症度の判定, 経過の把握に有効である. 各検査の実施には60分程が必要なため脳血管疾患の発症直後など全身状態が不安定な時期は, ベッドサイドなどで実施に時間のかからない独自のスクリーニング[1]やWABの短縮版[2]を行うことが多い. ただ言語訓練の立案や経過の把握には総合的失語症検査の評価が望ましいため, 実施可能な時点で行う. なお各検査とも被検者の負担を考慮した中止基準が設けられているので, 原則的に下位項目を独自に割愛せず実施する.

　SLTAは各項目に重症度別Z得点が示され, 項目別の重症度が把握できる. また

1. 失語症検査

[表1] 総合的失語症検査

総合的失語症検査	標準失語症検査 SLTA（Standard Language Test of Aphasia）	聞く，話す，読む，書く，計算の26項目で失語症の鑑別診断，経時的変化，リハビリテーションの方針が得られる検査
	WAB失語症検査 WAB（Western Aphasia Battery）	自発言語，話し言葉の理解，復唱，書き言葉の理解，音読，自発書字，書取，写字の8つの言語側面を評価する検査
	老研版失語症鑑別診断検査 DD2000（Test for Differential Diagnosis of Aphasia）	聞く，読む，話す，書く，数と計算の4部門（42項目）で失語症の重症度判定，リハビリテーションの指針を得る検査

総合評価尺度を算出してモダリティー別の障害程度と改善経過を分析でき[3]，長期経過の先行研究のデータと比較ができる[4-7]．WABは検査得点から失語型の分類や発話流暢性の数値化ができ，失語型の変移から回復経過が示されている[8]．また失行症，構成能力など言語機能以外の評価項目が含まれている．DD2000は単語の聴覚的把持力や物語の理解の項目が特徴的で，理解障害に着目した経過が示されている[9]．各検査の下位項目に多少の違いはあるが，SLTAの総合評価尺度とWABの失語指数に強い相関を認める[10]など，いずれの検査も言語機能の全体像を把握するのに優れている．

　検査結果から，訓練が優先される言語モダリティーとそのモダリティーを促通できる保たれたモダリティーを選出し，障害の程度から課題の内容と難易度が設定される（**参照** 刺激・促通法や機能再編成: 失語症訓練の項を参照）．

Rule 2　言語理解の個別的な評価: 掘り下げ検査にて音声理解，読解の障害像の詳細を把握する

　掘り下げ検査は総合的失語症検査で得られた結果を踏まえて必要な項目を選出して評価する．まず理解の掘り下げ検査を実施する．一般的な掘り下げ検査を[表2]に示した．

　言語理解は単語と文に分けられ，単語は言語理解の基盤となる名詞と動詞の評価を行う．単語理解の難易度は単語の特性（頻度，心像性など）と課題の設定（選択肢の数と質）が影響する．抽象語は具象語に比べ単語の特性が総じて低値となる特徴から，具象名詞の一般的な理解課題に比べて標準抽象語理解力検査（The Standardized Comprehension Test of Abstract Words: SCTAW）は難易度が高くなる．そのためSCTAWはSLTA「聞く」の項目が良好な失語症例の日常会話における理解

［表2］ 言語機能の掘り下げ検査

掘り下げ検査	標準失語症検査 補助テスト SLTA-ST（Supplementary Tests for Standard Language Test of Aphasia）[1]	SLTA の deep test として構音機能の詳細と軽微な失語症にも対応した SLTA ではカバーしきれない内容を担った検査
	SALA 失語症検査 SALA（Sophia Analysis of Language in Aphasia）[1]	PALPA, TRIP[2]などの検査の原則を参考に，認知神経心理学的な情報処理に基づいた検査
	失語症語彙検査 TLPA（A Test of Lexical Processing in Aphasia）	日本語の特性を踏まえ認知神経心理学的な情報処理の観点からの単語の表出・理解を評価する検査
	新日本版トークンテスト （Token test）	大きさ，形，色の異なるトークンを音声指示に従い操作する，軽微な聴覚的理解障害を検出できる検査
	新版 失語症構文検査 STA（Syntactic Processing Test of Aphasia-Revised）	理解，発話における語順，助詞，関係節構文の統語能力を評価する検査
	標準抽象語理解力検査 SCTAW（The Standardized Comprehension Test of Abstract Words）	抽象語を目標語として軽度の言語理解障害を検出できる検査
	Pyramids and Palm Trees Test（PPT）[3]	絵・文字・音声呈示された目標語と意味的に関連する語彙・絵を選択する意味的表象へのアクセス障害を検出する検査
	語音弁別検査[4]	2 つの音列（語彙・非語）の異同を答える語音認知障害を検出する検査
	モーラ分解検査[4]	絵・漢字・音声呈示された単語のモーラ数を，碁石を取るなどで答える音韻の枠組みを評価する検査
	音韻抽出検査[4]	絵・漢字・音声呈示された単語の指定されたモーラ位置の音を答える音韻操作を評価する検査
	押韻判断検査[4]	絵・漢字・音声呈示された 2 つの単語の脚韻の一致，不一致を答える音韻操作を評価する検査

1）SALA 失語症検査は全ての言語モダリティーを含む 40 の下位検査で構成されるが，全項目を実施するのではなく必要な項目のみ抜粋して行う掘り下げ検査となる.
2）PALPA: Psycholinguistic assessment of language processing in aphasia（Kay ら 1992）.
　　TRIP: Thematic Rolse in Production（Whitworth 1996）.
3）Howard D, Patterson K E. The pyramids and palm trees test: A test of semantic access from words and pictures. Thames valley test company. Bury St Edmunds, 1992.
4）標準化など統一された検査バッテリーがないため，刺激語などは独自で作成したものを用いる
　　非言語性検査内に言語を介さない下位項目を便宜上含めた

1. 失語症検査

の困難さを反映し[11]，より軽微な名詞の理解障害を検出できる．また具象名詞の課題内でも課題の設定から，SALA 失語症検査（Sophia Analysis of Language in Aphasia: SALA）「AC4 名詞の聴覚的理解，5 動詞の聴覚的理解」，「VC14 名詞の読解，15 動詞の読解」（はい-いいえの 2 択），失語症語彙検査（A Test of Lexical Processing in Aphasia: TLPA）「2 名詞，動詞検査，聴覚：視覚的理解」（絵 4 択，妨害絵は意味的類似度を統制），TLPA「4 意味カテゴリー別名詞検査，聴覚的理解」（絵 10 択，妨害絵は全て同範疇語）の順で難易度は高くなる．SALA，TLPA は単語の言語情報処理モデルを踏まえた検査のため，結果は認知神経心理学的理論に則した言語訓練の立案に役立つ（**参照** 失語症訓練の項を参照）．例えば名詞の音声理解の場合，語音認知（SALA「AC1，2 聴覚的異同弁別」，語音弁別検査），語彙目録の照合（SALA「AC3 語彙性判断（聴覚呈示）」，TLPA「1 語彙判断検査Ⅱ，Ⅲ，Ⅳ（音声）」），語彙と意味の照合（SALA「AC6 名詞の類似性判断（聴覚呈示）」，TLPA「3 類義語判断検査（音声）」），言語を介さない物体の概念（Pyramids and Palm Trees Test: PPT. picture ver.）の成績を比較して障害過程を検出する．

文レベルの理解は新日本版トークンテスト（Token test），新版失語症構文検査（Syntactic Processing Test of Aphasia-Revised: STA），SALA「AC8 文の聴覚的理解・位置関係を表す文の聴覚的理解，VC18 文の読解・位置関係を表す文の読解」，標準失語症検査補助テスト（SLTA-ST）で評価される．Token test は下位項目［A-E］の単語と［F］の文の理解からなり，形容詞＋名詞のトークン 2 つ（例：大きな黄色い丸と小さな青い四角）を指示する項目［D/E］は言語性短期記憶が必要とされる．ただ Token test と聴覚的把持力テスト（聴覚呈示された複数の単語の絵を指示する）の成績に強い相関はなく，Token test には言語性短期記憶以外の要因も関与するとされる[12]．また聴覚的把持力テストと SALA「R32，33 数詞の短期記憶（復唱・指差し）」の言語性短期記憶は乖離することがある[13]．次に STA は構文理解の検査で，名詞・動詞の意味理解に依存して判断できる「語の意味のストラテジー」，名詞の語順で動作主（主格と目的格）を判断できる「語順のストラテジー」，助詞による動作主の理解が必要な「助詞のストラテジー」と，関係節を含む構文「関係節構文」の理解に分けて評価する．構文理解の改善はこのストラテジーの階層順に確立される[14]ため，構文理解の障害水準に順じて訓練を立案する．なお Token test と STA，SLTA「聞く」の成績は異なるクラスターが形成される[15]ことから，文の理解障害の性質を的確に把握するには Token test，STA とも実施するのが望ましい．SALA「AC8，VC18」では可逆文受動態の理解や文型（項と順序）による理解の差異，位置関係の理解に着目して評価できる．最後に SLTA-ST「2，はい-いいえの応

答，5 長文の理解」は会話の理解に則しており，前者はコミュニケーションの最も単純な形式での理解力と反応の一貫性（同類課題: WAB「はい，いいえで答える問題」），後者は物語の大まかな内容の理解度を評価できる．

Rule 3 　言語表出の個別的な評価: 掘り下げ検査にて発話，書字の障害像の詳細を把握する

　言語理解の掘り下げ検査に次いで，発話，書字の掘り下げ検査を実施する[表1, 2]．

　発話に音の歪みや置換を認める場合は，SLTA-ST「1.発声発話器官の機能および構音の検査」にて運動障害性構音障害や口腔顔面失行，失構音の評価を行う．また音韻の誤りには，非語と語彙の復唱（SALA「R31 無意味語の復唱・R29, 30 単語の復唱」）と呼称，音読における反応の差異を比較する．またモーラ分検査，音韻抽出検査，押韻判断検査の音韻，操作課題や SALA「PR26 同音異義語の判断」では音韻処理過程の詳細を分析できる．ただ音韻処理以外の処理過程の把握が前提で，例えば復唱では語音弁別・把持などが該当する．

　単語の自発的な表出は，名詞と動詞の産生障害は独立している[16,17]ため，名詞と動詞のそれぞれを評価する．SALA「PR20 呼称Ⅰ，22 書称Ⅰ」は親密度，SLTA-ST「6.呼称」と TLPA「2.名詞・動詞検査，発話，書称」の発話・書字は頻度の効果（ある単語の特性が反応に影響を及ぼすこと）を分析できる．親密度効果は意味と語の結びつき，頻度効果は語彙検索・回収の処理過程の障害を反映する．SALA「PR24.呼称Ⅱ，25.書称Ⅱ」ではモーラ数効果を分析でき，音韻障害が検出できる（音韻表象の障害はモーラ数が多いほど語の後半の音韻が不安定になる[18]）．また TLPA「4.意味カテゴリー別名詞検査，呼称」はカテゴリー特異性（特定の意味カテゴリーの理解，表出が障害される[19]）を評価できる．さらに TLPA「2.名詞・動詞検査，4.意味カテゴリー別名詞検査」の聴覚的理解と発話の検査は同一の目標語であるため，両課題を実施することで Semantic anomia（特定の語彙と意味が結びつかない呼称と理解の 2 方向性の語彙処理の障害）[20,21]の評価ができる．

　単語の音読における処理過程は意味処理，語彙処理，非語彙処理の 3 ルートが存在し，この処理は文字表記妥当性を含めた文字特性や文字種別の障害程度が影響する．これは SALA「OR34-37 単語の音読，無意味語の音読」の結果から文字種別の障害過程を評価する．音読の処理過程は複雑であるが適切に評価できれば，呼称を促進する有効な刺激を判断できる．

文の自発的な表出は自由度が高いため，SALA「PR27 文の産生」は名詞と動詞の喚語を確認後，STA は名詞を事前に呈示，一部で主格を指定後の統制した状態により文産生能力を評価する．さらに STA では文節（文字呈示）の語順整序の課題から統語能力を評価できる．一方で SLTA-ST「4.まんがの説明」は構文能力の詳細は問わず談話能力を評価する．

Rule 4　コミュニケーションの包括的な評価: コミュニケーション能力検査にてコミュニケーションの全体像を把握する

コミュニケーション能力検査には重度失語症検査と実用コミュニケーション能力検査（Communication Activities of Daily Living: CADL）がある［表3］．この検査は言語機能検査とは異なり（SLTA と CADL の成績は乖離[22]），情報伝達の成立に重点をおく全般的なコミュニケーション能力を評価する．

重度失語症検査は言語の理解，表出が著しく困難な失語症に対して，言語に依存しない状況判断，ジェスチャー・記号の理解，ジェスチャー・描画による表出の能力を評価（Part. I 非言語基礎課題，Part. II 非言語記号課題）し，コミュニケーションの方法を探る．また日常生活の対人関係やコミュニケーション行動などの行動観察（重度失語症者の行動観察表）から実際のコミュニケーション場面で活用している能力を評価できる．検査結果で得られたコミュニケーション態度と残存能力から訓練を立案する．言語のやり取りが困難な失語症におけるコミュニケーションの成立には視線や身振りなどの行動とターン・テイキングの把握が重要[23]とされ，重度失語症ではコミュニケーションの態度と代替手段の確立を目指す．早期の代替手段によるコミュニケーションの確立は，孤立感や学習性無力感によるコミュニケーション意欲の低下を防ぎ，言語障害の適切な病識を促す効果がある．コミュニケーションノートなどの補助・代替手段は社会的環境や言語能力の状況で異なる[24]ため，検査結果を参考に効果的な方略を模索する．また重度失語症のなかでも描画が

[表3] コミュニケーション能力検査

コミュニケーション能力検査	重度失語症検査	言語理解困難，断片的な発話の重度失語症の残存能力を評価する検査
コミュニケーション能力検査	実用コミュニケーション能力検査: CADL（Communication Activities of Daily Living）	切符の購入や電話のやり取りなど日常場面のシミュレーションを用いてコミュニケーション能力の実態を捉える検査

効果的な表出手段となる症例[25]や，言語障害は不変ながらもジェスチャーの訓練によりコミュニケーション能力が改善した全失語[26]の報告から，本検査で得られた言語機能に捉われない残存能力を活かすアプローチが重要となる．

　CADL はコミュニケーションの実態を捉える評価で，特に生活期を見据えた症例が対象となる．本検査はコミュニケーションにおける非言語的な能力，困難時の対応，介助度合いに焦点が当てられ，聞き返しや回避などコミュニケーション困難時の代償行動を検査の得点に反映している．結果は代償行動の具体的な手段の確立，語用論的理論に基づいたアプローチ（ 参照 失語症訓練の項を参照）に役立てる．また失語症者が意思伝達を断念する要因のひとつに受信者による代替手段の促しやクローズドクエッションなどの対応の不適切さが挙げられ[27]，失語症者のコミュニケーション相手の対応が重要となる．この点は家族とのコミュニケーション状況を問う家族質問紙（本検査の資料）を用い，検査の得点と比較してコミュニケーションの対応方法の指導に役立てる．

Rule 5　言語障害以外の全体像を評価: 言語を介さない神経心理学的検査や行動の観察評価にて高次脳機能，意欲などの情動行動の状態を把握する

　失語症における視空間の作動記憶障害の合併は言語のリハビリテーション効果を制限することが指摘されている[28]など，各種の高次脳機能障害はコミュニケーションを含む日常生活の阻害因子となる．そのため失語症者の言語障害以外の高次脳機能を把握する必要がある。失語症者の高次脳機能は言語障害を考慮して，原則的に言語を介さない非言語性検査を用いて評価する［表4］．

　非言語性の知的機能は行動の根底となる思考や判断力などを評価できる．重度失語症でもレーヴン色彩マトリックス検査の成績が良好な症例が存在し，この症例は状況を理解できれば論理的な判断を下すことができると推測される[29]．ただレーヴン色彩マトリックス検査，コース立方体組合せテスト，WAIS-IV知能検査の積木課題は構成障害により，WAIS-IV知能検査の符号課題は数字の把持の困難さにより成績が低下する．そのため，言語的な思考や教示の理解度など言語障害やその他の影響を考慮したうえで検査結果を解釈する．非言語性の記憶機能は視覚モダリティーの課題を用いる．ベントン視覚記銘検査とレイの複雑図形は模写課題にて構成能力の確認後に視覚性記憶を評価する．リバーミード行動記憶検査の下位項目である絵・相貌の再認や道順の記憶は日常生活に直結する視覚的な記憶を評価する．改訂

1. 失語症検査

[表 4] 非言語性検査

非言語性検査	レーヴン色彩マトリックス検査: RCPM（Raven's Colored Progressive Materices）	視覚認知, 構成, 類推能力を必要とする言語を介さない知的能力の検査
	コース立方体組合せテスト（Kohs block-design test）	立方体の積木を組み合わせて指定の模様を作る構成能力が必要な非言語性知能を評価する検査, IQ の算出が可能
	WAIS-IV知能検査（Wechsler Adult Intelligence Scale-Fourth Edition）・知覚推理（積木模様・行列推理・パズル他）・処理速度（記号探し・符号・絵の抹消）	成人の包括的な知的能力を測定し, 知能指数を算出できる検査
	ベントン視覚記銘検査（Benton Visual Retention Test）	図形の模写や即時, 15 秒後に再生することで, 視覚認知, 記銘, 構成能力を評価する検査
	レイの複雑図形: R-OFT（Rey-Osterrieth Complex Figure Test）	無意味図形を模写, 即時, 遅延再生する, 視覚認知, 構成能力, 視覚性記憶を評価する検査
	リバーミード行動記憶検査: RBMT（Rivermead behavioural memory test）・絵 ・顔写真 ・道順 ・用件（・持ち物）	回想記憶と展望記憶などで構成される日常生活に則した記憶を評価する検査
	改訂版 標準注意検査: CAT（Clinical Assessment for Attention-Revised）・視覚性スパン ・視覚性抹消課題 ・CPT2（Continuous performance test）	高次脳機能の基盤とされる全般的注意機能をいくつかの側面から評価する 7 項目で構成される注意機能の検査
	標準意欲評価法: CAS（Clinical Assessment for Spontoneity）3. 日常生活行動の意欲評価スケール 4. 自由時間の日常行動観察	面接, 行動観察などから意欲や自発性の低下を定量的に評価する検査

版標準注意検査の視覚モダリティーの課題は衝動性や持続性の注意機能を評価する. これらの障害はコミュニケーションを含む全ての行動に影響を及ぼし, コミュニケーション態度やリハビリテーションの効率的な取り組みに影響を与える.

　脳卒中後に自発性が低下するアパシーを呈することがあり, この評価には「やる気スコア」[30]などが用いられる. ただ「やる気スコア」は質問形式のため, ここでは標準意欲評価法の観察評価の項目のみを挙げる [表 4]. 意欲の低下はリハビリテー

JCOPY 498-42820

69

ションやコミュニケーション活動に影響を与える．またアパシーと脳卒中後うつ病はしばしば合併し[31]，失語症ではこれらの症状が認識され難いので日常行動の観察評価が重要となる．

　最後に脳卒中患者のQOL（quality of life）は失語症者の方が非失語症者よりも低いことが指摘されており[32]，生活期の失語症者のフォローにおいてQOLを評価することも重要である．脳卒中の失語症者に対するSAQOL-39（Stroke and Aphasia Quality of Life Scale-39）が開発されている[33,34]．

症例　81歳　男性　脳梗塞（左前頭葉）

	【初期評価: 発症2週間】	【中間評価: 発症2カ月】	【最終評価: 発症4カ月】
総合的失語症検査	SLTA　(0, 0, 0)	SLTA　(0, 2, 2)	SLTA　(3, 3, 3)
掘り下げ検査 音声理解・読解	SLTA-ST「2」　1/4	SLTA-ST「2」4/4 TLPA「4. 聴覚的理解」183/200 TLPA「1. 漢字」152/160 TLPA「3. 文字」28/40 Token test　140/166	Token test　160/166 STA　聴覚的理解 32/40, 　　読解 40/40 SLTA-ST「4」物語1 9/10 　　物語2 10/10 　　物語3 10/10 　　ニュース文 4/6
掘り下げ検査 発話・書字		SALA OR34　48/48 　　OR35　平仮名 30/30, 　　　片仮名 30/30 　　　漢字 29/30 押韻判定（漢字呈示）38/40	SLTA-ST「5」高頻度 47/55 　　低頻度 19/20 TLPA「4（呼称）」160/200 SALA D39　平仮名 25/30 　　片仮名 30/30 　　漢字 25/30
コミュニケーション能力検査	重度失語症検査 Part I 30/45 Part II 40/60 Part III 16/90		CADL

1. 失語症検査

非言語性検査	RCPM 5/36	RCPM 30/36 R-OFT 模写 36/36 　　　3分後再生 23/36 CAT 視覚性スパン 順5桁 　　　逆5桁 　　　視覚性抹消 98%, 　　　100%, 　　　96%, 　　　98%

【初回評価】
SLTA（総合評価尺度法）から，全ての言語モダリティーが重篤に障害されていることがわかる．そこで最も単純なクローズドクエッションのコミュニケーションが成立するかをSLTA-ST「2.はい・いいえの応答」で確認し，不良であることがわかる．そのため，重度失語症検査の言語に依存しない状況判断，表出の能力の評価から，現状でのコミュニケーションの方法を模索した．また非言語性の知能検査「RCPM」の評価からも状況判断，注意機能が不良で課題遂行が整わないことがわかる．

【中間評価】
RCPMは著明な改善を示し，状況判断，注意機能，非言語性の知的機能が良好なことがわかる．また非言語性の注意，記憶機能も保持されていた.日常生活を阻害する言語機能以外の著明な高次脳機能障害を認めず，この時点で積極的な言語機能訓練が優先されることがわかる．SLTAの評価は言語理解と発話の改善がみられ，言語理解，発話の掘り下げ検査から言語理解，発話障害の詳細を評価した．言語理解は低心像語の理解と文レベルの理解障害が残存していることがわかる．自発話はアナルトリーにて非流暢だが，音読は可能で音韻操作は保持されていることがわかる．

【最終評価】
SLTAはさらに改善し，総合評価尺度法では書字の減点のみで言語理解，発話は満点となった．ただ掘り下げ検査では文法的な理解，文章理解の障害，喚語能力の低下の残存がわかる．さらに残存する書字障害の評価を行った．また社会生活の復帰を見越してCADLを行い，表出困難時の代替手段（キーワードの書字），家族の対応方法（話題の限定）を指導した．

1 STEP UP

・誤反応分析

　検査課題の正誤だけでなく，誤反応を分析することで障害像を明らかにする手掛かりとなる．単語の理解課題では，誤反応がカテゴリーや意味特性の類似などの意味情報，音韻数などの音形情報，形態類似の視覚情報に近似しているかの傾向を分析する．単語の発話課題では，錯語や喚語困難などの言語症状の傾向を分析する．全発話内の特定の言語症状が占める割合や誤反応内の各種言語症状の分

布に着目する．言語症状の出現分布を分析することで言語処理の障害過程が明らかになる[35]．

・掘り下げ検査の作成

　言語障害の詳細を把握するために各種の掘り下げ検査は作成されているが，特に発話・書字の表出は複数の言語処理過程を経た反応で，既定の課題では障害過程を抽出するのが困難な場合がある．その際は特定の言語処理に着目した独自の課題を作成して実施する．例えば，目標語の文字チップを抽出・選択する課題[36]，目標漢字の構造・編や旁を組み合わせる課題などが挙げられる．

■ 文献

1) 小野内健司．ベッドサイドの神経心理学入門．認知神経科学．2018; 20: 149-56.
2) 小俣文子，杉下守弘，牧下英夫，他．短縮版 WAB 失語症検査．神経内科．1989; 30: 164-73.
3) 長谷川恒雄，岸　久博，重野幸次，他．失語症評価尺度の研究―標準失語症検査（SLTA）の総合評価法―．失語症研究．1984; 4: 638-46.
4) 岩田まな，佃　一郎，山内　俊．失語症の長期経過(1)―SLTA 下位項目における検討―．失語症研究．1988; 8: 194-200.
5) 下馬場かおり，小嶋知幸，佐野洋子，他．SLTA 成績にみる失語症状の長期経過―発話項目に関する検討―．失語症研究．1992; 17: 224-32.
6) 宇野　彰，狐塚順子，豊島義哉，他．小児失語における回復の経過―SLTA 総合評価尺度による分析―．高次脳機能研究．2004; 24: 303-14.
7) 中川良尚，小嶋知幸．慢性期の失語症訓練．高次脳機能研究．2012; 32: 257-68.
8) Kertesz A, McCabe P. Recovery patterns and prognosis in aphasia. Brain. 1977; 100: 1-18.
9) 福迫陽子．失語症患者における聴覚的理解障害の予後．神経心理学．1990; 6: 157-63.
10) 堀内啓太，森　隆志，大渡崇世，他．標準失語症検査における基準関連妥当性の検討．Brain and Nerve．2020; 72: 811-8.
11) 春原則子，宇野　彰，山中克夫，他．抽象語理解力検査の開発に関する研究―失語症例への適応―．音声言語医学．2004; 45: 99-105.
12) 宇野　彰，肥後功一，種村　純．Token Test の臨床的解析と尺度化の試み．失語症研究．1984; 4: 647-55.
13) 宮迫泰広，藤代裕子，今井真紀，他．数唱や無意味音列の復唱は可能であるが複数単語の復唱に困難を示した失語症例～言語性短期記憶についての一考察～．高次脳機能研究．2014; 34: 17-25.
14) 藤田郁代．失語症患者の構文の理解力の回復メカニズム．神経心理．1989; 5: 178-88.
15) 中嶋理香，洞井奉子，松井明子，他．聴覚的理解検査の検討―失語症構文検査，SLTA，トークンテストを用いて―．失語症研究．1993; 13: 323-9.
16) 小嶋義次，龍　浩志，植村研一，他．失語症患者における動詞と名詞の産生について．神経心理学．1990; 6: 172-8.

1. 失語症検査

17） 宮崎泰広, 種村　純. 失語症者における名詞と動詞産生について―Broca 失語と Wernicke 失語の比較. 言語聴覚研究. 2009; 6: 144-51.

18） Wilshire CE, Nespoulous JL. Syllables as units in speech production: Data from aphasia. Brain Lang. 2003; 84: 424-7.

19） Hillis AE, Caramazza A. Category-specific naming and comprehension impairment: A double dissoxiation. Brain. 1999; 114: 2081-94.

20） 脇坂圭子, 山鳥　重, 遠藤美岐. 二方向性障害を持つ健忘失語の一例. 失語症研究. 1987; 7: 307-12.

21） 田辺敬貴, 池田　学, 中川賀嗣, 他. 語義失語と意味記憶障害. 失語所研究. 1992; 12: 153-67.

22） 岩田まな, 佃　一郎, 山内俊雄. SLTA 段階評価 3（ヒント正答）, 4（不完全正答）の検討―CADL との比較―. 失語症研究. 1998; 18: 309-14.

23） 三田地（堀）真実, 飯高京子. 全失語患者の語用能力（pragmatic abilities）の評価の試み―情報伝達以外にコミュニケーションを支える要因―. 神経心理学. 1997; 13: 38-44.

24） 坊岡峰子. 重度失語症者に対する補助・代替コミュニケーション（AAC）の導入. 聴能言語学研究. 1998; 15: 22-8.

25） 堀田牧子, 竹内愛子, 中西之信, 他. 重度失語症者の描画能力の検討:"重度失語症検査・試案"による分析. 聴能言語学研究. 1996; 13: 65-72.

26） 田中純平. 1 全失語症患者に対するジェスチャア訓練の試み. 神経心理学. 1992; 8: 100-9.

27） 中嶋理香, 洞井奉子, 杉田朋子, 他. 失語症のコミュニケーション能力と構文処理能力. CADL, 失語症構文検査, CADL 家族質問紙を用いて. 音声言語医学. 1997; 38: 161-8.

28） Seniów J, Litwin M, Leśniak M. The relationship between non-linguistic cognitive deficits and language recovery in patients with aphasia. J Neurol Sci. 2009; 283: 91-4.

29） 飯干紀代子. 重度失語における理解の保存―言語治療現場における状況判断の諸相―. 認知神経科学. 2021; 22: 145-50.

30） 岡田和悟, 小林祥泰, 青木　耕, 他. やる気スコアを用いた脳卒中後の意欲低下の評価. 脳卒中. 1998; 20: 318-23.

31） 木村真人. 脳卒中後のうつ病とアパシー. 日本神経救急学会雑誌. 2012; 24: 71-7.

32） Hilari K. The impact of stroke: are people with aphasia different to those without? Disabil Rehabil. 2011; 33: 211-8.

33） Hilari K, Byng S, Lamping DL, et al. Stroke and Aphasia Quality of Life Scale-39 （SAQOL-39）: evaluation of acceptability, reliability, and validity. Stroke. 2003; 34: 1944-50.

34） 大畑秀央, 吉野眞理子. 失語のある人の参加, 環境因子, 健康関連 QOL についての検討: CIQ, CHIEF, SAQOL-39 の日本語版による分析. 高次脳機能研究. 2015; 35: 344-55.

35） 宮崎泰広, 種村　純. 失語症者における呼称課題の系列的影響について. 高次脳機能研究. 2005: 25; 224-32.

36） 宮崎泰広, 種村　純, 木内壽子, 他. 伝導失語症者における仮名文字の抽出・選択, 配列課題の成績差, 反応の違いについて. 総合リハ. 2009: 37; 47-54.

2章 失語症

2 失語症訓練理論

びわこリハビリテーション専門職大学 リハビリテーション学部
言語聴覚療法学科 学科長・教授　種村　純

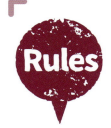

1. 行動変容理論: 学習理論に基づいて言語知識の組織的な学習，訓練を進める．
2. 刺激・促通理論: 適切な刺激によって言語活動を促進する．
3. 機能再編成: 保たれた言語機能を活用して迂回路を形成し，言語機能を回復させる．
4. 認知神経心理学的理論: 言語情報処理モデルに基づく障害メカニズムから訓練プランを立案する．
5. 語用論的理論: 言語としての正確性だけではなく，言語における社会的相互作用の技能を教える．

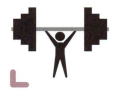

Rule 1　行動変容理論: 学習理論に基づいて言語知識の組織的な学習，訓練を進める

　行動変容理論は学習理論に基づいて刺激と反応の連合や行動の強化の方法を失語症の訓練に適用している．失語症者への学習プロセスの研究から，失語症者では健常者に比べて条件づけが成立するまでに時間がかかる，保続（前課題での反応語がその次の課題においても反復して出現する現象）およびその他の不適切行動が条件づけを用いて改善した，語音の弁別を条件づけることに成功した，などの成果が上がっている．また，失語症のリハビリテーションにおけるプログラム学習の段階として再認，模倣，復唱，学習した反応レパートリーからの自発的選択が用いられ，重度失語症例でも視覚的な形態や対応づけや自分の氏名の書字などは学習可能である．また，失語症者では健常者に比べ，より細かいステップ，より多くの反復，より体系的な課題構成が必要だとされた．失語症例を対象とした多くの学習プログラムが考案され，重症度別，理解課題，助詞の選択，構音，文章完成，口頭命令，書字などが作成された．行動変容学派の失語症治療に対する大きな貢献の一つは単一症例に対する特定の治療の効果を検討するための実験計画を開発したことである．

ベースラインやスモール・ステップなど，訓練方法を厳密に規定し，訓練開始前にベースラインを測定するなどプログラム学習の技法を構成した．

Rule 2　刺激・促通理論: 適切な刺激によって言語活動を促進する

　失語症は既に獲得された言語機能が，その神経基盤が損傷されたために低下することであって，ある特定の語などが失われた状態ではない．したがって適切な刺激を与えることによって低下した言語機能を促進しようとする方法である．Wepmanは促通とは，刺激によって内的な「生理的な」レディネス状態がもたらされ，そのためには動機づけが重要で，コミュニケーション活動に治療の重点を置いた．Schuellは障害されたプロセスが最大限に機能するように刺激する方法を考えた．適切な聴覚刺激を強力に，反復して与えることを原則とした．Kreindler, Fradisは言語促進を間接的言語促進と直接的言語促進の両者に分けた．間接的言語促進とは目標となる言葉を与えず，関連する条件を調整することによって促進を行う方法で，①情緒的状態を高める，②具体的状況に置く，③自動言語に導く，④思考の連想を利用する，⑤言語刺激の強度・速度を変化させる，である．直接的言語訓練は目標とすることばを直接与える方法である．その中で同時的言語促進は種々の言語モダリティを同時に強力に与える方法で，Schuellの刺激法もこれに含まれる．継時的言語促進としてWeiglの遮断除去法（deblocking method）を挙げている．健常な言語モダリティで特定の単語や文を反応した後一定時間では，それまで正答不可能であった言語モダリティで正答することができるようになる．

Rule 3　機能再編成: 保たれた言語機能を活用して迂回路を形成し，言語機能を回復させる

　Luriaは，特定の機能には多くの神経組織が関与しており，それらはシステムをなしていることを示した．この機能系の一部の損傷によって機能障害が生じるが，関連する構成要素を活用することで機能を改善させようとする．「迂回路の形成」などとも言われる．たとえば音声言語に比べ文字言語が良好な失語症者に文字言語刺激を用いて音声言語機能の機能再編成をもたらす．柏木は失語症における機能再編成法の適用例として，仮名訓練，九九訓練，音声言語と文字言語の乖離を利用する方法および言語理解と文脈・状況把握力との乖離を利用する方法を挙げている．こ

れらのうち仮名訓練とは，平仮名の音読および書字の障害に対して，仮名1文字ごとに患者が想起しやすい単語（キーワード，例えば「あ」に対して「足」，「い」に対して「胃」）を決め，1音とキーワードとの対応を訓練することによって自発的に音読・書取ができるようにする．その訓練段階は以下の通りである．

段階1	単語の構音訓練:	①構音ができたりできなかったりする音と常に正しく構音できる音と組み合わせた2〜3モーラ単語の構音練習をする．②常に構音できない音の構音訓練を行う．
段階2	単語（キーワード）の書字練習:	各清音が語頭につく単語で，患者にとって身近な単語をキーワードとして選択する．このキーワードを，仮名文字で書けるように練習する．
段階3	モーラへの分解練習:	①キーワード，②それ以外の単語について行う．
段階4	音韻抽出練習:	単語の構成単位（モーラ）と聴いた音および構音動作と結びつける．
段階5	音と仮名文字との対応練習:	個々の音と個々の仮名文字を結びつける．③個々の仮名文字の書取:「"さ"と書いて下さい」のように言い，書き取らせる．
段階6	段階3, 4, 5の応用練習:	仮名文字カードを提示し，それらの音でできるキーワード以外の単語を治療者が言い，書き取る．
段階7	合成練習:	キーワードをモーラ毎に区切って言ってきかせ，患者は単語として言う．
段階8	仮名文字の実用化練習:	漢字の仮名ふり，および仮名を読んで漢字を書く．

 認知神経心理学的理論: 言語情報処理モデルに基づく障害メカニズムから訓練プランを立案する

失語症各種検査や症状の分析結果から，失語症状の障害メカニズムを推定し，障害水準の仮説を失語症者一人ずつに立て，その後の訓練プランを立案する．その際に認知心理学と神経心理学が結びついた言語情報処理モデルに基づく症状の分析を行う．その種のモデルでは聴覚入力，視覚入力，発話表出および書字表出の4過程を中心に捉え，音韻処理の過程，すなわち文字から音への変換経路を分けている．発話表出には3段階モデルが仮定され，①語彙表象の選択を意味システムで行い，

②音韻出力辞書（発話表出辞書）で音韻表象を選択し，③音韻出力バッファ（音素水準）で音韻列を形成し，発話運動が行われる．聴覚的理解の3段階は，①聴覚的音韻分析の段階で語音の同定が行われ，②音韻入力辞書で音韻列が単語として認識され，③意味システムで語彙の意味が抽出される．このような言語情報処理モデルによって障害のレベルを分析し，適切な訓練法を選択する．ことばの意味面に対する訓練は意味セラピー，音韻面に関する言語訓練は音韻セラピーと呼ばれ，それぞれ言語訓練課題が開発されている．意味セラピー課題は絵と音声単語・文字単語のマッチング，類義語判断（2つの単語の意味が類似しているかどうか）など．音韻セラピー課題は復唱，仮名単語の音読を行い，また非単語を用いると意味知識を利用しない純粋な音韻課題になる．音韻表象を再構築する課題として合成（花＋時計），削除（しまうま→ま），反転・逆転（すいか→かいす），単語中の1音を変えて別の単語を作る（テント→テンキ），モーラ分解・抽出を行う．

　1980年代以降，ニューラルネットワークモデルが発展した．あるユニットの活性化水準は，そのユニットが他のすべてのユニットから受け取る活性化を反映する．呼称では，語彙ユニットは意味ユニットから活性化の大部分を受け取る．一方，復唱のような課題では語彙ユニットは聴覚刺激から直接活性化を受け取る．意味・語彙結合に問題があれば，語彙選択段階の障害であり，語彙・音韻結合に問題があれば音韻検索段階の障害となる．ユニット間の活性化の流れの強さを操作することによって障害のコンピューター・シミュレーションが行われる．例えば，他の意味的関連ユニットから非目標語ユニットの活性化が活性化され，意味性錯語が出現する．失語症状をシミュレートすることによってモデルの特性を症例に応じて変化させ，活性化の流れの強さ，減衰率などモデルの変数を個々の症例の成績に最も適合した値を選ぶ．呼称の検査成績と錯語の種類別の出現数をモデルに入力すると，どのレベルの障害がどの程度あり，意味セラピー，音韻セラピーをそれぞれどの程度行うと改善するか，を予測することができる．

 語用論的理論: 言語としての正確性だけではなく，言語における社会的相互作用の技能を教える

　失語症のコミュニケーション行動は言語学的能力，あるいは言語情報処理能力とともにコミュニケーション能力の側面があり，その評価と訓練には異なった観点を必要とする．コミュニケーションとは人と人の間で生じるメッセージの交換である．人と人がお互いに作用しあう状況では，言語行動ばかりではなく，全ての行動

が何らかのメッセージ上の価値を持つことになる．コミュニケーション場面ではお互いの間に理解が成立するかどうかが問題となり，言語学的能力の場合のように正確性が中心の問題となることはない．失語症者の言語行動の成否ばかりではなく，失語症者と関わる相手の行動にもよる．相手のコミュニケーション行動によって失語症者のコミュニケーション行動が補われるならばメッセージの交換は成立することになる．コミュニケーション機能の分析法として，語用論が適用される．語用論は状況的・社会的文脈における言語使用の規則体系を研究する．個々のコミュニケーション行動がどのような機能を担っているのか，すなわち命令，慰め，質問，印象づけ，脅かしあるいは聴き手に対するラポールをつける，などを分析する．

コミュニケーションの目的は，①お互いを理解し，安定した人間関係を作り上げる，②自らの欲求・意図をことばに表し，相手に伝える．社会関係の形成・維持とともに，自分を明らかにする，自己を認識し形成する機能がコミュニケーションにはある．

言語機能の改善をめざす言語訓練を行う一方，周囲の人々といかにコミュニケーションを取るか，その質を向上させるかが問題となる．そのためには，可能なコミュニケーション手段と注意事項を周囲の人々に知らせる．また，各失語症者における理解力および表出力のレベルとその代償法を具体的に指導する．

このような語用論の観点に立つ言語訓練法として失語症者のコミュニケーションの有効性増進法（Promoting Aphasic's Communication Effectiveness: PACE, Davis, Wilcox, 1985）が開発されている．PACE では①失語症者と治療者との間に新しい情報の交換が行われる，②コミュニケーション手段は，話し言葉に限定されず自由に選択する，③会話において治療者と患者とが伝達の送り手と受け手として対等に役割を分担する，④コミュニケーションの充足性，すなわち伝達の成否，に基づいたフィードバックを行う（●参照 9. 語用論，機能的コミュニケーション訓練，拡大代替コミュニケーション参照）．

1 STEP UP
失語症言語訓練における誤りなし学習

記憶障害者は自らの活動の結果生じた誤りをよく覚えており，その失敗に対する修正内容は覚えていない．誤りなし学習では，学習者は誤りを犯す機会がないようにする．不正確・不適切な反応を減らし予防することが記憶障害者の記憶成

2. 失語症訓練理論

績を改善する．具体的には記憶素材（例えば単語）を与えて，すぐその場でその単語を繰り返す．意識から記憶素材が失われる前に再生する．

　失語症に対する呼称訓練でも誤りなし学習の方法が取り入れられた．絵の呼称を行い，困難であった単語について正解を与える「誤りあり学習」による喚語訓練と，絵と音声単語および文字単語を同時に与えてその単語を発話する「誤りなし学習」を比べると，その後の呼称成績に有意な差はないが誤りなし学習の方が対象者から「好ましい」と判断された．また，学習方法と訓練内容を組み合わせた研究があり，意味と語彙を結びつける段階の訓練（意味セラピー）では誤りあり学習が有効で，一方，語彙と音韻を結びつける段階の訓練（音韻セラピー）では誤りなし学習の方が有効なことが示された．

　このように誤りなし学習と誤りあり学習とでは学習に必要な能力が異なることも指摘されている．誤りなし学習は誤りあり学習に比べて多くの対象者に適用できる．その際，学習に必要な認知能力が成果を決定する要因になる．言語能力自体は訓練成果の決定要因にならない．再認・再生記憶，遂行機能，モニタリング能力，ワーキングメモリの成績が誤りあり学習には必要になる．これは，効果的なモニタリングとフィードバックとが全般的学習のメカニズムを保障する本質的な認知機能だと考えられる．

■ 文献
種村　純，編著．失語症標準テキスト．東京: 医歯薬出版; 2019．p.98-104．

2章 失語症

3 ▶ 失語型別の評価と言語治療

北海道ことばのリハビリ相談室 主宰／
北海道大学大学院保健科学研究院 客員研究員　高倉祐樹

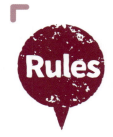

Rules

1 ▶ 失語像を構成する「要素的言語症候」に着目する．
2 ▶ 各要素的言語症候の「有無」だけではなく「濃淡」を把握する．
3 ▶ 「誤り方」の分析から障害メカニズムを推定する．
4 ▶ どのようなヒントや課題実施条件が効果的かを探り，治療的介入に繋げる．
5 ▶ 治療的介入の効果判定を行い，必要に応じて介入や支援の方針を更新する．

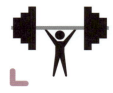

Rule 1　失語像を構成する「要素的言語症候」に着目する

　失語症のある人に対して，よりよい治療的介入や支援の方法を導き出すための原則の一つは，失語像を構成する「要素的言語症候」[1]に着目することである．ここでいう「要素的言語症候」とは，現時点で臨床的に確認可能な最小単位の言語症候を指す[1,2]．失語症のリハビリテーションを実践するうえで「要素的言語症候」に着目すべき理由は，主に2つある．一つ目の理由は，「Broca 失語」や「Wernicke 失語」といった同じ失語型[3]*1に当てはまる患者の中でも失語像にはバリエーションがあり[4]，個別性に応じた介入が必要となるためである．つまり，ある失語型に分類できたからといって，即座に治療や支援の方針が導き出されるわけではない[5]．二つ目の理由は，どの失語型にも当てはまらない非定型例への対応が可能となるためである．特に近年では，脳血管障害の治療法の進歩や，患者の高齢化に伴って，非定型的な病巣分布および失語像が増加していることが指摘されている[1]．したがって，定型的な脳梗塞病巣を基にした古典的失語症分類に無理に当てはめようとするよりも，要素的言語症候に基づいて評価を進めたほうが，今日の臨床現場においては合

3. 失語型別の評価と言語治療

［表1］要素的言語症候の臨床像と責任病巣

要素的言語症候	臨床像	責任病巣（左半球）
発語失行/失構音*	一貫性の乏しい構音の歪み 音の途切れ・引き延ばし アクセントの異常	中心前回 and/or その皮質下
発語失行を伴わない音韻性錯語	音の言い誤り（例: パトカー→パトラー）	中心後回〜縁上回〜上側頭回 and/or それらの皮質下
喚語障害	語を想起できない	中前頭回〜下前頭回後部 and/or それらの皮質下 角回 and/or その皮質下 下側頭回後部 and/or その皮質下 補足運動野領域**
単語理解障害	聴覚的，視覚的に呈示された単語の語義を理解できない	中前頭回 and/or その皮質下 上〜中側頭回後部 and/or それらの皮質下

*発語失行/失構音は厳密には言語（language）の症候ではなく発話（speech）の症候であるが，失語症分類に大きく関わる症候であるため[1]，本稿においても大槻[1]に準じて要素的言語症候と位置づけた．
**視覚性呼称障害がない or 軽度だが，語列挙課題にて顕著な低下を引き起こす病巣
（大槻美佳．失語の評価．In: 田川皓一，池田 学，編．神経心理学への誘い 高次脳機能障害の評価．東京: 西村書店; 2020．p.214-32[1]を基に作表）

理的かつ実践的と言える[1,6]．脳血管障害によって生じる失語像を捉えるうえで，有用と考えられている要素的言語症候とその臨床像，対応する責任病巣[1,2]を［表1］に示した．また，要素的言語症候の出現パターンと古典的失語症分類を対応づけて考える場合には，1）その失語型と分類するうえでの必須の症候，2）その失語型と分類するうえで，あってもなくても差し支えない症候，3）その失語型と分類するうえで，あると差し支える（その失語型では決して出現しない）症候を明確に区別することが重要とされている[7]．これらの観点に基づいた主要な古典的分類の失語型と要素的言語症候との関係[8]を［表2］に示す．

*1本稿での失語型分類は，今日の臨床現場でもっとも使用されているBoston学派による古典的失語症分類[3]を指す．

> **Rule 2** 各要素的言語症候の「有無」だけではなく「濃淡」を把握する

　実際の臨床現場では，ひとつの要素的言語症候のみを呈する患者に出会うことは稀であり，各要素的言語症候が，様々な重症度と組み合わせのパターンで併存していることがほとんどである．例えば，同じく「Broca失語」と分類されうる患者間

[表2] 古典的分類の主要な失語型と要素的言語症候との関係

	純粋語唖（純粋発語失行）	Broca失語	Wernicke失語	伝導失語	超皮質性感覚失語	超皮質性運動失語	健忘失語＊＊（失名詞失語）
発語失行／失構音	＋	＋	－	－	－		－
音韻性錯語			＋	＋	－		
喚語障害	－	＋	＋	－	＋	＋＊	＋
単語理解障害	－		＋	－	＋		

＋：必須症候（その失語型と分類するうえでの必須の症候）
－：除外症候（その失語型では決して出現しない症候）
空欄：容認症候（その失語型と分類するうえで，あってもなくても差し支えない症候）
＊視覚性呼称障害がない or 軽度だが，語列挙課題にて顕著な低下を示す
＊＊大槻[8]は，健忘失語における発語失行，単語理解障害を容認所見としているが，本稿では「失名辞を主徴とした他の言語症状をほとんど伴わない失語症」[9]を健忘失語とする立場をとり，除外所見とした．音韻性錯語は「音韻性失名詞」[10]を想定し，容認所見とした．
（大槻美佳．神経内科 2008; 68: 155-65[8]）を基に一部改変し作表）

でも，発語失行/失構音が重度で喚語障害が軽度の場合もあれば，その逆の場合もある．したがって，どの要素的言語症候が実際のコミュニケーションにもっとも影響を及ぼしているのか，という症候の「濃淡」を患者ごとに評価し，治療的介入の標的とすべき症候を見極める必要がある．

要素的言語症候の「濃淡」を把握するうえで重要なことは，比較する症候の組み合わせによって，注目すべき現象は異なるという点である[11]．例えば，発語失行/失構音と音韻性錯語（音韻の選択・配列障害）の「濃淡」を把握するためには，「構音の歪み」の程度や現れ方は鑑別の重要な指標となるが，「誤りの一貫性」の有無は鑑別の指標とはなりにくい．なぜならば，音韻性錯語を呈する患者も，上手く言えたり，言えなかったりする「一貫性の乏しさ」が認められるためである．表出面における要素的言語症候の「濃淡」を把握するためのフローチャートを [図1] に示す．特に評価が難しいのは，仮名書字障害を伴う発語失行/失構音と音韻性錯語の「濃淡」の把握である．決定的な方法は確立していないため，手がかりとなるいくつかの視点[12~14]を組み合わせながら評価を進める必要がある．

3. 失語型別の評価と言語治療

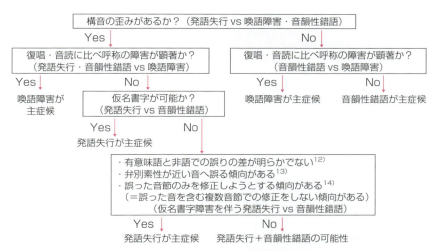

[図1] 表出面における要素的言語症候の「濃淡」を把握するためのフローチャート

Rule 3 「誤り方」の分析から障害メカニズムを推定する

　各要素的言語症候の「障害メカニズム」を推定し，治療的介入へと繋げていくためには，検査の成績だけに着目するのではなく，「どのように誤っているのか」を詳細に観察することが重要である．その理由は，「誤り方」から脳内の言語処理のしくみを伺い知ることができるためである[15]．例えば，「音韻性錯語」が出現するということは，単語の表出過程において，正しい「音（子音・母音）」を選択し，その音を正しいモーラ数と順序で組み合わせるしくみが脳内に存在しており，そのしくみに不具合が生じていることを伺い知ることができる．一方，「意味性錯語」が出現するということは，意味的に類似した単語の中から目標語を選択するしくみが脳内に存在しており，そのしくみに不具合が生じていることを伺い知ることができる．各要素的言語症候における「誤り方」の具体例と，その誤りから推定される障害メカニズムを[表3]に示す．

［表3］要素的言語症候の「誤り方」から推定される障害メカニズム

要素的言語症候	誤り方	推定される障害メカニズム
発語失行／失構音	構音の歪みが音の途切れより優位	「舌や口唇をどのように，どの位置に動かすか」を担う構音運動プログラムの障害[16]
	音の途切れが構音の歪みより優位	単語単位の発話運動プログラムを駆動できず，モーラ単位の発話運動プログラムを駆動している可能性[16]
	不自然な位置での息継ぎが生じる	呼吸の調整機能を含めた発話運動プランニング・プログラム障害[17]
音韻性錯語	音の置換が生じる	ある一つの位置における音韻の選択の障害[18]
	音の転置が生じる	前後の系列的関係における音韻の結合の障害[18]
	自己修正を試みる（接近行為）	目標とする語形は喚起されている可能性[19]
喚語障害	意味性錯語が多い	目標語に関連する意味野が活性化した後の，さらに厳密な目標語の選択過程の障害[12]
	無関連錯語が多い	目標語に関連する意味野の活性化の障害[12]
	形式性錯語，目標語の音断片が多い	目標語彙は回収されているが，音韻形式の喚起が不十分である可能性[20]
	新造語が多い	音韻性錯語の重篤なものである可能性[21]や，意味性錯語に音韻性錯語が加わったものである可能性[22]
	視覚性呼称障害はないか軽度だが語列挙障害が著明	視覚依存性の反応は保たれているが，記憶依存性の反応が障害されている可能性[23]
単語理解障害	カテゴリーが不統一の選択肢図版よりも統一された選択肢図版で成績低下	聴いた単語をカテゴリー分類した後の，より明確な語義理解の障害[24]
	カテゴリーが不統一の選択肢図版でも統一された選択肢図版でも成績差なし	聴いた単語をカテゴリー分類する段階，もしくは「意味処理した単語を把持しつつ，選択肢図版から探し出す」という一連の反応過程における障害[24]

Rule 4 　どのようなヒントや課題実施条件が効果的かを探り，治療的介入に繋げる

　Howard ら[25]は失語症のリハビリテーションにおける効果を，①その場での即時効果である「ヒント（プロンプティング）効果」（例: 語頭音ヒントによる正答反応），②1回の治療的介入の結果として，5分後，40分後，24時間後など，しばらくたってから測定される効果である「促通効果」，③複数回のセッションで行われた治療的介入の結果として，長期にわたって得られる改善効果である「セラピー効果」

3. 失語型別の評価と言語治療

[表4] 発語失行／失構音に対するヒントおよび表出の手がかりとなる技法の具体例

聴覚的刺激	目標音の提示[26]
	構音方法の言語的教示[27]
	ミニマルペアの単語呈示[27]
視覚的刺激	口形の呈示[27]
	構音点，構音方法の図示[28]
	鏡による口形のフィードバック[29]
	目標音の文字呈示[26,27]
時間的刺激	口頭表出までの時間間隔を変化させる[26]
	課題間の時間間隔を変化させる[30]
触覚・運動覚的刺激	構音点の触覚呈示[26]
	構音運動に類似した非構音的運動の呈示[31]
	ジェスチャーの実施[28,32]
複合的刺激	斉唱[26]
	モーラ指折り法[33]
	足底でのタッピング[34]
	ハンドタッピング[35]
	メトロノームの利用[35]
	ペーシングボードの利用[29]
	ハミング，メロディ，リズム，ハンドタッピング，斉唱 (Melodic Intonation Therapy)[36]

の3種類に区別している．さらに，Howard らは[25]，「ヒント効果」が必ずしも「促通効果」に繋がるとは限らず，「促通効果」が必ずしも「セラピー効果」に繋がるとは限らないものの，少なくとも24時間のあいだ効果が持続する技法については，セラピーの基礎となり，セラピー効果を評価するための有望な候補になると述べている[25]．具体例として，発語失行/失構音と喚語障害に対してのヒントや，表出の手がかりとなる技法を［表4, 5］に示す．ある特定のヒントや手がかりを使用した治療的介入を実施し，もしその効果が翌日まで持続している場合には，複数回の治療的介入へと発展させることが望ましいと考える．

また，個々の患者にとっての「最適な課題実施条件」を探り，最大能力を評価することも重要である．具体例として，筆者は，単語指示課題において選択肢図版を「後出し」（目標語を聴覚呈示したのちに図版を呈示）するだけで，通常の条件下（図版を見せながら目標語を聴覚呈示）よりも成績が向上した一例を経験した[49]．この

［表 5］喚語障害に対するヒントおよび表出の手がかりとなる技法の具体例

聴覚的 and/or 視覚的（文字）刺激	目標音の聴覚 and/or 文字呈示[37]
	意味属性（カテゴリー，用途，動作，特徴，場所，連想）を問う and/or 呈示[38]
	音韻構成要素（語頭音，語尾音，語頭音が一致する単語，脚韻が一致する単語，モーラ数）を問う and/or 呈示[39]
	目標語に関連する文の呈示[28,40,41]
	目標語に関する環境音の呈示[42]
視覚的刺激	カラー写真の呈示[43]
	目標語に関連する手指動作の動画呈示 （例: ピーナッツを割る，スイカを切る，など）[44]
	ジェスチャーの呈示[41,45]
時間的刺激	口頭表出までの時間間隔を変化させる[41]
	課題間の時間間隔を変化させる[46]
触覚・運動覚的刺激	ジェスチャーの実施[47]
その他	目標語に関する個人的なエピソードを問う[48]
	課題間に非言語的な課題を挟む[7]

ような現象が生じるという事実は，通常の条件下での単語指示課題では，場合によっては患者本来の単語理解力を過小評価してしまう恐れがあることを示唆する．以上から，評価および治療的介入として単語指示課題を実施する場合には，心像性などの単語属性，選択肢の意味的近似度，選択肢の数による難易度調整[50]に加え，「選択肢図版の呈示タイミング」による難易度調整も考慮することが望ましいと考える[49]．

Rule 5 　治療的介入の効果判定を行い，必要に応じて介入や支援の方針を更新する

　患者の症候に改善が見られた場合には，1）自然回復，2）プラセボ効果，3）治療効果の3つの可能性が考えられる[51]．3）の治療効果を明らかにするためには，単一事例研究の基本原則に従う必要があるが，実際の臨床現場では，すべての原則を守ることは現実的ではないことも指摘されている[51]．詳細な手続きについては成書[51]を参照されたいが，臨床現場での実現可能性を考慮したうえで，効果判定に必要と考えられる手続きとその具体例を［表6］に示す．

　治療効果の判定後には，必要に応じて治療的介入や支援の方針を更新することが

3. 失語型別の評価と言語治療

[表6] 治療的介入の効果判定のために必要な手続き[51]とその具体例（架空症例）

	効果判定に必要なステップ	具体例	
1	標的とする要素的言語症候の同定	発語失行	喚語障害
2	治療的介入の方法を決定	ミニマルペアの呈示によって構音の歪みが軽減しやすいため，同様の手続きを含むSound production treatment[27]を選定	意味属性のヒントによって呼称が促通されやすいため，同様の手続きを含むSemantic feature analysis treatment[38]を選定
3	評価項目の決定	構音の歪みのない音の出現率	呼称の正答率
4	先行研究と臨床現場での実現可能性を照らし合わせながら，介入の頻度および回数を決定	週5回×40分の頻度で全15セッション（3週間）実施（入院中の環境を想定）	週1回×60分の頻度で全12セッション（3ヵ月間）実施（外来通院中の環境を想定）
5	介入項目選定のための評価	100単音節の復唱課題を1〜3回実施	100単語の呼称を1〜3回実施
6	成績に影響を及ぼす変数をマッチさせ，介入項目・非介入項目を選定（介入項目数は1回の介入で実施可能な数を考慮）	高い頻度で構音の歪みが生じていた子音 [r] を標的音として選定．[r] を語頭音に含む単語セットを作成し，モーラ数，頻度*，使用されている音素がなるべく均等になるように介入語群・非介入語群に振り分ける	一貫して呼称困難であった語群を，頻度がなるべく均等になるように介入語群・非介入語群に振り分ける
7	ベースライン評価	介入語群・非介入語群の復唱を2〜3回実施し，成績に変動がないことを確認	介入語群・非介入語群の呼称を2〜3回実施し，成績に変動がないことを確認
8	治療的介入の実施	各セッションの開始前に介入項目の評価（プローブ評価）を実施し，介入期間中の改善率を確認	
9	介入項目・非介入項目の再評価	介入語群・非介入語群の復唱を2〜3回実施し，介入語群の改善率と非介入語群への般化の有無を評価	介入語群・非介入語群の呼称を2〜3回実施し，介入語群の改善率と非介入語群への般化の有無を評価

*頻度の確認には「筑波大学，国立国語研究所，Lago言語研究所『NINJAL-LWP for TWC』[52] (http://corpus.tsukuba.ac.jp)」が利用可能である．

重要となる．例えば，介入項目の改善が得られたものの，非介入項目の改善は生じていないことが明らかとなった場合，次の2点を考慮する必要がある．一つは，「介入項目が改善する」という長所を最大限に活用することである．すなわち，当該患者の生活状況や目標と照らし合わせながら，日常生活場面で使用頻度の高い単語やフレーズなど，日々の生活で実際に役立つ項目に焦点を当て直すことが重要とな

る．もう一つは，治療的介入の内容自体を再検討することである．例えば，障害が生じている機能系に対して直接的に働きかけるアプローチを実施していた場合には，保たれている機能系に働きかけるようなアプローチに切り替えるなど，より効果的な治療的介入法を探索していくことが重要である．

1 STEP UP

「日常会話への転移（般化）が生じにくい」と感じたら

　日常会話への転移（般化）の壁[53]に，多くのセラピストが頭を悩ませている．転移（transfer）とは，広義には，以前に学習したことが，その後の学習に影響を及ぼすこととされる．例えば，発語失行/失構音の治療的介入でいえば，治療室内で実現できた構音運動が，治療室以外の状況，例えば，家族との会話場面でも同様に実現できれば，望ましい転移（場面般化）が生じていると判断できる．しかし，治療室から出たとたんに，あるいは翌日には，その構音運動を再現できなくなってしまう患者は少なくない．

　「日常会話への般化が生じにくい」と感じたとき，筆者は以下の2点を評価するようにしている．ひとつは「治療室内での介入効果が本当に得られているかどうか」である．例えば，介入項目としている構音運動が，非介入項目の構音運動よりも改善していないのであれば，介入効果がそもそも十分に得られていない可能性が高い．このような状況では，日常会話への転移はおろか，非介入項目への転移も原理的には生じ得ないため，介入方法自体を再考する必要がある．介入項目の治療効果を確認せずして「日常会話への転移が生じていない」と安易に判断することは避けるべきである．

　もうひとつは「近い転移が生じているかどうか」である．転移は「近い転移（near-transfer）」と「遠い転移（far-transfer）」に大別される[54]．「近い転移」は，先行した学習と後続の学習の間の類似性が強い場合に生じる転移であり，「遠い転移」は，その類似性が低い場合に生じる転移とされる．発語失行/失構音の治療的介入でいえば，介入項目とした構音運動の改善に伴って，非介入項目の構音運動にも改善がみられる場合は「近い転移」，介入項目とした構音運動の改善に伴って，非介入項目を含めた様々な構音運動が日常場面でも使用可能となる場合は「遠い転移」に相当すると考えられる．臨床現場において重要であるのは，「遠い転移」のみに着目するのではなく，「どのぐらいの近さであれば転移が生じるか」

3. 失語型別の評価と言語治療

を見出すことであると考える．例えば，非介入項目の構音運動に改善が認められなくとも，獲得した構音運動が様々な単語内で使用可能となっている，あるいは短文などの別の発話課題でも使用可能となっている可能性もある．微細な改善を見逃さず，治療効果を「見える化」していくことは，介入プログラムの精緻化に繋がるだけでなく，患者自身のモチベーションを高めるうえでも意義があると考える．いずれにしても，患者の改善が「プラトーに達している」と判断する前に，「自身の介入方法に改善の余地がないかどうか」「患者の微細な改善を見逃していないか」を常に省みる視点を持ちながら患者と対峙すべきと考える．

■ 文献

1) 大槻美佳．失語の評価．In: 田川皓一，池田 学，編．神経心理学への誘い 高次脳機能障害の評価．東京: 西村書店; 2020．p.214-32.

2) 大槻美佳．言語機能の局在地図．高次脳機能研究．2007; 27: 231-43.

3) Benson DF: Aphasia, alexia, agraphia. New York: Churchill Livingstone; 1979.[笹沼澄子，伊藤元信ら（訳）．失語・失読・失書．東京: 協同医書; 1983.]

4) 高倉祐樹，大槻美佳．失語症のみかた．神経心理学．2023; 39: 124-32.

5) 水田秀子．失語症候群の成り立ち．藤田郁代，立石雅子 他編．標準言語聴覚障害学 失語症学 第 3 版．東京: 医学書院; 2021．p.74-5.

6) 大槻美佳．失語をみる視点の変遷―今日のトピックス―．高次脳機能研究．2021; 41: 253-9.

7) 大槻美佳．失語症．高次脳機能研究．2009; 29: 194-205.

8) 大槻美佳．失語症の定義とタイプ分類．神経内科．2008; 68: 155-65.

9) 水田秀子．健忘失語（失名詞失語）．神経内科．2008; 68: 201-7.

10) 水田秀子，藤本康裕，松田 実．音韻性失名詞の 4 例．神経心理学．2005; 21: 207-14.

11) 高倉祐樹，大槻美佳．発語失行/失構音の多様性とその診かた．言語聴覚研究．2023; 20: 74-84.

12) 大槻美佳，相馬芳明．局在性病変による錯語．失語症研究．1999; 19: 182-92.

13) 物井寿子，福迫陽子，笹沼澄子．伝導失語とブローカ失語における音の誤りについて．音声言語医学．1979; 20: 33-46.

14) 春原則子，宇野 彰．失語症者の音の誤りにおける自己修正の量的，質的分析．音声言語医学．1996; 37: 1-7.

15) 大槻美佳．錯語の脳内メカニズム．神経研究の進歩．2003; 47: 725-33.

16) 高倉祐樹，大槻美佳．失構音の下位分類とその病態の発現機序について．言語聴覚研究．2016; 13: 258-74.

17) Duffy JR. Apraxia of speech in degenerative neurologic disease. Aphasiology. 2006; 20: 511-27.

18) 波多野和夫，中村 光，道関京子，他．言語聴覚士のための失語症学．東京: 医歯薬出版; 2002.

19) 水田秀子．音韻性錯語/形式性錯語．日本高次脳機能障害学会教育・研修委員会，編．錯語

とジャルゴン．東京: 新興医学; 2018．p.89-106．

20) 水田秀子．多彩な錯語を呈した「失名詞」失語: 形式性錯語を中心に．高次脳機能研究．2006: 26; 8-15．

21) Kertesz A, Benson DF. Neologistic jargon: A clinicopathological study. Cortex. 1970; 6l: 362-86.

22) Brown JW. Aphasia, apraxia and agnosia; clinical and theoretical aspects. Springfield: Charles C Thomas; 1972. p.56-101.

23) 大槻美佳，相馬芳明，青木賢樹，他．補足運動野と運動前野の喚語機能の比較―超皮質性運動失語患者の語列挙と視覚性呼称の検討―．脳と神経．1998; 50: 243-8．

24) 大槻美佳，相馬芳明，青木賢樹，他．単語指示課題における前頭葉損傷と後方領域損傷の相違―超皮質性感覚失語の検討―．脳と神経．1998; 50: 995-1002．

25) Howard D, Patterson K, Franklin S, et al. The facilitation of picture naming in aphasia. Cognitive Neuropsychology. 1985; 2: 49-80.

26) Rosenbek JC, Lemme ML, Ahern MB, et al. A treatment for apraxia of speech in adults. J Speech Hear Disord. 1973; 38: 462-72.

27) Wambaugh JL, Martinez AL, McNeil MR, et al. Sound production treatment for apraxia of speech: Overgeneralization and maintenance effects. Aphasiology. 1999; 13: 821-37.

28) 広実真弓．音声言語の訓練．失語症言語訓練講座．東京: 三輪書店; 2003．p.105-34．

29) Duffy JR. Motor Speech Disorders: Substrates differential diagnosis and management. Fourth edition, St. Louis: Elsevier; 2019.

30) 三宅　民，関野とも子，高野裕輝，他．構音素（構音の運動記憶）の選択処理の脆弱性が失語症者の発話に及ぼす影響について―復唱障害の分析を通して―．高次脳機能研究．2020; 40: 421-31．

31) 藤原加奈江．発語失行（失構音）訓練．藤田郁代，立石雅子，他編．標準言語聴覚障害学 失語症学 第 3 版．東京: 医学書院; 2021．p.296-304．

32) Rose M, Douglas J. A comparison of verbal and gesture treatments for a word production deficit resulting from acquired apraxia of speech. Aphasiology. 2006; 20: 1186-209.

33) 會澤房子，相馬芳明，中島　孝．モーラ指折り法によって顕著な発話改善を呈した aphemia の 1 例．失語症研究．1994; 14: 258-64．

34) 橋本幸成，水本　豪，大塚裕一，他．一発語失行例のプロソディー異常に関する検討―発話速度および発話リズムの観点から―．高次脳機能研究．2013; 33: 374-81．

35) Dworkin JP, Abkarian CG, Johns DF. Apraxia of speech: the effectiveness of a treatment regimen. J Speech Hear Disord. 1988; 53: 280-94.

36) 関　啓子，杉下守弘．メロディックイントネーション療法によって改善のみられた Broca 失語の一例．Brain and Nerve．1983; 35: 1031-7．

37) Best W, Herbert R, Hickin J, et al. Phonological and orthographic facilitation of word-retrieval in aphasia: immediate and delayed effects. Aphasiology. 2002; 16: 151-68.

38) Boyle M. Semantic feature analysis treatment for anomia in two fluent aphasia syndromes. Am J Speech Lang Pathol. 2004; 13: 236-49.

39) Leonard C, Rochon E, Laird L. Treating naming impairments in aphasia: Findings from a phonological components analysis treatment. Aphasiology. 2008; 22: 923-47.

40) Hillis AE, Caramazza A. Theories of lexical processing and rehabilitation of lexical defi-

3. 失語型別の評価と言語治療

cits. In: Riddoch MJ, Humphreys GW. Eds. Cognitive neuropsychology and cognitive rehabilitation. London: Lawrence Erlbaum Associates; 1994. p.449-84.

41) Helm-Estabrooks N, Albert ML. Treatment for aphasic perseveration. In: Manual of aphasia therapy 2nd Ed. Texas: PRO-ED; 2004. p.201-20.

42) Grechuta K, Rubio Ballester B, Espín Munné R, et al. Multisensory cueing facilitates naming in aphasia. J Neuro Engineering Rehabil. 2020; 17: 122.

43) 玉置　円，中村　光．失語症者における呼称課題条件と言語性保続の発生．音声言語医学．2020; 61: 230-6.

44) Chen W, Ye Q, Ji X, et al. Mirror neuron system based therapy for aphasia rehabilitation. Front Psychol. 2015; 6: 1665.

45) Murteira A, Nickels L. Can gesture observation help people with aphasia name actions? Cortex. 2020; 123: 86-112.

46) Conroy P, Sotiropoulou Drosopoulou C, Humphreys GF, et al. Time for a quick word? The striking benefits of training speed and accuracy of word retrieval in post-stroke aphasia. Brain. 2018; 141: 1815-27.

47) Rose M, Douglas J. Treating a semantic word production deficit in aphasia with verbal and gesture methods. Aphasiology. 2008; 22: 20-41.

48) Mehta SV, Isaki E. A modified semantic feature analysis approach with two individuals with chronic aphasia. Contemporary Issues in Communication Science and Disorders. 2016; 43: 129-38.

49) 高倉祐樹，大槻美佳，中川賀嗣，他．左前頭葉損傷による失語例の単語指示課題における障害機序―目標語の呈示条件を変化させた単語指示課題による検討―．神経心理学．2021; 37: 291-302.

50) 小嶋知幸，大塚裕一，宮本　恵．なるほど！　失語症の評価と治療．東京: 金原出版; 2010.

51) Whitworth A, Webster J, Howard D. A cognitive neuropsychological approach to assessment and intervention in aphasia: a clinician's guide 2nd edition. London; Psychology Press; 2013.[長塚紀子，監訳．失語症臨床の認知神経心理学的アプローチ―評価とリハビリテーションのためのガイドブック―．東京; 協同医書; 2015.]

52) 筑波大学，国立国語研究所，Lago 言語研究所．NINJAL-LWP for TWC.〈http: //corpus. tsukuba.ac.jp〉

53) 苅安　誠．神経原性発声発語障害 dysarthria．東京: 医歯薬出版; 2017.

54) Gobet F, Sala G. Cognitive training: A field in search of a phenomenon. Perspectives on Psychological Science. 2022; 8: 17456916221091830.

2章 失語症

4 失読・失書に対する評価と訓練

NTT東日本病院 リハビリテーション医療部　新貝尚子

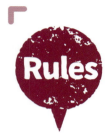

1. 失読・失書の背景となる要因を考える．
2. 漢字仮名差の背景を考える．
3. 単語属性効果から障害構造を考える．
4. 正答率と誤反応分析から障害構造を考える．
5. 障害構造から訓練法を考える．

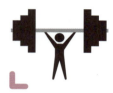

Rule 1　失読・失書の背景となる要因を考える

　もともと読み書きのできていた人が文字を読めない，または書けない症状がみられたら，まず読みだけの障害なのか，書字だけの障害なのか，読み書き両方の障害なのか，話し言葉にも障害があるのかを評価し，背景となる要因が何かを考えていくことで訓練に結び付けられる．

　失読・失書の分類には，大きく分けて，①失語症を伴う失読・失書と，②失語症を伴わない失読・失書がある．②にはさらに，読みと書き両方が障害される「失読失書」と，失読症状のみを呈する「純粋失読」と，失書症状のみを呈する「純粋失書」がある．

　①では，失語症の音声言語の障害を反映した読み書きの障害がみられるが，経過において深層失読/失書，音韻失読/失書，表層失読/失書といった症候群がみられることがある．

　②では，一般的には失語症状を全く認めないというより，失語症の程度に比して読み書き障害の程度がはるかに強く，読み書きの障害が失語症では説明できないと

考えられるものである．「純粋」の捉え方が難しいが，例えば，純粋失読は後頭葉の損傷により視野障害や視覚認知障害があり，視覚失認の一症状としての文字認知の障害と捉えられるが，病巣の進展によっては呼称障害や書字障害を伴うことがある．

まずは全体像の評価が必要である．評価前の患者情報として学歴や職業，読字・書字習慣の有無を把握し，神経学的検査として画像所見，視力・視野などの視覚機能，さらに神経心理学的所見として視覚失認や半側空間無視などの視覚・視空間認知機能について評価する．視野の問題で軽度の空間無視や不注意が生じることもありうるので確認する．

言語面の評価として，まず標準失語症検査（Standard Language Test of Aphasia: SLTA）などの失語症検査を行い，失語症状の有無や重症度を把握したうえで，全体の言語障害のなかで読みおよび書字の能力がどの程度であるかをとらえる必要がある．音声言語面との比較や，読みの能力と書字の能力との比較を行い，音声言語面と読み書きの側面が並行していれば失語性の失読失書，音声言語面に比して失読と失書の症状が並行して不良であれば「失読失書」，失読のみ，あるいは失書のみがみられる場合「純粋失読」「純粋失書」が疑われる．

読み書きの評価としては，1文字，単語，短文，文章による評価を行う必要があるが，単語の評価に関しては単語属性や漢字仮名差などを考慮する必要があり，以下に詳述する．単語が読めるが1文字が読めない場合やその逆もある．仮名1文字は清音だけでなく濁音や拗音なども検査する．短文レベルでは内容語（名詞部・動詞部）を誤るか，機能語（助詞・助動詞・送り仮名）を誤るかといった視点も重要である．読みと書字，読解と音読の成績差も確認する．一般に失読や失読失書では理解と音読能力は並行することが多いが，失語症ではしばしば乖離する．

書字の評価の前に，写字の評価も必要である．写字は文字の視覚認知能力，書字運動や構成能力を確認するのに有用である．正否だけでなく，写字の速度や字形の拙劣さ，筆順など，自発書字と比べて差が認められるかを観察する．一般的に純粋失読では写字障害がみられ，失読失書では最終形は正しくても拙劣さや筆順の不正確さ，写字速度の低下などがみられることが少なくない．失語症では構成障害や空間無視を伴わなければ写字は可能である．

Rule 2　漢字仮名差の背景を考える

日本語話者の失語症者では漢字単語と仮名単語の読み書きの成績に差がみられる

ことが多い．両者を比較する際，通常表記語で行うことが重要である．通常漢字で表記される漢字語（例: 時間），通常ひらがなで表記されるひらがな語（例: ひまわり），通常カタカナで表記されるカタカナ語（例: パンダ）を使用して比較する．非通常表記語は「じかん，ぱんだ，非周り」など様々な表記ができるが，1文字ずつ読んで初めて知っている単語だとわかるもので，これらは文字表象としては非語だが音韻表象としては単語である同音疑似語（pseudo-homophone）である．SLTAで使われている文字単語も全て漢字語であるため，仮名単語は非通常表記語となり，表記妥当性が低いことに注意が必要である（例: 表記妥当性は「太陽」5.00に対し「たいよう」2.90）．非通常表記語は文字表象として存在しないため，理解や音読の難度は高くなる．漢字と仮名の差として見えていたものは，実は表記妥当性による違いである可能性を考慮するべきである．

　表記妥当性を揃えても，漢字と仮名は視覚的形態的に特徴が異なる．仮名は画数が少なく形態的に単純（例: い，し）で，獲得年齢は低い（5歳前後）が，曲線が多く（例: ぬ，ね），単語の文字数は漢字語に比べて多い（例: ひまわり，かたつむり）．漢字は画数が多く形態的に複雑なものが多く（例: 認識），獲得年齢が高い（小学校以降）が，単語の文字数は一般的に仮名語に比べて少ない（例: 空，意味，運動会）．このような特徴が，純粋失読や側頭葉後下部型失読失書における文字認知に大きく影響を与えると考えられる．

　漢字と仮名の違いを言及する場合，このような特徴を把握しておくことが大切である．

Rule 3　単語属性効果から障害構造を考える

　読み書き能力の評価・訓練には表記妥当性以外にもさまざまな単語属性を考慮する必要がある［表1］．

　「語彙性」とは単語か非語かである．非語には同音疑似語と非同音非語があり，同音疑似語とは先にも述べたように，文字表象は存在しないため見た目は非語であるが，音読すると音韻表象として存在する単語になるものである．通常表記語を非通常表記したり，ひらがな・カタカナ混じりにしたりするものがある．非同音非語は文字表象も音韻表象も存在しない非語である．作り方によりランダム非語，置換非語，転置非語などがあり，言語症状に応じてこれらの条件間で差が現れる場合がある．「心像性」は単語の心的イメージの思い浮かべやすさを表す主観的な指標であ

4. 失読・失書に対する評価と訓練

[表1] 単語属性と属性効果

	単語属性		刺激語例	属性効果
語彙性	単語 非語	同音疑似語 非同音非語　ランダム 　　　　　　　　置換 　　　　　　　　転置	ひまわり，かまぼこ，建物 じかん，ぱんだ，非周り ゆるあみ，なたまおは，建馬 かぼまこ，かなつむり くしつた，ふきとのう	語彙性効果 （単語＞非語） 同音疑似語効果 （同音疑似語＞非同音 非語）
心像性	高心像語 低心像語		パン，うさぎ，野球 タフ，あだな，信用	心像性効果 （高心像語＞低心像語）
親密度	高親密度語 低親密度語		パンダ，てんぷら，地下鉄 プラグ，おたふく，水平線	親密度効果 （高親密度語＞低親密 度語）
一貫性	一貫語 典型語 非典型語 例外語		銀貨，夕刊，観察 食品，失敗，役所 居所，首輪，献立 足袋，海苔，五月雨	一貫性効果 （一貫性・典型語＞非 典型語＞例外語）
語長	短い単語 長い単語		馬，メロン，おでん 運動会，サングラス，かたつ むり	語長効果 （短い単語＞長い単語）

る[1]．イメージは視覚的なものに限らず，匂いや音，触った感じなども含まれる．
「親密度」は主観的な親密さを表す指標で，親近性，なじみの程度，熟知度である[1]．
「一貫性」は構成文字の読み方が異なる単語間でどの程度一貫しているかを示すもの
で，読み方が1つしかない漢字で構成されたものを一貫語（例: 銀貨），2種類以上
の読み方があるが，より典型的な読み方をするものを典型語（例: 食品），2種類以
上の読み方があるが，典型的でない読み方をするものを非典型語（例: 居所），例外
的な読み方をするものを例外語（例: 足袋）という．「語長」は単語を構成する文字
の数である．

　脳損傷者の課題成績はこのようなさまざまな単語属性の影響を受けることが知ら
れており[2]，それぞれの高低語群間で差があるとき属性効果が観察される [表1]．
失語性失読である音韻失読・深層失読・表層失読では観察される特徴的な属性効果
があり，障害の機序を考えるのに役立つ [表2]．

　語彙性効果・同音疑似語効果や心像性効果は音韻失読や深層失読に認められ，基
本となる障害は音韻機能の障害である．音韻障害のため非語や低心像語の音韻表象
は脆弱となり，非語音読や非語復唱，音韻課題の遂行が困難になる．

JCOPY 498-42820

［表 2］ 失語性失読における属性効果と錯読の特徴

	読みにくい語	観察される属性効果	特徴的な錯読	推測される障害構造
音韻失読	非語	語彙性効果・同音疑似語効果	語彙化錯読（くしつた→クツシタ）	音韻障害
深層失読	非語・低心像語	語彙性効果・心像性効果	意味性錯読（警官→オマワリサン）	音韻障害＋意味障害
表層失読	例外語・非典型語	一貫性効果・親密度効果	LARC エラー（首輪→シュリン）	意味障害

　一貫性効果・親密度効果は表層失読に認められ，基本となる障害は意味機能の障害である．音韻機能は非語の音読や復唱が可能な程度に保たれているが，意味処理が必要な低親密度の非典型語や例外語の読みで低下がみられる．

　語長効果は，視覚入力レベルの障害で純粋失読に，音韻出力レベルの障害で伝導失語に観察される．純粋失読では視覚情報処理能力の低下により一度に複数の文字を並行して処理できないため，1 文字ずつ読んでいく逐字読みとなる．そのため，語長が長い単語では文字の誤りがみられたり，読めても音読時間が長くなったりする．伝導失語では発話の際の音韻出力の際，語長が長い単語では音の配列を誤りやすく，転置を中心とした音韻性錯語が観察される．

Rule 4 　正答率と誤反応分析から障害構造を考える

　このような単語属性を操作した単語を用いて読解や音読・書字の検査を行うが，正答率だけでなく，どのように誤ったかという誤反応分析をすることはその障害構造を知る上で重要である．ここでは音読における錯読を中心に述べる ［表 2］．

　音韻失読では特徴的に語彙化錯読が観察されるが，非同音非語のうち語彙化して読まれやすいのはランダム非語より置換非語や転置非語に多い．音韻障害があるために，「くしつた」という転置非語を音読する際に「クツシタ」という音韻表象が想起されてしまい，「クシツタ」という音韻表象を想起したとしても把持しておけず「クツシタ」と語彙化してしまう．一方で，「ぱんだ」は音読すると単語になるため音読正答率が高くなり，同音疑似語＞非同音非語の同音疑似語効果がみられる．深層失読ではどのような非語も音読できないため著明な語彙性効果がみられるが，単語でもより高心像・高親密度語が一部音読できる程度である．その際，文字と音の

4. 失読・失書に対する評価と訓練

［表3］ 錯読分類のチャート

①無反応，②迂言，③保続，④LARCエラー（着物→チャクブツ），
⑤部分読み（砂時計→トケイ），⑥熟語化の誤り（決→ケッサイ）を分類────────→

語彙性	視覚的類似	意味的類似	音韻的類似	錯読の種類（錯読例）
+ （単語）	+	+	−	⑦視覚意味性（内輪話→内緒話）
	+	−	+	⑧視覚形式性（空腹→空白）
	+	−	−	⑨視覚性（筋道→茶道）
	−	+	−	⑩意味性（小結→お相撲）
	−	−	+	⑪形式性（ゴリラ→ドリア）
	−	−	−	⑫語性（ステッチ→クラッカー）
− （非語）	+		+	⑬視覚音韻性（あすなろ→アスカナ）
	−		+	⑭音韻性（並木→ミカナ）
	−		−	⑮新造語（持参金→モッシンキ）
⑯記号素性（かけうどん→カケフドウ）				
⑰音断片・関連あり（目標語の音を部分的に含む）（じんましん→ジマ）				
⑱音断片・関連なし（目標語の音を全く含まない）（じんましん→セ）				

⑥より

対応が著明に障害されているため意味情報のみをもとにした意味性錯読（警官→オマワリサン）が生じる．

　表層失読ではLARC（Legitimate Alternative Reading of Components）エラー（正書法的代替錯読≒類音性錯読）が観察されるが，低親密度の非典型読みや例外語に多くみられる．他に読み方がある場合，より典型的な読み方が採用されてしまい，「首輪」を日本語にない「シュリン」と読んでしまうが，意味理解障害があるために修正できない．

　筆者らは作成した単語音読課題を失語症例64名に行い，2,000以上の錯読反応から，目標語と視覚的，意味的，音韻的に類似しているか，あるいは単語か非語かといった観点から18種類の錯読に分類することを試みた［表3][3,4)]．まず，無反応，迂言，保続，LARCエラー（例: 着物→チャクブツ），部分読み（例: 砂時計→トケイ），熟語化の誤り（例: 決→ケッサイ）を分類する．それ以外の錯読を単語か非語かで分け，目標語との視覚的類似（文字を共有するか），意味的類似，音韻的類似（音を共有するか）の有無によって分類し，さらに非語では記号素性錯読，音断片の音的関連性の有無（目標語の音を部分的に含むか否か）で分類する方法である．錯読には音韻表象や意味表象の活性化の程度が反映されると考えられるため，このような観点から錯読を捉えることは，患者の障害構造を知る手立てになりうると思われる．

Rule 5　障害構造から訓練法を考える

　純粋失読や純粋失書，失読失書では，視覚・視空間認知の障害の有無や重症度を把握し，視覚認知や視空間認知機能をできるだけ向上させる必要がある．写字障害がある場合はそれに対しても訓練を行う．文字を用いる場合は文字種による違いを確認し，単語レベルで一部読解や音読・書字反応が得られるようなら，表記妥当性，語長，親密度，心像性などを考慮した刺激語を用いる．音読練習では正答率だけでなく，音読時間も測定するようにすると，改善の傾向が捉えられやすい．

　失語性失読では，失語症状全般を把握しつつ，音声言語の症状と乖離がある場合は音声言語と文字言語を併せた訓練を行う．例えば，SLTA 上，単語レベルで，聴理解と読解，音読と読解，復唱・音読と呼称，漢字音読と仮名音読，呼称と書称などの成績差がある場合，良好なモダリティを使って障害のある能力を向上させる訓練法はよく使われる．発話障害が重度だが単語の音読が一部可能な場合，語長が短かく表記妥当性や心像性・親密度が高い語で音読練習することで，発話の改善につながる症例をしばしば経験する．意味理解障害が背景となった LARC エラーや類音性の錯読・錯書がある場合は，読解能力の改善や理解できる語彙の拡大など意味理解を改善させる訓練が重要である．音韻障害が背景となった語彙性効果や語彙化錯読がある場合は，1 文字の音読・書取，モーラ分解・抽出，非語復唱や音韻操作課題など音韻に対する訓練が必要である．キーワード語を用いた仮名訓練の導入も検討する．

側頭葉後下部型失読失書を呈した症例[5)]

　60 歳代，男性，右利き．脳挫傷にて受傷し，2 カ月後失読失書に対する言語リハビリ目的で来院された．視野障害，麻痺，記憶障害はなく，失読失書および軽度の健忘失語を認めた．MRI では，病巣は中～下側頭回の皮質下および下側頭回後部の皮質・皮質下であり，紡錘状回への伸展はみられなかった．SLTA では，口頭命令に従う 6/10，呼称 9/20，漢字単語音読 0/5，書字命令に従う 6/10，漢字単語の書字および書取 0/5 であった．RCPM (Raven's Coloured Progressive Matrices) 26/36，Kohs 立方体組み合わせテスト IQ 81，失語症語彙検査の語彙判断 76%（単語 85%，非語 66%），標準抽象語理解力検査は聴理解 78%，読解 44%，失語症

彙検査の類義語判断課題は聴理解 100%，読解 60% と，視覚性の非言語性知能検査や語彙判断，読解で低下がみられた．音読では漢字語で親密度効果，心像性効果がみられたが，一貫性効果や語彙性効果はみられなかった．誤反応は，漢字の低心像語で無反応（例: 秀才→わからない）や部分読み（例: 皮肉→焼いて食べるやつ・・ナニニク？　トリニク？）が多く，意味性錯読は高心像語に少数みられた（例: 石油→ケイユ？　ガソリン？）．

　失語性失読においては，一般的に深層失読に意味性錯読と心像性効果，表層失読に LARC エラーと一貫性効果がみられ，これらは同一の症例では共存することはあまりないが，非失語性失読である本症例では心像性効果と親密度効果がみられ，意味・音韻表象に至る前の高次文字処理の障害で生じていると考えられた．

　訓練として，①単一図形や錯綜図形のなぞり書き，点をつないだ線パターンの模写，画数を操作した漢字語の写字，②線画を提示し漢字語の目標語や関連語の選択写字，それを用いた線画呼称や漢字語音読・書字，③理解できる漢字語を増やす読解課題，④ひらがなで提示した短文の動作絵の選択写字および辞書を用いた漢字への変換，⑤心像性や親密度を障害の程度に合わせた漢字語の音読など，より高次な文字処理能力を強化する練習を行った．

　失語症状はごく軽微となり SLTA 総合評価尺度は 2 カ月時 8 点から 4 カ月後 10 点に向上した．視覚認知系の処理能力，仮名での短文レベルの書字能力，音読や書字可能な漢字語が増加するなど改善がみられたが，視覚性処理速度の低下や低心像・低親密度の呼称や漢字語の音読・書字の障害は終了時までみられた．

1 STEP UP

　「漢字に選択的な」失読失書，「漢字が優位に障害された」純粋失読といった表現が文献上も多くみられるが，漢字と仮名の処理は異なるのか，解剖学的な違いがあるのかについては最近でもさまざまな立場から論じられている[6,7]．

　櫻井[6,7]は，機能的 MRI（Magnetic Resonance Imaging）の賦活研究と損傷研究の結果をまとめ，「漢字も仮名も後頭葉底面から後頭側頭葉移行部に至るほぼ同じ部位で視覚処理されている」が，その後，「漢字は紡錘状回中部・下側頭回（37 野）を中心に処理されるのに対し，仮名はそれより後方の紡錘状回後部・下後頭回（18/19 野）で処理される」と述べ，漢字と仮名で異なる脳部位と処理経路を想定している．一方，辰巳ら[7]は，漢字と仮名の処理システムは同じという観点で

論述し,「後頭葉はいろいろな視覚情報処理に関わるので,損傷されると文字情報の質が低下」し,「その場合,文字列の同時認知が困難になることがあり,代償的に1字ずつたどりながら認知する事態が生じ得る」,また「文字は普通小さいので線分の密度が高く,かつ形の類似したものが多い」と述べている.後頭葉損傷による純粋失読では,前者の病態で文字数の多い仮名語の読みの同時認知が障害され逐字読みとなり,後者の病態で画数が多く複雑な漢字語の読みがより障害される可能性がある.彼らによると,文字情報の処理に損傷が加わると,その後の単語の音読処理に影響を与え,同音疑似語効果や心像性・親密度効果といった属性効果が生じうるとしている.後頭葉から後頭側頭葉移行部に至る過程で単語の視覚的処理は進むが,形態的に複雑な漢字単語は,文字を1文字しか同定できない,文字の特定を誤る,文字の組み合わせを誤るといったより高次な文字処理の障害を受ける.その結果,単語の音韻表象を活性化するだけの十分な視覚処理や文字処理がなされず,側頭葉後下部型失読失書の病態(漢字に強い障害)が生じるのではないかと考えられる.

症例で挙げた側頭葉後下部型失読失書例でも最終的に漢字の失読失書症状が残存したが,漢字語と仮名語を処理する脳部位や処理経路が異なるというより,漢字と仮名の視覚形態の特徴や単語属性を反映した処理の違いとして理解されうるものと考える.

■ 文献

1) 種村　純,編.やさしい高次脳機能障害用語事典.ぱーそん書房.2018.
2) 伏見貴夫.認知神経心理学.In: 鹿島晴雄,大東祥孝,種村　純,編.よくわかる失語症セラピーと認知リハビリテーション.永井書店; 2008.p.60-83.
3) 新貝尚子,今井眞紀,金子真人,他.単語音読検査・簡易版の開発.高次脳機能研究.2015; 35: 91.
4) 新貝尚子,金子真人,春原則子,他.錯読反応の分類～単語音読検査・簡易版の開発から～.高次脳機能研究.2016; 36: 66-7.
5) 新貝尚子,伏見貴夫,他.側頭葉後下部損傷例における漢字の失読失書の精査.高次脳機能研究.2006; 26: 74.
6) 櫻井靖久.漢字と仮名の PET スキャン.神経研究の進歩.2002; 46: 875-82.
7) 櫻井靖久,辰巳　格,渡辺真澄.紙上討論『「漢字」と「ひらがな」の知覚部位は同じか?』BRAIN & NERVE: 神経研究の進歩.2016; 68: 959-75.

2章 失語症

5 認知コミュニケーション障害に対する評価，言語治療，右半球，外傷性脳損傷

川崎医科大学高齢者医療センター　リハビリテーションセンター　植谷利英

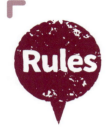

1 ▶ 失語症，運動障害性構音障害の有無を評価する．
2 ▶ コミュニケーション障害の基盤となる認知機能を評価する．
3 ▶ 言語・コミュニケーション能力を評価する．
4 ▶ コミュニケーション障害の基盤となる認知機能障害に対する訓練を行う．
5 ▶ 言語・コミュニケーションに対する言語治療を行う．

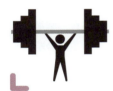

Rule 1　失語症，運動障害性構音障害の有無を評価する

　外傷性脳損傷により失語症や運動障害性構音障害の症状を呈する場合がある．また，ごくわずかだが，右半球損傷により失語症を生じることがある．これらの症状の有無や程度を判定することは，コミュニケーション障害を捉える上で重要な情報となる．外傷性脳損傷者による運動障害性構音障害の発現率は30%程度と報告されている[1]．また，外傷性脳損傷による失語症の発現率は19%[1]，重度の外傷性脳損傷者で11%という報告がある[2]．失語症が疑われる場合は，WAB失語症検査や標準失語症検査（SLTA），掘り下げ検査を行い，失語症の有無や程度を判断し，コミュニケーション場面への影響があれば，語彙や文など必要なレベルでの訓練を実施していく．運動機能障害による構音障害が疑われた場合には，標準失語症検査補助テスト（SLTA-ST）や標準ディサースリア検査（AMSD）を行い，必要に応じて構音

訓練を行う．ただし，注意障害など失語症の評価に関わる高次脳機能障害を呈している場合も多いため，他の認知機能の影響も考慮しながら評価をすすめていく必要がある．

Rule 2　コミュニケーション障害の基盤となる認知機能を評価する

　右半球損傷や外傷性脳損傷や認知症といった後天性脳損傷により生じるコミュニケーションの問題は，認知コミュニケーション障害（cognitive communication disorders: CCD）と呼ばれ，社会生活上に大きな影響を及ぼす．

　「認知コミュニケーション障害とは，認知機能の障害によって生じるコミュニケーションの特徴を表す用語である．コミュニケーション障害には，聞くこと，理解すること，話すこと，読むこと，書くこと，会話のやり取り，社会的コミュニケーションの問題が含まれる．これらの障害は，注意，見当識，記憶，組織化，情報処理，推論，問題解決，実行機能，または自己制御といった認知機能の障害の結果として生じる可能性がある[3]」このような認知コミュニケーション障害は，脳損傷者の75％以上で認められるという報告がある[4]．例えば，会話における主題の維持や話題の転換，内容の理解には注意機能や遂行機能，記憶といった認知機能の関与が考えられている[5]．認知機能とコミュニケーションとの関係については，まだ解明されていないことも多いが，失語症のような形式的な言語の問題がないにもかかわらず，コミュニケーションにおいて問題が認められる場合，必ずその基盤となる認知機能との関連を考慮することは重要であり，注意，見当識，記憶，実行機能，視空間認知機能など認知機能の評価は必須である．各認知機能に対する検査としては，Trail Making Test 日本版（TMT-J），標準注意検査法（CAT），WAIS-IV知能検査，ウェクスラー記憶検査改訂版（WMS-R），リバーミード行動記憶検査（RBMT），日本版BADS遂行機能障害症候群の行動評価，Wisconsin card sorting test（WCST），BIT 行動性無視検査日本版，標準意欲検査法（CAS）などが挙げられる．詳細は，5-1, 6-2, 7-1, 8-1, 9-1 を参照されたい．また，脳外傷者の認知-行動尺度（TBI-31）は，生活上観察可能な項目である「健忘性」，「易疲労性・意欲の低下」，「対人場面での状況判断力の低下」，「固執性」，「情動コントロール力の低下」，「現実検討力の低下」，「課題遂行力の低下」について評価でき[6]，コミュニケーションに大きく影響する社会的行動障害を評価するために有用である．

5. 認知コミュニケーション障害に対する評価，言語治療，右半球，外傷性脳損傷

Rule 3　言語・コミュニケーション能力を評価する

　Rule 1 で言語能力に問題がないかどうかを確認した後は，言語に限らず非言語的機能を包括したコミュニケーション能力について評価を行っていく．

　まずは，患者さんとの会話の中で，コミュニケーション場面の観察を行い，言語面や行動面で気づいたことや具体的な問題点を抽出していき，記録する．これらの情報は，主観的な評価であるが，認知機能との関わりを考えたり，訓練プログラムを考えたりする際に重要な手がかりとなる．もちろん家族からのコミュニケーションに関する情報も重要である．

　脳損傷者の言語・コミュニケーション能力を評価する際には，談話（文より大きい言語単位で，あるまとまりをもって展開した文の集合[7]）レベルの評価が行われる．談話の評価には，系列絵やまんがの説明，状況画の説明，会話などが用いられ，その発話内容を録音し，文字としてすべてを書き起こし，具体的な内容に関して，主題の適切さ，順序性，効率性，関連性，結束性など様々な要素に関する質的な分析を行う[8]とともに，量的な分析を行うこともある．この量的な発話分析には，助詞，助動詞を除いた単独で文節を構成できる自立語数や発話数，発話時間の他に，文脈において理解でき，絵との関係が的確で情報として有益な関連性があるものをCorrect Information Units（CIUs）としてカウントする分析方法がある．発話の中でCIUs が占める割合である%CIUs や 1 分間の CIU 数を示す CIUs/min などが情報伝達の効率性を示す指標として有効であることが報告されている[9]．本邦における談話水準の検査としては，SLTA-ST の「まんがの説明」検査，「脳外傷談話機能検査（試案）」[10]，「認知症のための談話評定法」[11]が挙げられる．

　さらに，社会生活における問題を検出するためには，談話レベルで問題となる語用論（文脈を考慮して用いられたことばの意味や働きを考察する[12]）的障害を含めた幅広い言語行動を包括するコミュニケーション能力を評価することが重要である．現在，脳損傷者の談話や言語行動に関する検査および評価法については，諸外国で開発されたものが散見される[13,14]．Bryan[14]の "The Right Hemisphere Language Battery Second Edition" は右半球損傷によるコミュニケーション障害の包括的評価として刊行され，臨床適用されている[15,16]．これは，1）比喩表現の聴覚的理解検査，2）比喩表現の読解検査，3）隠喩の理解検査，4）ユーモアの理解検査，5）語彙理解検査，6）プロソディーの産生検査，7）談話分析評価尺度という 7 つの下位検査から構成される右半球損傷者を対象とした言語コミュニケーション評価法で

[表1] Bryanの "The Right Hemisphere Language Battery Second Edition" より「談話評価尺度」の評価項目と内容

評価項目	評価内容
あいさつなどの表現	あいさつやお礼などができていて，丁寧さや親しみやすさがあるかどうか
ユーモア	会話中に適切なユーモアが認められるかどうか
質問	会話中に適切な質問をすることができるかどうか
主張	会話中に批評や説明，意見など主張的な発言が認められるかどうか
ナラティブ	適切な長さで，話題を維持して話すことができるかどうか
多様性	会話中に主題に沿って話が展開できていて，内容に多様性があるかどうか
礼節	会話相手や状況に合わせて礼儀的にふるまえるかどうか
話者交替	会話中，話し手と聞き手が交互に適切なやりとりが行えるかどうか
反応のタイミング	会話中の反応のタイミングが適切で，会話が正常にかみ合っているかどうか
話の理解	会話中，話し手と聞き手が内容を誤解することなく，正常に理解できているかどうか
プロソディー	アクセントやイントネーションが正常かどうか
構成（補）	会話中，主題や内容が正しく整理されているかどうか
完成度（補）	会話から正常で本質的な情報が得られるかどうか
アイコンタクト（補）	会話中にアイコンタクトが正しく行われているかどうか
ジェスチャーの使用（補）	会話中のジェスチャーの使用が適切かどうか

（補）は補助項目を示す

(Bryan K. The Right Hemisphere Language Battery. 2nd Ed. London: Whurr Publishers Ltd.; 1995[14].)

ある．このうち，7）談話分析評価尺度の "Discourse analysis rating scales" は，会話場面の言語特性を包括的に評価できる尺度となっており，基本評価とそれに関連する補助評価の2領域で構成されており，詳細は［表1］に示す．評定は最高4点から最低0点までの5段階評価で，各項目で評価基準が設けられており，得点が高いほど各評価項目において測定対象とする諸能力が高いことを示しており，包括的にコミュニケーション行動を捉えるために有用な評価である[17]．さらに，本邦で用いられている評価としては，認知コミュニケーション障害のスクリーニング検査として，後天性脳損傷者のための認知コミュニケーションチェックリスト日本語版（Cognitive Communication Checklist for Acquired Brain Injury: CCCABI 日本語版）[18]があり，日常生活の実用的コミュニケーション活動および参加に問題があるか，特定の機能に問題があるかどうかをチェックし，45項目のうち1つでも問題点

5. 認知コミュニケーション障害に対する評価, 言語治療, 右半球, 外傷性脳損傷

があると判断された場合には, ST による総合評価を推奨している[19]. 種村ら[20]は, 外傷性脳損傷者にみられるコミュニケーション障害の諸特徴の実態を明らかにするために前述した SLTA-ST の 4 コマまんがの説明から得られた物語談話の誤反応分析を行うことで多彩なコミュニケーション障害を検出することができ, 言語, 視覚認知, 知能, 人格にわたる多彩な障害がコミュニケーション行動に現れることを明らかにしている. その他, コミュニケーションに関わる検査としては,「実用コミュニケーション能力検査 (CADL)」,「日本語版 Pragmatic Rating Scale」[21]などが挙げられる.

Rule 4 コミュニケーション障害の基盤となる認知機能障害に対する訓練を行う

治療については, コミュニケーション能力に関与すると考えられる注意, 視空間認知, 遂行機能, または, 統合, 段階づけ, 判断, 推論, 問題解決などのさまざまな認知機能に対する訓練が求められる. 注意障害に対する選択性注意課題や遂行機能障害に対する問題解決課題, 記憶障害に対する記憶の代償手段の獲得など, 各個人の障害に応じた認知機能の訓練が必要と考えられる. また, Henderson ら[22]は, 外傷性脳損傷者のナラティブ (物語, 語り) の改善を目指し, 談話訓練と attention process training-2 (APT-2) を組み合わせた訓練を行い, 効果を得ている. APT-2 は Sohlberg らによる注意障害に対する体系的な訓練法であり, 持続性注意, 転換性注意, 選択性注意, 配分性注意に対する課題が設定されている. 詳細は, 7-2 を参照されたい. 認知機能障害の治療がコミュニケーション障害の改善に及ぼす影響については, まだ不明な点も多いが, 両者の関与は明らかであり, 認知コミュニケーション障害の治療において, 認知機能障害に対する訓練は切り離せない.

Rule 5 言語・コミュニケーションに対する言語治療を行う

治療としては, 談話レベルで行われることが多い. 例えば, 談話構造や推論過程に対しては, 状況画の説明やセリフのないまんがの説明, 物語や会話場面などを使用する. 内容としては, タイトルをつける, 文章に見出しをつける, それらの主題を述べてもらうといったことが挙げられる. また, 系列絵を順番に並べ替えたり, 段落や文に分けられた物語を統合したりする課題が用いられる. 難易度は, 課題で

使用する絵や話題の状況の複雑さで調整していく．課題を行う際には，セラピストが正しい方向へ導くための声かけや誘導を手厚く行うことが重要である．Hendersonら[22]が外傷性脳損傷者の談話訓練に用いた discourse processing treatment（DPT）は，談話の系統的な訓練となっている．段階1は，参加者に系列絵を見せ，セラピストは絵と対になった特定の理解に関する質問をして理解度を探る．質問に対して正しい情報が得られるようにするために，回答中に足場かけ，プロンプト，繰り返しが用いられる．段階2は，物語の手引き（物語の設定，問題，内面的な反応，行動/計画，結果，解決の6つの要素が叙述されたもの）を使用しながら，参加者は物語について語り，その発話は録音される．段階3は，セラピストは段階2で録音したものを再生し，参加者に不足している情報や誤った情報を特定してもらう．段階4は，セラピストは，プロンプトや足場かけの手法を用いて，参加者に不足している情報を補い，誤った情報を修正するのを支援する．段階5は，参加者に物語の手引きなしで再び物語を語ってもらう．藤田[23]は，認知・コミュニケーション障害の対応として，言語指導にとどまらず，その基底にある認知機能障害に対する訓練を行うとともに，社会生活や社会活動への般化を意識して行うことが重要であると述べている．コミュニケーションの訓練は，常に社会生活を意識して行われるべきであり，そのための社会的コミュニケーションスキルを意識したグループ訓練は有益な訓練法である．

20歳代男性，無職，右利き．【現病歴】20XX年Y月ふらつき，意識消失．救急搬送され，脳出血と診断．同日，開頭血腫除去術施行．Y+2カ月，脳動静脈奇形摘出術施行．【既往歴】特になし【画像所見】右視床から被殻にかけての広範囲の病巣を認める．脳ヘルニアを認める．【神経学的所見】四肢麻痺．【評価】認知機能の評価結果を［表2］に示す．CATの成績は，年齢平均で比較し，大きな問題は認められなかった．次に，談話評価の評価結果を［表3］に示す．

　次に，本症例の行動面の問題点を以下に示す．
・課題に取り組むまでの時間が非常に短い
・目先の出来事に左右されやすい
・効率的な探索ができない
・課題遂行時に最終までの方略をたてることが困難
・見直しをしない

5. 認知コミュニケーション障害に対する評価，言語治療，右半球，外傷性脳損傷

［表2］認知機能の評価成績

認知機能の評価	Y＋3カ月	Y＋5カ月
WAIS-Ⅲ	VIQ　92 PIQ　63 FIQ　76	VIQ　115 PIQ　94 FIQ　106
三宅式	有関係対　9-10 無関係対　2-5-8	有関係対　9-10 無関係対　6-10
BADS	総プロフィール得点 15（平均以下）	総プロフィール得点 24（きわめて優秀）
BIT	通常検査合計得点 125/146 行動検査得点 78/81	通常検査合計得点 146/146 行動検査得点 81/81

［表3］言語・コミュニケーション機能の評価成績

談話評価	Y＋3カ月	Y＋5カ月
SLTA-ST まんがの説明 （黒猫と白猫）	段階評価　　6 主題の理解　2	段階評価　　6 主題の理解　2
Discourse analysis rating scale （Bryan, 1995） （※ Control 平均: 39.57±1.04）	25/44	33/44

・部分にとらわれ，全体がみえない

・必要以上に細かい部分にこだわる

さらに，コミュニケーション面の問題点を以下に示す．

・情報を統制することが困難で，内容においてまとまりのなさが目立つ

・唐突に会話を開始する

・言いたいことがあると，話の流れを止めてでも主張する

・やりとりをする相手の表情など情動的な変化に対する感受性が鈍い

・推測を要する解釈が困難

・それまでの流れとつじつまが合わなくても，直前に出された情報に反応し，答えを短絡的に出してしまう

・漠然とした情報の処理において困難を示す

・系統的な質問ができず，前後関係のまったくない質問をする

上記から，認知機能に対する訓練としては，注意課題，情報処理課題，遂行機能課題を行った．同時に，コミュニケーション障害に対する治療としては，談話レベル

で情景画や系列画を用いて段階的な訓練を行うとともに，設定した場面における
シュミレーションや問題解決などを実施した．経過の中で，認知機能障害につい
ては，評価成績のように，開始時よりも全体的に大きな改善を認めた．しかし，言
語・コミュニケーション機能の評価成績では，改善が得られたものの，唐突な会
話の開始や，やりとりをする相手の表情など情動的な変化に対する感受性が鈍さ
や漠然とした情報処理の困難さなどの認知コミュニケーション障害は残存してい
た．この症例のように，認知コミュニケーション障害は長期にわたり，社会生活に
影響を残す可能性があるため，周囲への周知なども含め長期的な援助が必要と考
えらえれる．

1 STEP UP

　American Speech-Language-Hearing Association（ASHA）[24]は，認知コ
ミュニケーションに関して，ガイドラインを作成し，次のことに該当する場合な
ど，専門家に相談することをすすめている．
・自らの行動の結果を予測することが難しい
・組織化することが不十分で，問題解決や判断が限定されている
・困難の程度の認識が限定的; 社会的に不適切な行動を示す
・時間とお金の概念の難しさ
・ルールを守るための自己規律と自己監視が難しい
・ルーチンやスケジュールの変更が難しい; 新しいルールを学ぶのが難しい
・限定的なコミュニケーション:
　　　適切な単語を選んだり，名前を覚えたりするのが難しい
　　　現在の出来事や個人的な経歴に関する記憶や知識が限定されている
　　　会話での応答は多弁，冗長，または脱線する場合がある
　　　質問から提供された情報について詳しく説明するが，話題を適切に切り替え
　　　たり，会話を開始したり，終了したりすることができない
　　　ユーモアの欠落や誤解
　　　非言語的コミュニケーション（すなわち，表情や身振り）の理解が難しい
　　　抽象的な情報を理解するのが難しい

5. 認知コミュニケーション障害に対する評価，言語治療，右半球，外傷性脳損傷

■ 文献

1) Safaz I, Alaca R, Yasar E, et al. Medical complications, physical function and communication skills in patients with traumatic brain injury: A single centre 5-year experience. Brain Injury. 2008; 22: 733-9.

2) Gil M, Cohen C, Korn C, et al. Vocational outcome of aphasic patients following severe traumatic brain injury. Brain Injury. 1996; 10: 39-45.

3) College of Audiologists and Speech-Language Pathologists of Ontario. Practice standards and guidelines for acquired cognitive communication disorders. 2015 〈http: // www.caslpo.com/sites/default/uploads/files/PSG_EN_Acquired_Cognitive_Communi cation_Disorders.pdf〉

4) MacDonald S. Introducing the model of cognitive-communication competence: A model to guide evidence-based communication interventions after brain injury. Brain Injury. 2017; 31: 1760-80.

5) Myers PS. Right Hemisphere Damage: Disorders of communication and cognition. San Diego: Singular; 1999. p.101-34.

6) 久保義郎，長尾初瀬，小崎賢明，他．脳外傷者の認知―行動障害尺度（TBI-31）の作成―生活場面の観察による評価．総合リハ．2007; 35: 921-8.

7) 大辞林 4.0．In: 松村　明，編．東京: 三省堂; 2019.

8) Myers PS, Blake ML. Communication Disorders Associated with Right-Hemisphere Damage. In: Chapey R. Editors. Language Intervention strategies in Aphasia and Related Neurogenic Communication Disorders 5th ed. Lippincott Williams & Wilkins; 2008. p.963-87.

9) Nicholas LE, Brookshire RH. A System for Quantifying the Informativeness and Efficiency of the Connected Speech of Adults With Aphasia. J Speech and Hearing Res. 1993; 36: 338-50.

10) 坂本佳代，藤田郁代．脳外傷に伴う認知コミュニケーション障害．In 阿部晶子・吉村貴子，編．標準言語聴覚障害学　高次脳機能障害学．第 3 版．東京: 医学書院; 2021．p.268-279.

11) 本多留美．認知症のための談話評定法．In: 廣實真弓，編著．気になるコミュニケーション障害の診かた．東京: 医歯薬出版; 2015．p.177-9.

12) 加藤重広．日本語語用論のしくみ．In; 町田健，編．シリーズ日本語のしくみを探る 6．東京: 研究社; 2004．p.1-50.

13) Brookshire RH, Nicholas LE. The discourse comprehension test. Tucson AZ: Communication Skill Builders; 1993.

14) Bryan K. The Right Hemisphere Language Battery. 2nd Ed. London: Whurr Publishers Ltd.; 1995.

15) Zanini S, Bryan K, De Luca G, et al. The effects of age and education on pragmatic features of verbal communication; Evidence from the Italian version of the Right Hemisphere Language Battery（I-RHLB）. Aphasiology. 2005; 19: 1107-33.

16) Pisula E, Pudło M, Słowińska M, et al. Right cerebral hemisphere language and communication functions in females and males with autism spectrum disorders and normal intelligence. Psychology of Language and Communication. 2018; 22: 372-93.

17) 植谷利英，伊澤幸洋，種村純ら．右大脳半球損傷者の言語行動特性について―談話分析評価尺度の成績から―．高次脳機能研究．2022; 42: 220-8.

18) 廣實真弓（訳）．後天性脳損傷者のための認知コミュニケーションチェックリスト日本語版．〈https://brainandcommunication.ca/cccabi/〉

19) 廣實真弓．認知コミュニケーション障害: 社会生活支援と ST の役割．神経心理学．2021; 37: 71-80.

20) 種村　純, 椿原彰夫．外傷性脳損傷後の認知コミュニケーション障害．リハビリテーション医学．2006; 43: 110-9.

21) 藤本憲正, 中村　光, 伊澤幸洋, 他．語用論的コミュニケーション評価尺度の開発: 日本語版 Pragmatic Rating Scale の信頼性．コミュニケーション障害学．2015; 32: 11-9.

22) Henderson A, Roeschlein MA, Wright HH. Improving discourse following traumatic brain injury: A tale of two treatments. Semin Speech Lang. 2020; 41: 365-82.

23) 藤田郁代．右半球病変・脳外傷によるコミュニケーション障害．In 鹿島晴雄, 大東祥孝, 種村　純, 編．よくわかる失語症セラピーと認知リハビリテーション．大阪: 永井書店; 2008．p.295-303.

24) 〈Cognitive-Communication Referral Guidelines for Adults. https://www.asha.org/slp/cognitive-referral/〉

2章 失語症

6 ▶ 言語知識に関するセラピー
（意味・音韻・構文）

県立広島大学　保健福祉学部保健福祉学科
コミュニケーション障害学コース　講師　津田哲也

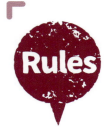

1 ▶ 意味と言語の基本的関係を知ると失語症者・家族との接し方がスムーズに！

2 ▶ 失語症者の意味的知識の障害とリハビリテーションは意味的な誤り方に注目し，セラピー素材や刺激の提示をコントロールする．

3 ▶ 音韻面の障害が疑われたら，音の構造を意識したセラピーを考慮する．

4 ▶ 構文面のリハビリテーションは文の核となる動詞や構造に焦点を当てる．

5 ▶ 訓練室以外のコミュニケーションや自然なコミュニケーション活動も意識したメニューを取り入れる．

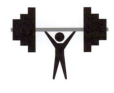

Rule 1　意味と言語の基本的関係を知ると失語症者・家族との接し方がスムーズに！

　言語コミュニケーションの枠組みは，音声や文字という言語（記号）を用いてなんらかの意味やメッセージをやりとりする活動の総称ととらえることができる．失語症は病気や怪我によって，いったん獲得した言語について，「聞く・話す・読む・書く」ことができなくなる障害である．失語症は「意味」を「言語」に変換したり，「言語」から「意味」を読み取ったりすることの障害と想定される[1]．すると，対象の名前が，「理解できない・話せない・読めない・書けない」，からと言って，「犬」の存在を忘れたり，どんなものかがわからなくなったりしているわけではないことがわかる．この点が失語症者と関わるときに極めて重要なポイントである．すなわち，失語症者は，言語という記号を扱うこと（符号化・復号化）に問題が生じてい

るのであって，指し示す対象に関する意味的知識が失われているわけではないのである．このことは，失語症を持つ当事者やご家族にとって最初はなかなかわかりにくいところかもしれない．しかし，「言えないからといって対象がわかっていないわけではない」原則を押さえると，言語セラピーや，家族指導などに役立つものと思われる．失語症者と接する態度について「話せないからと言って，小さい子ども扱いしない」など，いわれる理由はこのあたりにもあろう．

　一般に人間の使用する言語は，「意味」「音韻」「統語」といった要素によって成立していると考えられる．これらは直線的な関係ではなく，双方向的であったり，ネットワークにおける処理を経たりというのが現在主流の考え方である．本稿ではこうした背景を踏まえ，今日までに報告されている各側面の評価法やセラピーを概観する．

 失語症者の意味的知識の障害とリハビリテーションは意味的な誤り方に注目し，セラピー素材や刺激の提示をコントロールする

　現代では，意味的知識は，「犬」という概念単位で個別に脳内に保存されているというよりは，「目がある」，「ワンワン吠える」，「哺乳類である」などの意味属性がネットワークを結んでいる形で表現され，課題や対象に応じ，属性の活性エネルギーの総和によって表現されるような分散モデルが有力である．

　失語症者に対して，意味障害の有無をクリアに証明することは決して容易ではない．中村[2]は，意味障害を検出する方法として，いくつかの選択肢の中から目標項目を判断するような課題（例えば，単語と絵のマッチング課題や Pyramids and palm trees test[3] など）を挙げている．また，長らく国内に，意味に特化した評価法はなかったが，近年，意味連合検査[4]が市販化された．しかし，失語群も意味的課題で低下をきたすこともしばしばあり[5]，いくつかのテストを踏まえたり意味的エラーの出現など臨床症状の詳細な観察が重要である．典型的には，対象のことばの意味をとらえられなかったり，モダリティを超えていくつかの課題で共通するような意味的なエラーが，現れることがある．所属カテゴリー間で成績差が現れたり，下位カテゴリーレベル（ペット）に比べて上位カテゴリー（哺乳類）といったレベルでは成績が保存される場合や，単語の場合，心像性といった語彙特性の影響を大きく受ける場合がある．これらの所見を認める際には，意味の問題を疑うことが可能である．

6. 言語知識に関するセラピー（意味・音韻・構文）

　意味障害のセラピーとして代表的なものに，意味セラピーが挙げられる[6]．これはセラピーに関わる「意味的な変数」を調整したり強調したりするものである．例えば，「単語と絵のマッチング」課題は臨床で頻繁に用いられる基本的な課題であるが，ターゲット以外の選択肢とターゲットとの意味的な関係性を調整することで意味的な変数を調整できる（例，ターゲット「犬」に対し選択肢「猫・馬」/ターゲット「犬」に対し選択肢「消しゴム・金づち」）．

　筆者らは，このターゲット項目と選択肢との間の意味的な強度（意味的な変数）を3段階に分類した音声単語と絵のマッチング課題を作成し，同じ目標語をターゲットにした場合でも，課題の難度が意味的変数によってコントロールできることを示した[7]．また，意味的セラピーで，意味の判断課題を行うことにより，必ずしもターゲットの語音（語形）を提示しなくても失語症者の呼称成績が上昇する可能性も指摘され[8,9]，これらには意味的な側面の改善が関わったものと考えられる．

　意味の分散モデルにマッチしたセラピーの例としては，意味属性分析 Semantic feature analysis (SFA) が挙げられる[10]．もともとは失語症者の呼称障害など産生面をターゲットにしたセラピーであったが，重度失語例の単語理解障害への効果も報告されている[11]．SFA の手続きは，中央に目標語の絵を描き，その周囲に意味属性「カテゴリー」，「用途」，「動作」などへの質問文を提示する．そして，セラピストは対象者に対して，中央の絵に関して各意味属性を述べるように求めていくといった形で進めるものである．本邦でも，日本語話者の失語例に対しての臨床報告がある[12]．

> ### Rule 3　音韻面の障害が疑われたら，音の構造を意識したセラピーを考慮する

　失語症はしばしば音韻的な障害も認める．この場合にも喚語障害や，音韻性錯語・錯書，音韻性エラーといった症状が現れる．およそあらゆる言語活動には何らかの音韻的情報が関わる．連続する音節から，意味のない語（非語）はつくることは可能であっても，音韻情報を持たないが意味をもつ語というものは想定しがたい．そのため，純粋に音韻のみに特化するセラピーというものは制限される．しかし，日本語は「漢字」と「かな」という異なる特徴を有する文字を使う言語である．すなわち，漢字表記（例：「犬」）は，かな表記（「イヌ」）にくらべて，対象概念の意味を表す度合いが強いのに対して，文字「イ」は単独では意味情報を持たないが音韻情報（/i/）を有し，発語する際は音声 [i] と読める．日本語では，同じ概念

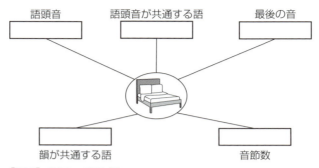

[図1] **PCA の実施例**
〔Leonard C, et al. Aphasiology. 2008[14])を基に作成（一部改変）〕

について，「犬」とも「イヌ」とも表現が可能であり，いずれも/inu/という音韻的情報を有している．このような特徴を利用したセラピーの計画が可能である．例えば，漢字-仮名変換課題や仮名文字チップの選択・配列課題について臨床的に効果が確認されている[13]．

また，海外では，音韻成分分析 phonological components analysis（PCA）がある[14]．これは，SFA に似ており，中央にターゲットの絵を提示し，その周囲にその語に関して音韻的な質問が提示される．例えば，語頭音，語頭音が共通する単語，韻が共通する語，音節数，を尋ねる，などである．これらを対象者に問い，音韻情報を十分に活性するといった方法である［図1］．

ここまでに出てきた，意味的な情報を強調するセラピーと音韻的な情報を強調するセラピーを，それぞれ意味セラピー・音韻セラピーととらえることができる．両者のうちいずれかを純粋に行うことは難しいが，対象者の困りごとや言語反応の特性から，意味的側面を重視すべきか音韻的側面を重視すべきか，ある程度狙いを絞っていくことは可能である．セラピストは，セラピーの目的を明確に，それぞれを適切に配合しながら言語セラピーの変数をコントロールしていくことが求められる．

Rule 4　構文面のリハビリテーションは文の核となる動詞や構造に焦点を当てる

失語症者における文レベルの障害は，失文法や錯文法が代表的である．また，名詞と動詞間で顕著な成績差を認める例も認められる．一般に，名詞が苦手な症例に

6. 言語知識に関するセラピー（意味・音韻・構文）

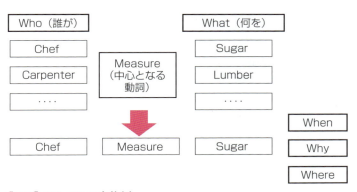

[図2] VNeST の実施例
〔Edmonds LA et al. Aphasiology. 2009[17]を基に作成（一部改変）〕

は脳の後方病変が多く，動詞が苦手な症例は前方病変が多い，という傾向が指摘されることもあるが，必ずしもその例にならうものばかりではなく，今後の研究の発展が待たれる分野である．

　文障害の発現には動詞の障害が大きく関わり，動詞は文構成のキーワードである可能性が高い，と考えられている[15]．動詞や文レベルのセラピーとして代表的なものとして，マッピングセラピーと Verb Network Strengthening Treatment（VNeST）がある．マッピングセラピーは，書面の制限上，成書をあたっていただきたい（例: 文献 16）．VNeST は，文の核（中心）となる動作語を手掛かりに，動作主と目的語からなる基本構造を意識しながら文の産生に必要な語彙を想起するセラピーである[17]．その手続きは，文の中心となる動詞（例: 測る Measure）を中央に提示し，同時に「動作主 WHO（誰が）」と「対象 WHAT（何を）」と書かれたカードを提示し，対象者にいくつかの動作主と目的語ペア（例「料理人-砂糖」「大工-木材」など）の想起を促す．次いで，主語-動詞-目的語に続く，3つの Wh-質問を提示する（When/Why/Where）．対象者にはこれらの質問に答えるように求めながら，適切な文章を産生することを促していく ［図2］．

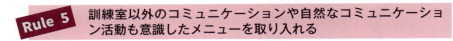

Rule 5　訓練室以外のコミュニケーションや自然なコミュニケーション活動も意識したメニューを取り入れる

　言語室での機能的セラピーで一定の改善が認められても，その効果が，訓練室内やセラピーされた語に限定し，言語室外の日常生活や非セラピー語に波及している

か，といった課題が残る．そこで，近年は，自然な速度で産生するよう求めたり，自然なコミュニケーション状況を意識したり，という試みも行われてきている．

　Conroy（2016）[18]は，正答率に加えて，呼称までの反応時間を強く意識するようなセラピー（repeated increasingly speeded production: RISP）を報告している．このセラピーでは，絵を提示して，その名前を求める呼称課題において，刺激提示から呼称までの制限時間を，セッションごとに徐々に短くし，最終的に1秒以内に呼称できることを目指すものである．従来のセラピーは，概ね10秒程の十分な反応時間が与えられる中で呼称を求めることが多いのに対して，RISPでは制限時間を経過した際にはブザー音で知らせるような工夫により，時間的なプレッシャーを意識しながら呼称課題を行う点が特徴である．自然な会話場面ではおおよそ1秒間に複数の単語が産出されることを意識したセラピーであり，この成果として，Conroyらは標準的なセラピーと同等の正答率の向上を得たのみではなく，複雑情景画の口述課題（連続的な発話が必要）について，従来セラピーよりも良好な成績であったという報告を行っている．我々も同様の課題を日本語話者の慢性期失語例3例に試み，類似の結果を確認している[19]．

　また，語用論的能力とは，「場面に適切な言語運用の能力であり，意味・音韻・統語といった言語の形式的な側面ではなく，視線や表情，ジェスチャーなど非言語的な側面，その場の状況やいきさつ等の文脈的情報を手掛かりにする力などを含む」とされる[20]．同程度の言語機能（失語症検査の成績）であっても，実際のコミュニケーションの疎通性が異なることは，しばしば臨床家が経験しているところであり，語用論的な能力の違いを反映している可能性がある．現時点で十分なセラピー体系が形成されているとは言い難いが，語用論的（pragmatic）な介入については海外でも着目されており[21]，我が国でも藤本ら2015[22]による評価法が公表されている．今後，言語室で行われたセラピーの効果が，言語室外や日常会話などのコミュニケーション場面でも十分に発揮できるような介入法やその評価法についての成果が期待される．

「単語と絵の照合課題」を行ったケース[23]

　失語症者の単語レベルの理解力を測定する際に，最も一般的な課題として，「単語と絵のマッチング課題」が多用されていることは前述した．本稿では，筆者らが実際に実施した事例報告を紹介したい．症例は30歳代右利き男性，脳出血により，流暢型失語を

6. 言語知識に関するセラピー（意味・音韻・構文）

呈し，理解障害が重篤であった．本例に対して，選択肢とターゲット語間で，意味的な関連性を3段階に統制した「単語と絵の照合課題」を行い，長期的な聴覚的理解力の改善経過を報告した．セラピー開始当初は，選択肢がターゲットと異なるカテゴリーの項目でも誤りが多かったが，経過とともに成績が向上し，異なるカテゴリーやドメインの項目が選択肢である場合では良好な成績を示すようになり，その後，同一カテゴリー内の選択肢であっても正答が可能となった．このように，意味的な関係性や類似性が遠い選択肢から始めて，徐々に関連性や類似性が近いものを選択肢として用いていくという方向で意味的変数をコントロールし，セラピーもデザインされるとよいだろう．

1 STEP UP

　言語情報処理に関わるモデルには現在まで多彩なものが提唱されてきているが，本稿では，比較的新しい言語処理モデルとして，Roelofs[24]による，WEAVER＋＋/ARC モデルを紹介したい．このモデルは，本稿で紹介した意味のモデルや統語システム，入出力辞書といった要素が脳の機能局在と対応する形で表現されており，数理的なシミュレーションでも，古典的失語タイプや認知機能障害をうまく再現できることが確認されている[24,25]．このように現在の言語情報プロセスモデルは脳神経研究や認知科学との融合がなされてきており，その発展には目覚ましいものがある．常に最新情報をアップデートできるようにアンテナを広げておくことが求められよう．

■ 文献

1) 小嶋知幸，編著．なるほど！失語症の評価と治療．東京: 金原出版; 2010．p.1-8.
2) 中村　光．意味と語彙処理．In: 笹沼澄子，編．言語コミュニケーション障害の新しい視点と介入理論．東京: 医学書院; 2005．p.75-94.
3) Howard D, Patterson K. The Pyramids and Palm Trees Test: a test of semantic access from words and pictures. Thames Valley Test Company. Bury St Edmunds, 1992.
4) 佐藤ひとみ．意味連合検査．エスコアール．千葉．2022.
5) Jefferies E, Lambon Ralph MA. Semantic impairment in stroke aphasia versus semantic dementia: a case-series comparison. Brain. 2006; 129: 2132-47.
6) 中村　光．意味セラピー．In: 鹿島晴雄，大東祥孝，種村　純，編．よくわかる失語症セラピーと認知リハビリテーション．大阪: 永井書店; 2008．p.225-35.
7) 津田哲也，津田亜希，藤本憲正，他．失語症者における意味カテゴリーレベルを統制した

聴覚的理解課題の成績．言語聴覚研究．2011; 8: 152-9．

8）中村　光，波多野和夫．呼称障害と意味セラピー; 1 失語例における訓練効果研究．総合リハビリテーション．2005; 33: 1149-54．

9）津田哲也，藤本憲正，中村　光．意味セラピーが呼称を促進した交叉性失語の 1 例．第 15 回言語障害臨床学術研究会発表論文集．2007．p.45-52．

10）Boyle M. Semantic Feature Analysis Treatment for Anomia in Two Fluent Aphasia Syndromes. Am J Speech-Language Pathol. 2004; 13: 236-49.

11）Munro P, Siyambalapitiya S. Improved word comprehension in Global aphasia using a modified semantic feature analysis treatment. Clinical Linguistics & Phonetics. 2016; 31: 119-36.

12）石井由起，春原則子．日本語慢性期流暢性失語 2 例への Semantic feature analysis (SFA) による呼称訓練の効果．高次脳機能研究．2018; 38: 442-8．

13）田中須美子．仮名文字による語の構成を用いた呼称訓練の検討―伝導失語症例に対する単一事例研究．言語聴覚研究．2006; 3: 57-65．

14）Leonard C, Laird L. Treating naming impairments in aphasia: Findings from a phonological components analysis treatment. Aphasiology. 2008; 22: 923-47.

15）瀧澤　透．失文法患者に対する動詞の訓練．失語症研究．2000; 20: 202-10．

16）土橋三枝子．文の発話障害に対するマッピング訓練．コミュニケーション障害学．2006; 23: 30-5．

17）Edmonds LA, Nadeau SE, Kiran S. Effect of Verb Network Strengthening Treatment (VNeST) on lexical retrieval of content words in sentences in persons with aphasia. Aphasiology. 2009; 23: 402-24.

18）Conroy P. Drosopoulou CS. Humphreys GF, et al. Time for a quick word? The striking benefits of training speed and accuracy of word retrieval in post-stroke aphasia. Brain. 2018; 141: 1815-27.

19）津田哲也，杉木蒼唯，中村　光．喚語障害を主症状とする失語 3 例に対する repeated, increasingly-speeded production（RISP）訓練の試み．言語聴覚研究．2021; 18: 306-14．

20）今井眞紀．集団訓練場面の談話分析からみた失語症者の語用論的能力．高次脳機能研究．2019; 39: 294-9．

21）Stahl B, Mohr B, Dreyer FR, et al. Communicative-pragmatic assessment is sensitive and time-effective in measuring the outcome of aphasia therapy. Frontiers in Human Neuroscience. 2017; 11: 223.

22）藤本憲正，中村　光，伊澤幸洋，他．語用論的コミュニケーション評価尺度の開発; 日本語版 Pragmatic Rating Scale の信頼性．コミュニケーション障害学．2015; 32: 11-9．

23）津田哲也，吉畑博代，中村　光，他．重度理解障害を伴う失語 1 例における聴覚的理解課題で示すエラーの継時的分析．言語聴覚研究．2014; 11: 12-20．

24）Roelofs A. A dorsal-pathway account of aphasic language production: The WEAVER + +/ARC model. Cortex. 2014; 59: 33-48.

25）Roelofs A. Accounting for word production, comprehension, and repetition in semantic dementia, Alzheimer's dementia, and mild cognitive impairment. Brain and Language. 2023; 238: 105243.

2章 失語症

7 拡大・代替コミュニケーション（AAC）活用訓練

県立広島大学　保健福祉学部　保健福祉学科
コミュニケーション障害学コース　コース長・教授　坊岡峰子

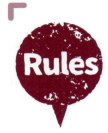

1▶ 残存（潜在）能力を評価し，AAC訓練についての説明を行う．
2▶ 多様式（multimodal）のAACの使用に向けたアプローチを行う．
3▶ ハイテクAACを使用する際は多面的な評価を行い，機器を対象者に合わせる．
4▶ AAC訓練と機能訓練を併用する．
5▶ コミュニケーションパートナーへのアプローチは必須．

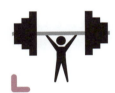

　AACとは，Augmentative and Alternative Communicationの略称であり，「拡大・代替コミュニケーション」と訳されている．ASHA（米国言語聴覚協会）[1]では，「AACとは話す以外の全てのコミュニケーション手段であり，Augmentativeとは，発話に付け加え，Alternativeとは発話の代わりに使われる手段を意味する」としている（筆者訳）．

　また，AACの国際学会であるISAAC[2]では，「AACは日々のコミュニケーションの困難さを解決するための一連のツールであり方略である」としている．さらに，「効果的なコミュニケーションは，ある個人の意図や意味が他の人に理解されることであり，その形態（form）はメッセージの理解に成功するよりも重要ではない」としている．

　AACの形態は，表情やジェスチャーなどの物を使用しないunaidedと，何らかの物（tool/device）を使用するaidedに分類される．さらにaidedは，描画やコミュニケーションブックなど電池（battery）を使用しないlow-tech（ローテク）と，コ

ミュニケーション機器やiPadやタブレットでのアプリの使用などのhigh-tech（ハイテク）に分類される.

Rule 1　残存（潜在）能力を評価し，AAC訓練についての説明を行う

　失語症のある人（失語症者）が，喚語困難時に自ら描画やジェスチャーなどを積極的に使用されることは稀であり，市販のコミュニケーションブックを手元に置いていても，自らページを開かれることは期待できない.

　そのため，AACを活用するための訓練が必要であり，まずは評価が必要である. しかし，AACを使用するための残存（潜在）能力に着目した十分な評価方法は，我が国では開発途上である. しかし，既存の検査では，実用コミュニケーション能力検査（CADL検査）や，重度失語症検査はその手掛かりを得るのに大変有効である. CADL検査では，日常のコミュニケーション活動を模擬的に実施することにより，自発的に使用されるAAC手段とその効果（実用性）を確認することができる[3]. また，重度失語症検査では，他者への非言語的な働きかけのレベルから，複数のAACについても，どのレベルからアプローチをすれば良いかを検討するために有効な情報が得られる[4]. SLTAなどの機能面の検査であっても，検査中にみられるジェスチャーや指さし，正確な書字ではないが，形態のイメージはできているなどの情報を得ることができる.

　そして，AACに焦点をあてた訓練（AAC訓練）を開始する前には必ず，失語症者本人や家族などに，AAC訓練についてその有効性をしっかり説明することが大切である. その際のポイントは，AAC訓練が発語などの改善を抑制することはなく，むしろジェスチャーをしながら自然に発語に成功したり，書字能力が向上したりすることも期待できること，発語などの機能面に対するアプローチも併行してすすめていくこと，コミュニケーションに対するモチベーションを維持・向上させる効果もあることなどである.

Rule 2　多様式（multimodal）のAACの使用に向けたアプローチを行う

　AACの使用が必要である失語症者の重症度は，中等度から重度の場合が多いが，ひとつのAACで伝達がうまくいかないと，すぐに伝達を諦めてしまう失語症者も

7. 拡大・代替コミュニケーション（AAC）活用訓練

多い．そのため，AAC 訓練をする際には，多様式（multimodal）の AAC が使える
ようにアプローチすべきである[5]．例えば，発語が不完全であれば，次にジェス
チャーを試みて，それも不明確であれば，拙劣であっても描画をしてみるなどがで
きるよう練習をしておくようにする．その際の留意点は，失語症の場合は，観念運
動失行や構成失行，視野障害などが随伴することも少なくないことを考慮し，各様
式の AAC に完璧さを求めすぎないよう留意することも必要である．そして，個々
の表出内容が不完全であっても複数の AAC により表出することで，会話の相手と
なるコミュニケーションパートナー（以下，パートナー）にとっては，伝達内容を
推測する手掛かりになることを伝えることが大切である．

Rule 3　ハイテク AAC を活用する際は多面的な評価を行い，機器を対象者に合わせる

　近年のスマートフォンや，iPad，タブレット PC などの普及に伴い，ハイテク
AAC として使用できるアプリの種類も急増している．しかし，その多くは知的障害
や発達障害児をターゲットにした小児用であり，使用されているシンボルやイラス
トは失語者には不向きなものもあるため，使用する失語症者の意向を確認すること
が必要である．

　現状では，失語症者の使用を前提としたコミュニケーションアプリは国際的にみ
ても限られており，開発途上といえる．しかし，既存のアプリでも使用者に併せて
1 画面に表示させる分割数（セル数）を変更したり，撮影した写真を選択肢として
挿入できるものも増えている．アプリなどのハイテクを使用する際には，ローテク
に比べてさらに，使用する失語症者の機器の操作能力，搭載されている単語などの
構成やカテゴリの理解能力などを総合的に評価し，能力にマッチした機器や機能を
選択することが重要となる．ひとつのアプリが誰にでも適合するということはな
く[6]，場面や目的に併せてアプリを選択し，使用者の能力に合うように調整してい
くことが必要である[7]．

Rule 4　AAC 訓練と機能訓練を併用する

　AAC 訓練の全ての場面で ST が認識しておくべき点は，AAC 訓練と従来の機能訓
練は対立するものではなく，訓練方法も分離することなく実施するということであ

る．つまり，AAC 訓練をしながらも，発語能力の改善にむけたアプローチなどを意識することである．例えば，AAC で表出された内容を ST は必ず音声言語で表出したり，漢字単語を書いて示したりすることである．それだけでも，自然に復唱したり，文字の空書や音読がみられることもある．ジェスチャーで表出された際には，動きに合わせて発語を促すと音声が表出されやすいこともある．また，写真やシンボルカードなどを使用する際には，必ずその名称などをシンボルなどの上部か下部に記載しておくことが必要であり，そのことが文字の理解や書字能力の改善につながることもある．

Rule 5 コミュニケーションパートナーへのアプローチは必須

失語症者とのコミュニケーションが成立するかどうか，より良いコミュニケーションがとれるかどうかは，パートナーのコミュニケーションスキルによるところが大きい．たとえ多様式の AAC を使用できる失語症者であっても，パートナーによっては全く使用することなく，表出を諦めてしまうことは珍しくない．つまり，失語症者が最初の表出手段で伝達しようした内容がうまく伝わらなかった際に，パートナーが別の様式の AAC による表出を促せるかどうかである．

また，誤った内容が伝達されたまま終わってしまわないことも，日常生活では重要となる．この点でもパートナーが，受信した内容をしっかりと，文字，描画，実物，写真などの AAC を用いて，失語症者に確認できるかどうかがポイントとなる．

そこで，パートナーに AAC を活用するためのスキルを習得してもらうためには，まずは ST と失語症者のやりとりの様子，特に AAC 使用の促しや，ST が受信した内容を確認する方法などに注目して観察してもらう．そして次に，失語症者からパートナーに，名詞単語などの課題語を伝達する訓練を実施する．訓練の導入時には，失語症者が漢字単語で記載しやすい，あるいは描画やジェスチャーで伝達しやすそうな課題語を選択して，パートナーに AAC の使用を促すことの必要性を理解してもらうところから始めると良い．そして，課題語の伝達終了後には，パートナーの良かった点や注意点などを伝えることが必要である．

この練習を通して，パートナーが AAC を活用するためのスキルを習得すると同時に，コミュニケーションの成立には，自分のスキルが重要であることを認識してもらうようにする．そして，コミュニケーションの成立には，パートナーが諦めず，失語症者が最大限の残存（潜在）能力を発揮できるよう，複数の AAC の使用を促

7. 拡大・代替コミュニケーション（AAC）活用訓練

し，表出された全ての内容を統合して伝達内容を推測し，内容を確認する一連の過程が必要であることを体験を通して理解してもらうことも効果的である．

これらの訓練でコミュニケーションが成立する体験により，パートナーもコミュニケーションに対するモチベーションが向上するような支援方法にも留意すべきである．

AAC 訓練に確立された方法はないが，多様式の AAC を使用する訓練としては PACE（Promoting Aphasics' Communication Effectiveness）[8]が挙げられる．実際は，その原則に忠実に則り訓練をすることには難しさもあるが，訓練方法としては活用できる部分も多い．また，欧米では失語症者の AAC 能力は，Garrett らが作成した AAC-Aphasia Categories of Communicators Checklist[9]の 6 段階の分類により示されることも多く，その分類は AAC の活用がパートナーの支援に依存する（Partner Dependent Communicators）か，自立している（Independent Communicators）かが分類の軸となっている．この自立している内の分類では，コミュニケーション機器の使用が前提となっており，我が国の実情には馴染みにくい面もあるが，Garrett らは分類ごとに，パートナーが習得すべき方略（Strategy）を示している[5]．その分類の仕方と，各 AAC 活用のレベルに応じたパートナーが目標とすべきコミュニケーションスキルの視点は大いに役立つであろう．

このように，まずは言語聴覚療法の一環として訓練を行い，次第に日常生活の出来事など ST やパートナーが知らない内容を聞き取ったり，それまでには気づかなかった失語症者の思いを知ったりすることにより，その人らしい生活の実現や生活の質の向上につなげていくことが，AAC を活用する意義であり目標である．

Aさん　発症後約 5 年，右麻痺，70 歳代女性．非流暢性非典型タイプ，中等度．簡単な質問でも，少し内容がずれた回答となることも多い．コミュニケーションには自信がなく，喚語困難や聴覚理解が困難な際には，すぐに「もういい，もういい」と諦めが早い．

訓練開始当初は，前院で作成された 50 音表とコミュニケーションブックを持参し，50 音表で語頭音を探して発語に成功することもあったが，漢字単語の書字を含め，AAC を自ら使用されることはほとんどなかった．

訓練開始後，コミュニケーションブックをページの追加などがしやすいバインダー式で，携帯しやすいサイズに変更．自由会話で登場した親族の関係と名前，ヘルパーなど日常接することの多い人物の苗字，よく行く近隣の店の名前や地名な

どを，カテゴリーに分類してコミュニケーションブックに記載．また，B5 サイズの両開き 1 カ月のカレンダー型のスケジュール帳に，毎日の出来事を 2〜3 項目程度記載（例．デイサービス・自転車，ヘルパー・カレー）．さらに，家族とドライブすることが多いので，家族が写真を撮り，それを A さんの LINE に送信．写真にはできるだけ，行き先の名称などがわかる看板や同行した人物，飲食した物などを撮影してもらうように依頼．A さんはスマートフォンは使用しておらず，10.5 型のタブレット PC で LINE を使用．使用手は非利き手の左手のみであるが，タブレットを机上に置いて操作可能．パスコードの入力，LINE の選択や写真の拡大など，基本的な操作はスムーズに実施．病前にタブレットやアプリを使用した経験はなかったが，ほぼ毎日，近隣に在住の弟さんから LINE が届き，それにスタンプを返信していることが，操作能力の向上につながっていると考えられる．

　訓練は 2〜3 週間に 1 回（60 分）で実施．訓練時には必ず近況を問うが，喚語困難の際には自ら鞄の中からコミュニケーションブック，スケジュール帳，タブレットを取り出し，その中から必要な情報を選んで伝達される．写真で大まかな内容がわかることも多いが，写真の人物との関係がわからない時には，言語聴覚士（ST）がコミュニケーションブックの人物ページを開いて提示したり，関連する話題で情報がない時には書字などを促すと，不完全な文字であっても近い形態が書けたり，近い音の発語があり，それらを統合して，推測することでコミュニケーションが成立することも多い．伝達内容が不明確な場合には，言語聴覚士（ST）もスマートフォンで地図や写真などを示し確認すると，A さんも明確に確認ができ達成感を感じる表情や反応がみられる．近況は毎回質問するため，伝達手段として有効と思われる写真や記録を準備されることが増加している．家庭で実施する宿題では，喚語および漢字単語の書字能力の向上を目的に，なるべく選択肢のあるプリント教材を渡し，ノートにも繰り返し書字練習をすることを勧めている．

1 STEP UP
多職種連携により，日常生活での AAC の活用機会を広げる
　AAC の使用は言語訓練中には使用できたとしても，日常生活に般化させることが難しいといわれることが多い．その原因の一つとして，Rule でも記載したが，コミュニケーションパートナーへのアプローチが不十分であることが挙げられ

る．そのため，もし対象の失語症者が入院中であれば，直接関わることの多い看護師，理学療法士，作業療法士などに，その失語症者に適した AAC の活用方法を説明し，院内で使用してもらえるように働きかけをする事が有効である．また，在宅であっても，ヘルパーやケアマネジャーなどに使用してもらうことが，日常生活への般化につながるきっかけになると考える．

どの専門職者も日々時間に追われて忙しいと思われるが，AAC を使用することで担当する失語症者に関する新しい発見をしたり，視覚的な伝達方法を使用することで，失語症者への伝達が確実になることなどを経験できれば，AAC を使用する機会も増えるであろう．

また，コミュニケーション機器やスマートフォン，タブレット PC などを使用する際には，理学療法士（PT）や作業療法士（OT）と連携することで，使用手の可動域に応じた設置方法や固定する補助具を紹介してもらえるかもしれないし，AAC に関心をもってもらうきっかけになるかもしれない．さらに，リハビリテーション工学の専門家や機器に強い人と連携をとることができれば，アプリや機器の機能などを，より失語症者の能力にマッチした設定に変更してもらえる可能性が高い[10]．

■ 文献

1) ASHA（American Speech-Language-Hearing Association）. Augmentative and Alternative Communication. 〈https://www.asha.org/Practice-Portal/Professional-Issues/Augmentative-and-Alternative-Communication/AAC〉（2023 年 10 月 6 日最終閲覧）

2) ISAAC（International Society for Augmentative and Alternative Communication）What is AAC? 〈https://isaac-online.org/english/what-is-aac/〉（2023 年 10 月 6 日最終閲覧）

3) 綿森淑子，竹内愛子，福迫陽子，他．実用コミュニケーション能力検査—CADL 検査—. 東京: 医歯薬出版; 1990.

4) 竹内愛子，中西之信，中村京子，他．重度失語症検査—重度失語症者へのアプローチの手がかり-. 東京: 協同医書出版; 1997.

5) Garrett LK, Lasker PJ, Fischer KJ. AAC Support for Adults with Severe Aphasia and/or Apraxia of Speech. In: Beukelman RD, Light CJ. editors. Augmentative & Alternative Communication Supporting Children and Adults with Complex Communication Needs Fifth edition. Baltimore: Brookes Publishing; 2020. p.553-603.

6) Mchelle K, Aimee D. Augmentative and Alternative Communication for People with Aphasia. In: Martine MS Editor. Clinical Cases in Augmentative and Alternative Communication. New York: Routedge; 2023. p.130-44.

7) 白川由莉奈，坊岡峰子，樋渡由依，他．失語症者の階層性アプリ操作能力—ハード面からの分析-. コミュニケーション障害学. 2019; 36: 145.

8) Davis GA, Wilcox MJ. 失語症言語治療への対話構造への導入（Chapey R, 編. 横山　巌, 河内十郎　監訳: 失語症治療の理論と実際）. 東京: 創造出版; 1984. p.177-203.

9) Kathryn LG, Joanne L. Aphasia Assessment Materials. AAC-Aphasia Categories of Communicators Checklist. University of Nebraska—Lincoln College of Education and Human Sciences. 〈https://cehs.unl.edu/aac/aphasia-assessment-materials/〉

10) 檀浦斗夢, 廣冨哲也, 坊岡峰子, 他. ブローカ失語症者によるタッチパネルを使用した視覚シンボルのスクロール及び選択操作. 電子情報通信学会論文誌 D（Web）. 2020; J103-D　3: 139-43.

2章 ▶ 失語症

8 ▶ 失語症者のグループ訓練

地域活動支援センターはるえ野　鈴木　勉
八王子市心身障害者福祉センター　須田悦子
NPO法人ゆずりはコミュニケーションズ　相馬肖美

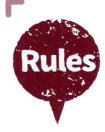

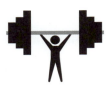

1 ▶ **具体的な組み立て（進め方・全体の注意点も含め）**: 個々の参加者が満足感を得て参加できるよう気を配り，参加者同士の相互作用が生まれるよう配慮する．

2 ▶ **コミュニケーションの改善**: グループの中でのやり取りを通して，コミュニケーションの改善を図る．

3 ▶ **心理・社会面の改善**: グループ訓練を介した心理・社会面の回復に目を向け，サポートする．

4 ▶ **言語機能の改善**: 言語機能の改善に注目して，参加者が複数いるグループ訓練の特徴を生かした訓練を行う．

5 ▶ **教材（ゲーム）の作り方**: グループ訓練の教材は目的や参加者の重症度に合わせて考え，準備し，調整する．

はじめに

　失語症のグループ訓練では，複数の失語症者がともに訓練に取り組む中で，言語面や心理面など，多様な側面に効果を期待することができる．また個別訓練に比べて，同じ時間で多くの失語症者の訓練を行うことができる．Layfieldら[1]は，失語症のグループ訓練に関する文献レビューを行い，文献が，失語症の機能障害レベルと参加レベルにおいて，グループ訓練の有効性を支持していると述べている．筆者は，個別訓練とグループ訓練とは，失語症訓練という車の両輪だと考えている．

　早期に個別訓練が終了となる傾向がある今，個別訓練終了後，あるいは個別訓練と並行して，グループ訓練を行うことは，長期にわたって，失語症者が抱える問題の軽減に役立つ．またそれは失語症者の希望に沿うことでもある．

　以下Rule1では，グループ訓練の組み立てを，Rule2〜4では，グループ訓練の目

的を，Rule5 では，教材の工夫の仕方を述べる．1STEP UP では，今後の展望に触れる．

（鈴木　勉）

具体的な組み立て（進め方・全体の注意点も含め）：個々の参加者が満足感を得て参加できるよう気を配り，参加者同士の相互作用が生まれるよう配慮する

　グループ訓練を行う際，参加者の失語症の程度に大きな差がない方が行いやすく，訓練の目的を絞りやすい．人数は，筆者の経験では10人以内が望ましい．訓練時間の間座位がとれ，落ち着いてその場にいられる人は訓練の適応となる．訓練時間は，40～90分が行いやすいが，参加者や施設の状況等に合わせて設定する．場合によっては20分程度で行う．

　開始前に，そのグループに合わせて課題の準備を行う（Rule 5 参照）．

　実施の際，参加者は互いの顔が見えるように座る．ホワイトボードをおき，板書を行い，情報が共有できるよう工夫する．注意障害のある人がいる場合には，座る位置に留意する．板書だけでは理解が不十分な人には，個別に文字を提示し補ってもよい．進行を中心的に行う言語聴覚士（ST）の他に，板書や，失語症が重度の人の補助を行うSTや施設のスタッフ等が複数いると安心である．

　1回の訓練の流れは「開始の挨拶」→「導入課題」→「本課題」→「終わりの挨拶」のように組み立てることが多い．流れを固定しておくと，進行の予測がつけやすく，重度の人も安心して参加できる．

　「導入課題」では"出席確認"や"体調の確認"，"最近のニュースの確認"など，参加している全員が無理なく答えられるものや，"言葉の体操"など，身体や発声発語器官を動かすウォーミングアップ的なものを組み合わせて行う．

　「本課題」では，その日のメインとなる課題を行う．毎回課題を変える必要はなく，一つの課題を複数回に分けて実施したり，いくつかの課題を順に繰り返してもよい．重度の人が多いグループでは同じ課題を繰り返し行うことで，課題に慣れて反応がよくなる．実際に課題を行うと，想定した難易度と異なることがある．その場合には，臨機応変な対応が求められる．

　訓練の中でSTは以下の点を心がける．

・参加者の能力が最大限引き出されるように働きかけ，全員が偏りなくそれぞれの可能な方法で参加できる機会を持てるようリードする．
・参加者全員が，課題を理解して参加できるよう，課題の説明や進行の速さを一番

重度の人に合わせる．
・個々の参加者が満足感を得て参加できるよう気を配る．適切な反応に至らなかった場合も即座に否定せず，他のヒントを与えたり，他の参加者の協力のもとで正答できるよう働きかける．
・STが一方的に指導をするのではなく，参加者同士の相互作用が生まれるよう配慮する．
・参加者が主体性をもって楽しく参加できるよう心がける．
・発語面ばかりでなく，課題の理解度や参加者同士の交流の程度に目を向ける．

（相馬肖美）

 コミュニケーションの改善：グループの中でのやり取りを通して，コミュニケーションの改善を図る

　コミュニケーションの改善を主な目的としたグループ訓練の意義は，「言語機能の改善」「場に即した会話技術の獲得」「様々な代替コミュニケーション手段の獲得」によって，よりよく相手と通じ合う能力を高めることにある．自分の考えを失語症の参加者に伝達するだけでなく，相手の意図をくみ取り理解するために，今まで学んできた様々な手段を自ら駆使する能力が要求される．STは各参加者の目標に加え，会全体のその日の目標（ex. 今日は書字中心），グループ体制（課題を個々人で行うか，何人かで組んで行うか，など）を定め，それに沿って言語課題や会話練習のテーマを決めるとよい．課題には，互いの好みを聞き合うものや，チームごとに話し合って答を決める三択クイズ，隣席の人を皆に紹介する「他己紹介」，決められた日程と予算で作る旅行計画，2人一組で言語課題をクリアする双六など，楽しみながらやり取りの練習となるものを取り入れる．

　グループ訓練を行う中で，コミュニケーションの多様な面に改善を認めることができる．近況報告やテーマを決めた会話のやり取りの中で頻繁に観察されるのは，「聞く力」の改善である．多人数の発話が交叉する中で，自分に必要な情報だけを取り出し話題を展開する力には，驚かされることがある．また，発話を止めることが難しい失語症者であっても，話題を絞って発話する抑制行動が見られるようになる．

　さらに，模倣学習による会話手段の獲得にもグループ訓練は有効である．周囲を観察し，自ら書いて示す，指で数字を表す，描画やジェスチャーやタブレットを操作して伝達するといった行動を獲得するケースもある．重度失語症者も，他の参加者の表現方法を見倣い，自分なりの手段で話題提供ができるようになっていく．ST

は肯定的なフィードバックでそれらの行動を強化するとともに，必要に応じて書字や指数字など様々な手段で補助を行い，参加者同士の会話が成立するように導く．

こうした変化を捉えるには，Elmanら[2]のように標準的な失語症検査で評価したり，Simmons-Mackieら[3]が行ったような会話分析が利用されることもあるが，実際にはグループ訓練の効果は数値に表れにくい．最も現実的な評価方法は，詳細な記述である．発話量・有意味語の生成量・発話内容・話題提供・話題展開・理解力・様々な手段活用・相槌や視線などの非言語的な部分も含めた表現力や他者との関わり方の記述を積み重ねることによって，変化は必ず見えてくる．

（須田悦子）

心理・社会面の改善：グループ訓練を介した心理・社会面の回復に目を向け，サポートする

失語症者が社会生活を制限され，孤立や不満を感じていることについては，Cruiceら[4]他，多数の報告がある．国内アンケートでは，失語症者の約72％が他者との交流頻度が低下したと回答し，44％が孤独感の増加を訴えている[5]．Famaら[6]は，言語グループ内のコミュニケーションの目的が社会的関係を保つために向かう傾向にある，という知見を得ており，このことからも，心理・社会面の改善が言語グループ訓練にとって大事な視点となることがうかがえる．

中村[7]は，「活動を楽しむ/自己表現/自己開示/障害理解/社会的役割・活動/主体的参加」の6点に重点を置いた心理・社会的活動プログラムを提起し，評価表を作成している．これは，言語課題を通して交流を楽しむ場を提供し，自由に表現する自己開示の機会を作り，司会等の役割分担を進行に取り入れる方法である．

グループに初めて参加される人の中には，「自分以外の失語症者に初めて会った」と言う人が少なくない．「話せないのは自分だけではない」と知るだけでなく，「色々な失語症状があって，自分はこんなことに困っているが，こんな力はまだ残っている．」と気づくことは障害受容を促し，自己肯定感の回復につながる．すると，自ら話題提供の準備をしたり，諦めずに自分の気持ちを伝える行動が増えてくる．気持ちにゆとりが出てくると，他人を援助する行動が見られるようになる．失語の重症度に関わらず，自分が他の人の役に立つことを自覚することは，社会復帰の上で大きな力となる．参加当初は「わからない」と繰り返し言っていた人が，課題の答を隣席の参加者に教えてあげるようになったり，生き生きとした表情で他の参加者にアドバイスするように変わることもある．ここでSTに求められるのは，各参加者

を細かく観察し，安心して自己発信できる方法を探り，対等の関係を保つことができる活気ある雰囲気を作り出すことであろう．互いに助け合う場面を提供するのもよい．

また，事前に準備した進行企画に囚われ過ぎず，途中で参加者が自分の思いや悩みを語り出した時に皆がそれに関心を持ったり，雑談に向かってしまっても全員が会話に参加できているような場合には，課題を中断して会話を進めていくようなことがあってもよい．

しかし，感情のコントロールが難しい参加者が入ると，穏やかな雰囲気が突然壊れることがある．他人の失敗を大声で笑い続けたり，親切心で出された手を振り払ったりすることもある．そのような時は，感情失禁や易怒性も後遺症の一つであることを全員に丁寧に説明し理解を求めることが大切である．

グループ訓練が，誰にとっても希望を語り合え，楽しい笑いに包まれるような場となることが望ましい．

（須田悦子）

 言語機能の改善: 言語機能の改善に注目して，参加者が複数いるグループ訓練の特徴を生かした訓練を行う

　言語機能の改善は，グループ訓練の目標の一つだが，個別訓練とは異なる側面がある．個別訓練では，失語症者の言語症状や体調，心理状態に合わせて，プログラムを組むことができる．一方グループ訓練では，複数の参加者がいるからこそ可能な，コミュニケーションのプログラムを行うことができる（課題例1）．また単純な反復を伴う訓練（課題例2）も，グループであればゲームのようにして行うことができる．

　以下に訓練課題の例をあげる．

＜課題例1＞「算数の文章題の作成」

　軽度グループの課題である．参加者に算数の文章題を作ってもらい，それを他の参加者にわかりやすく言葉で伝えて，答えを出してもらう．その前に練習として，参加者の失語症の程度を考慮してSTが作った文章題を読み上げて，答えを出してもらうとよい．

　文章題は，例えば以下のような問題である．「バスにお客が7人乗っていました．バス停で3人降りました．今バスに何人乗っているでしょう」．演算の種類を増やす

と，さらに難しい問題となる．例えば「みかんが10個あります．お隣から5個もらいました．ところが3個傷んでいて食べられません．みかんを3人で分けると，一人何個もらえるでしょう」．

この課題は，いくつもの言語機能（他の高次脳機能も含む）の訓練になる．問題を作る側では，「問題作成」「発話」，答える側では，「聴理解・聴覚的把持」「使用する演算の選択を含む，計算・発話」である．もし数字などをメモすることがあれば，「書字」も含まれる．

この課題の過程で，数字を聞き落としたり，問題の意味を把握できない人が出てくることもある．その場合には，問題を作った人に，再度問題を言うように頼むことが必要になり，グループ訓練ならではのコミュニケーション訓練となる．

＜課題例2＞「名前を言う」

重度グループの課題である．はじめに，名前を言う練習をしてもらう．一人では言えない人には，STがついて練習する．その後STが参加者に，「お名前は？」と尋ねて，答えてもらう．単純な課題だが，うまく言えたときには思わず全員で拍手したりして，楽しい練習になる．参加者同士で「お名前は？」と尋ねる練習を加えてもよい．

その後応用課題として，STが別の名前で尋ね，それが正しい名前であれば「はい」，違っていれば「いいえ」の表示を，言語やジェスチャーでしてもらう練習を含めてもよい．

言語機能の改善を目的とする場合には，参加者の失語症の程度に大きな差がない方が行いやすい．筆者は，軽・中・重にグループ分けしている．

グループの中に，例えば聴理解に働きかけたい人と，発語に働きかけたい人がいる場合には，どちらの訓練も含む課題を考えるようにしている．個別訓練の教材も，使い方を工夫すればグループ訓練でも使用できる．

訓練の頻度は，週1回，あるいは隔週など，回復期に比べて少ないと思うが，グループ訓練で使った課題の印刷物で，家庭で復習してもらうこともできる．

（鈴木　勉）

 教材（ゲーム）の作り方：グループ訓練の教材は目的や参加者の重症度に合わせて考え，準備し，調整する

グループ訓練の教材は目的や参加者の重症度に合わせて考える．同じ教材であっ

ても，教示やヒントの工夫，反応の仕方を工夫することで難易度を調整することができる（例/発話による反応が難しい人：選択肢やスケールを用意する．重度の人：ヒントを見せる．高頻度・なじみのある問題を当てる．軽度の人：文字ヒントを付箋で隠して呈示する…など）個々の参加者の障害の程度，好みや知識の領域を考慮したうえで，参加者が相互に助け合える場面が想定できるとよい．（例/軽度の人がヒントを出し重度の人が答える．その問題について知識の豊富な重度の人にジェスチャーでヒントを示してもらうなど）

課題の題材は，季節や行事，自分のこと（好みや経験など），一般常識，現在話題になっていることなど，日常的なものごとが利用できる．インターネット検索や新聞記事，街で見かけるサインなどを加工すると作りやすい．

題材が決まったら，どのモダリティーに主に働きかけるかで課題の実施方法を考える．「聴理解」であれば，問題を聞いて答えを想起（または選択）するクイズ形式の課題，「発話」であれば，題材についての知識や経験についての話し合いを中心とした課題となる．例えば「お正月にしたこと」を題材としてクイズを出し，その後に，好みや食べた・見たなどの経験を話し合う複数の形式を組み合わせた課題にできる．参加者が個人で答えるだけでなく，2人組で考える，順位や得点を競い合う，全員で共同作業を行うような形式も考えられる．

訓練時間の長さにより，課題の問題数やヒントの難易度を調整する．

グループ訓練で用いる具体的な課題例は，参考文献3, 4)を参照．

（相馬肖美）

1 STEP UP

地域での失語症者の支援

近年 ST ではない人が失語症者を支援する活動が活発になっている．そのような活動を行う「失語症会話パートナー」や「失語症者向け意思疎通支援者」の養成も行われている．これらの支援者は，「失語症サロン」などで，会話や，社会参加の援助などを通して，失語症者を支援する．また「失語症友の会」も，失語症者とその家族の自主的な交流の場として，以前から大きな役割を果たしている．

失語症者は，「失語症サロン」や「失語症友の会」に参加している場合には，疑問がわいた時には，会の仲間や，会に関わっているST，支援者に相談することもできる．またこのような場に参加しているSTにとっては，失語症臨床についての

視野を広げる機会になる.

今後いっそう多くの人が失語症者の支援に加わることを期待したい.

（鈴木　勉）

謝辞: 執筆にあたり貴重な助言をいただいた石戸純子氏（東京都北区福祉部障害者福祉
センター事業係機能訓練室）に感謝します.

■ 引用文献

1) Layfield CA, Ballard KJ, Robin DA. Evaluating group therapy for aphasia: what is the evidence? EBP bliefs. 2013; 7: 1-17.
2) Elman RJ, Bernstein-Ellis E. The efficacy of group communication treatment in adults with chronic aphasia. J Speech Lang Hear Res. 1999; 42: 411-9.
3) Simmons-Mackie N, Damico JS. Engagement in group therapy for aphasia. Semin Speech Lang. 2009; 30: 18-26.
4) Cruice M, Worrall L, Hickson L. Quantifying aphasic people's social lives in the context of non-aphasic peers. Aphasiology. 2006; 20: 1210-25.
5) みずほ情報総研. 意思疎通を図ることに支障がある障害者等に対する支援の在り方に関する研究（平成 27 年度障害者支援状況等調査研究事業報告書）. 2016.
6) Fama ME, Baron CR, Hatfield B, et al. Group therapy as a social context for aphasia recovery: a pilot, observational study in an acute rehabilitation hospital. Top Stroke Rehabil. 2016; 23: 276-83.
7) 中村やす. 失語症者の心理・社会的問題とその援助. In: 竹内愛子, 河内十郎, 編. 脳卒中後のコミュニケーション障害 改訂第 2 版. 東京: 協同医書; 2012. p.344-62.

■ 参考文献

1) 横張琴子. 失語症のグループ訓練. 聴能言語学研究. 1996; 13: 1-11.
2) 遠藤尚志. 失語症デイの活動について. コミュニケーション障害学. 2010; 27: 32-7.
3) 鈴木　勉, 他. 失語症のグループ訓練―基礎と 122 の課題―. 東京: 三輪書店; 1994.
4) 地域ST連絡会. 楽しみながらコミュニケーション力をつけることばのゲーム集. 千葉: エスコアール; 2009.

3章 ▶ 失行, 前頭葉性動作障害

1 ▶ 失行症および前頭葉性の動作障害の評価, 標準高次動作性検査

関西医科大学 リハビリテーション学部作業療法学科 学科長・教授 種村留美

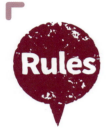

1 ▶ 古典的失行症の定義を知る.
2 ▶ 前頭葉性の動作障害の内容を知る.
3 ▶ 失行症状の把握に必要な情報を収集する.
4 ▶ 標準高次動作性検査を実施する.
5 ▶ 標準高次動作性検査の結果を解釈する.

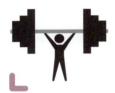

Rule 1 古典的失行症の定義を知る

　高次脳機能障害による主な動作・行為の障害としては, 失行症, 前頭葉性の動作障害などがある[1]. 失行症は, Liepmann が 1902 年に観念運動失行, 観念失行, 肢節運動失行に分類し[2], その後 Kleist は構成失行を, Brain は着衣失行を提唱した.

　観念運動失行の責任病巣は左大脳半球下頭頂小葉縁上回の皮質下白質と Liepmann は述べている. 「おいでおいで」や, 「バイバイ」などの社会的慣習動作や「歯を磨く真似をしてください」など, 道具なしで動作のパントマイムを求められた時に, 時間的, 空間的に動作が困難になる. 時間的側面の障害では, 動作の順序を誤り, 空間的側面では, 関節の動かし方が小さすぎたり大きすぎたり, 余分な関節の動きが加わったりする. また身体の一部を道具のように使用する Body parts as object (BPO) なども出現する.

　観念失行の責任病巣は, Liepmann は左角回周囲の下頭頂葉後部とし, 複数物品を使用する際の系列の障害であるとした. 例えば, ろうそくに火をつける課題 (物

品: ろうそく，マッチ，ろうそく立て）で，ろうそく立てにろうそくを立てず，先にマッチに火をつけてしまうなどである．一方でMorlaàsは，観念失行を物品の数に限らず物品そのものの使用障害であるとした[3]．また，Ochipaらは特に道具の概念的知識に関する障害を概念失行と呼んだ[4]．このように定義はさまざまであることから，本邦では，動作・行為の障害をまとめて失行症と呼ぶことが多い．

肢節運動失行は，麻痺が軽微もしくは無いにもかかわらず，巧緻動作が拙劣になる．この拙劣さは麻痺と失行の境界にあり判断が難しいため，失行とは言えないとする学者も多く症例報告も少ない．責任病巣は中心溝領域である．

構成失行は，人物画や時計，花などの自発描画や立方体や変形まんじなどの模倣描画，Kohs立方体テストなどの積木構成，OKサインやキツネなどの手指構成課題などで障害が現れる．右半球損傷でも左半球損傷でも構成失行は生じるが，右半球損傷例では全体構成の崩れが見られ，また線の重なりや重複，左半側無視の影響で左側の欠落が見られる．模倣より自発画のほうが良い．左半球損傷例では，全体の構成は保たれるが細部に欠ける．自発画より模倣で改善する．

着衣失行をBrainは，身体と衣服との適合障害であるとした．服の前後や表裏，左右の袖，ボタンとボタン穴の位置を空間的に理解することができずに着衣困難となる．右半球損傷で両側性に生じるが，実際には右半球損傷例では半側無視のために左側の着衣の欠落が生じるため，Brainが述べた着衣失行の純粋例は報告が稀有である．

口部顔面失行は，閉眼や舌打ち，挺舌，口笛など口頭命令などの意図的な動作に障害が生じる[5]．例えば，「舌打ちをしてください」の指示に，口をただ開けるのみなどである．模倣でも改善は見られない．運動失語を伴うことが多い．責任病巣は左縁上回，左頭頂葉下部，左前頭葉などさまざまな病巣が報告されている．Jacksonが最初に述べた口部顔面失行例は，意図した挺舌はできないが偶然にはできたという[2]．

すなわち失行症は，意図した動作（随意性）と自然の動作（自動性）の乖離が生じる．古典的失行例では病巣的に失語症を伴うことがほとんどである．

Rule 2　前頭葉性の動作障害の内容を知る

失行症が自動性・随意性の乖離を示すのに対し，前頭葉性の動作障害は自動性が亢進した状態である．

手の行為の抑制障害として**本能性把握反応**がある[6]．緩徐な把握運動であり，把握反射が刺激後即時に出現するのとは対照的である．強い本能性把握反応として触ったものから離れなくなる**磁性反応**，周囲にあるものに対して手を伸ばす**探索反応**がある．病巣は前頭葉内側面（Area8,24）である．

被影響性行動の障害として，目の前の道具を意図と関係なく何となく使用してしまう**使用行動**，相手の行動をまねしてしまう**模倣行動**，トイレを見たら行きたくなくても入ってしまうなど環境に反応してしまう**環境依存症候群**がある．行為を反復する現象を**反響行為**という．外的刺激に対して反射的，強迫的に応答する，被刺激性が亢進した状態である．反響行為以外に，相手の言葉をそのまま繰り返す**反響言語**，反応しないように言われていても提示された物品や動作に強迫的にことばで応じてしまう**強迫的言語応答**がある[7]．例えば，こぶしを握った手を提示すると「グー」「げんこつ」と言ってしまうなどである．これらは補足運動野，前部帯状回を含む前頭葉内側面の損傷で出現する．**行為反復**は保続症状と捉えることができ，単純な動作を不随意的に反復し，意図的に止められない状態である．例えば椅子に座ったり立ったりを繰り返す．把握反射，本能性把握反応を伴う．病巣は前頭葉内側面である．関連した行為異常に，ある程度まとまった行動が繰り返される**常同行動**がある．前方連合野から大脳基底核への抑制が外れた状態である．前の動作を繰り返す**保続**とは異なり，複雑な一連の行為の反復や一定の行動を断続的に繰り返す．例えば，同じ食材で味噌汁を作る，一日中同じ散歩コースを歩き回る，同じ話を繰り返すなどである．変性性認知症でよく見られる．

手の行為の抑制障害には以下がある．**道具の強迫的使用**では，眼前に置かれた物品を右手が意志に反して強迫的に使用し，左手で右手を押さえる[8]．両手の場合，左手は抑制的に働き，ときに右手に協力的な動きをする．病巣は前部帯状回，補足運動野を含む左前頭葉内側面，脳梁膝部である．そのほか，**使用行動**，**手の行為の抑制障害**がある．

他人の手徴候とは，左手が自分の意志とは無関係にあたかも他人の手のようにふるまう行動である．**エイリアンハンド**とも呼ばれる[9,10]．病巣は脳梁膝部，体部前半，前頭葉内側面などで，通常一側病変で病巣と同側の手に生じる．

脳梁性失行（左手の観念運動失行）および手の行為の抑制障害として**拮抗失行**がある．脳梁離断患者で，意図に従う右手とは逆に左手が動く．例えば右手がボタンをはめると左手がはめたボタンをはずしてしまい，拮抗的な動きをする[11]．病巣は脳梁膝部と体部である．

Rule 3 失行症状の把握に必要な情報収集をする

　標準高次動作性検査を実施する前に必要な情報がある．面接時の様子や病棟等での観察等あらゆる場面の観察や病棟でのエピソード等の情報収集も必要である．

　動作・行為時の順序や，動作時どのように悩んでいるか，また悩まずにエラーが生じているか，困っていることの表出があるか，などを観察し，患者が表出できるようであればどのように困っているかを尋ねる．失行症状が重く日常生活が困難な場合は，患者自身が戸惑いを見せどうしてよいかわからずにいることがある．その場合は，検査の前にまずは日常生活で困っていることの解決方法を探る．また，障害が重度でも障害の気づき（awareness）が無いこともあり，呈している失行症状に気づかずエラーを繰り返していても平気でいる．例えば，電気ひげそりの把持と動かし方が正しく行えず，顎が血だらけになったりする．

　介入に繋げる失行症状を観察するポイントを次に述べる．

1) 物品使用動作での観察のポイント

　以下の点で病棟などでの物品使用時のエラーを観察する．

　a. 物品の選択を誤る，b. 使い方を誤る，c. 働きかける位置を誤る，d. 持つ位置を誤る，e. 腕や手のフォームを誤る，f. 必要な動作以外に余分な動作が加わる，g. 働きかける順序を誤る，h. ためらいや試行錯誤が見られる，i. 関節調節を誤るなどを観察する．

　SPTAの実施の際にもこのエラーの内容を具体的に把握しておくと，介入の際に，物品の使い方，持つ位置，働きかける位置，順序など，エラーが生じる前に指示が出せる．また試行錯誤の様子は，本人がうまくいっていないことを自覚しているために見られるため，どこを修正すれば遂行できるかを指示することができる．

2) 患者と家族に面接するときのポイント

　患者には，表出が可能であれば，日常生活上，できないこと，考えて行っている行為，考えなくても行える行為について尋ねる．患者は，身振りなどでできないことの表出も行える．家族には，病前生活に関して，これまでの患者の一日の生活の様子，仕事・余暇・対人技能・性格について尋ねる．病後に関して，家族が困っていること，動作でおかしいと感じたこと，その出来事をどのように感じ，どのように接したか，これからどのようになってほしいかについて尋ねる．上記のことを家

1. 失行症および前頭葉性の動作障害の評価, 標準高次動作性検査

族に尋ねることで, 患者との関係性や症状をどのように思っているか, 今後の協力体制なども知ることができる.

3) 精神心理面の把握

障害の認識, 気分の状態, 現実検討について聴取または観察を行う.

障害の認識の把握は重要で, 前述したように awareness の有無によって介入の方法が異なるので, 検査場面や病棟, リラックス時, 訓練場面などさまざまな場面での様子を観察する.

Rule 4 標準高次動作性検査を実施する

失行症の検査は, 日本高次脳機能学会が作成した標準高次動作性検査 (Standard Performance Test: SPTA) があり, 各失行症状が検出可能である[12].

SPTA は, 13 の大項目があり, 大項目ごとに難易度や古典的な失行症タイプに差が出る小項目が設定されている. さらに前頭葉性の動作障害も項目によってチェック可能である [表1].

SPTA の検査課題は大きく自動詞的動作, 他動詞的動作, 構成的動作の3種に分類される. ①自動詞的動作には, 顔面動作, 上肢 (片手) 慣習的動作, 上肢 (片手) 手指構成模倣, 上肢 (両手) 客体のない動作, 上肢 (片手) 連続的動作が含まれる. ②他動詞的動作には物品を使う顔面動作, 上肢・物品を使う動作, 上肢・系列的動作, 下肢・物品を使う動作が含まれる. ③構成的動作には描画, 積木構成など視覚対象の形態を作成する課題が含まれる. このほかに身体部位, 心理学的意味の有無, 動作の方向性, 単一性・系列性なども考慮する.

本評価は, 誤り得点であり, 2点: 課題が完了できない, 1点: 課題は完了したが, 過程に問題あり, 0点: 正常となる.

指示様式は, 口頭命令, 模倣, 自然状況下の観察などがある. また, 上肢・物品を使う動作 (物品あり) の口頭命令は, 使用命令と動作命令がある. 使用命令は, 「これを使ってください」と指示し, 物品を視覚的に見て動作を遂行できるかを見る. 動作命令は, 実際に動作を指示する. 例えば「歯を磨いてください」と具体的な指示を出す.

SPTA でチェック可能な症状としては, 口部顔面失行は大項目1, 2, 観念運動失行は3, 5, 8-1, 観念失行は8-2, 9, 10, 肢節運動失行は3, 4, 8, 構成失行は

139

[表1] **SPTA の大項目とチェック可能な症状**

大項目	チェック可能な失行症状	チェック可能な前頭葉性の動作障害
1．顔面動作	口部顔面失行	保続
2．物品を使う顔面動作	口部顔面失行	保続
3．上肢（片手）慣習的動作	観念運動失行，肢節運動失行	保続
4．上肢（両手）手指構成模倣	肢節運動失行	離断症状
5．上肢（両手）客体のない動作	観念運動失行，肢節運動失行，運動変換障害	
6．上肢（片手）連続動作	運動変換障害	
7．上肢・着衣動作	着衣失行	拮抗失行
8-1 上肢・物品を使う動作（物品なし）	観念運動失行，肢節運動失行	脳梁症状である左手の観念運動失行
8-2 上肢・物品を使う動作（物品あり）	観念運動失行，肢節運動失行	使用行動，道具の強迫的使用，拮抗失行
9．上肢・系列動作	観念失行	使用行動，道具の強迫的使用，拮抗失行
10．下肢・物品を使う動作	観念失行	使用行動，道具の強迫的使用
11．上肢・描画（自発）	構成失行	使用行動，道具の強迫的使用，拮抗失行
12．上肢・描画（模倣）	構成失行	使用行動，道具の強迫的使用，拮抗失行
13．積み木テスト	構成失行	使用行動，道具の強迫的使用，拮抗失行

11，12，13，着衣失行は 7，円滑に運動を切り替えられない運動変換障害は 5，6，脳梁で生じる左手の観念運動失行は 8-2，使用行動，道具の強迫的使用，拮抗失行は 8-2，9，10，11，12，13 などの道具を使用するこれらの課題で観察できる．患者は，道具使用の際に自分の意思とは無関係に病巣と反対側の手が勝手に動くという内省を持つので，どう感じているかを尋ねる．また，脳梁離断症状を検討するためには 4 の手指構成模倣の I・V指輪の感覚移送の検査を行う．閉眼して行うので，脳梁離断があれば，右手から左手の感覚移送ができなくなる．

　また反応分類を［表2］に示す．誤反応の分類に迷うときは，患者の反応を記述しておき，あとで採点例を見ながら判断すると良い．

1. 失行症および前頭葉性の動作障害の評価，標準高次動作性検査

[表2] SPTAの反応分類

N	: normal response	正反応
PP	: parapraxis	錯行為　ほかの反応への置き換え
AM	: amorphous	無定形反応　何をしているかわからない反応
PS	: perseveration	保続　前の課題の動作が次の課題で繰り返される
NR	: no response	無反応　何も反応しない
CL	: clumsy	拙劣　拙劣だが課題の遂行ができる
CA	: coduite d'approche	修正行為　目的とする行為に試行錯誤が見られる
ID	: initiatory delay	開始の遅延　動作を始める前にためらいが見られ，遅れる
O	: others	その他
	Verbalization	声や音を出して擬音化する　O: その他として追加する
	BPO: Body parts as object	身体の一部を道具のように使う　O: その他として追加する

標準高次動作性検査の結果を解釈する

標準高次動作性検査（SPTA）の結果の解釈は以下のとおりである．

1）失語症や麻痺の影響があるか

SPTAには，聴覚的理解など失語症の影響で課題が完遂できない場合はAに，麻痺の影響がある場合はPに○をする．失語や麻痺の影響がある場合は，修正誤反応率が算出できる（マニュアル参照）．

2）指示様式による差があるか

a.「口頭命令に従う」より「模倣」が良い場合

聴覚的理解の障害により指示が理解できていない場合があるので失語症状の聴覚的理解の程度を改めて確認する必要がある．一方で，意味が理解できていなくても視覚的に模倣が可能な場合もあるので，意味理解がなされているかどうかを確認する必要がある．

b.「使用命令」と「動作命令」に差がある場合

使用命令は「これを使ってください」という指示のため，視覚的に理解しないといけない．使用命令で，物品を見ても何をする道具なのかが判断ができなくても，「○○を使って○○をしてください」という動作命令で具体的に指示が理解でき，動作が遂行できれば，介入に応用できる．動作命令による遂行が可能な場合は，臨床場面でも病棟でも，同様に具体的な動作指示を出す必要がある．

3) 物品使用の有無により差があるか

物品なしで困難な場合は，観念運動失行，物品ありで困難な場合は，観念失行と考えられる．失行症が重度の場合は，物品なし，物品ありどちらも遂行困難で多くの誤反応が生じる．脳梁失行では，物品なしで一側性に観念運動失行が生じ，物品ありで正常に完遂できる．

4) 物品の種類により差があるか

SPTA で使用する単一物品のうち歯ブラシ，櫛は日用に使用するが，鋸や金槌は特殊な仕事以外は非日用品である．物品間で成績差がある場合は，高頻度の使用物品から介入できる．

5) 質的誤りを判断する

Rule 3 で物品使用動作時の観察のポイントを述べたが，物品の有無にかかわらず適応できる．質的なエラーに介入することで日常生活の困難を軽減できる．

6) 鑑別すべき動作障害の性質を検討する

SPTA では失行症と前頭葉性の動作障害（強制把握，模倣行動，使用行動）を評価できることを述べた．失行症も前頭葉性の動作障害も，どちらも物品使用時，系列動作では特に順序のエラーが生じるが，失行症の場合は，系列動作の順序性のエラーであり，前頭葉性の動作障害の場合は，目の前の物品が易刺激性となり，注意の転導，保続などエラーが生じる．

以上のように，SPTA の結果の解釈をまとめることは，本人およびご家族，多職種への説明および介入に繋げるために重要である．

■ 文献

1) 種村留美，種村　純．13．行為の障害　失行症，鹿島晴雄，種村純，編．よくわかる失語症と高次脳機能障害．2009．p.298-305.
2) 二村明徳．失行のみかた，高次脳機能研究．2000; 40: 69-72.
3) 大東祥孝．失行論の歴史的変遷，神経シンポ．1994; 38: 526-32.
4) Rothi LJ, Ochipa C, Heilman KM: A cognitive neuropsychological model of limb praxis. Cognitive neuropsychology. 1991; 8: 443-58.
5) 遠藤邦彦: 口・顔面失行（BFA）の症状と責任病巣: 行動理論から見た失行症の出現のメカニズム，失語症研究．1994; 14: 1-10.
6) 高杉　潤．病的把握現象例からみた運動・行為，脳科学とリハビリテーション．2001; 1: 35-6.

1. 失行症および前頭葉性の動作障害の評価. 標準高次動作性検査

7) 池田　学. 前頭側頭型認知症の症候学, 臨床神経. 2008; 48: 1002-4.

8) 前田真治, 長澤　弘, 頼住孝二, 他.「道具の強迫的使用」の症候と 119, 124 その特徴. 失語症研究. 1991; 11: 187-94.

9) 根岸沙樹, 清水賢二, 田後裕之, 他. 左右の異なる手に他人の手兆候を呈した 2 症例に対するリハビリテーションの経験. 認知リハビリテーション. 2019; 24: 51-60.

10) 早川裕子, 加藤元一郎, 藤森秀子, 他. 右前頭葉部分切除後における両側の他人の手兆候―特に左手の意図的使用障害のリハビリテーションについて―. 認知リハビリテーション. 2002, 119-24.

11) 種村留美, 種村　純, 重野幸次. 離断症候群の症例に対する言語的行動調整の試み. 作業療法. 1991; 10: 139-45.

12) 日本高次脳時脳障害学会, 編. 標準高次動作性検査―失行症を中心として―改訂第 2 版. 新興医学出版社. 2003.

3章 失行，前頭葉性動作障害

2 失行症および前頭葉性の動作障害の訓練

兵庫医科大学　リハビリテーション学部 講師　清水大輔

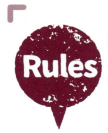

1. いわゆる失行症状の前段階で行為の躓きがないかを評価し，介入に活かす．
2. 評価結果から症例が理解しやすい入力情報を見出し，できる経験の積み重ねに活かす．
3. できる経験を積み重ねるためには，基本的には誤りなし学習による段階的な介入を行い，常に心理面にも考慮する．
4. 自動性・意図性解離（自動−随意解離）を理解し，適切な行為が生起される環境調整を図る．
5. 症例の現有機能を活かし，経時的に変化する対象者の行為特性を確認しながら，人的環境調整を微調整していく．

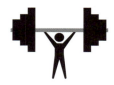

 Rule 1 いわゆる失行症状の前段階で行為の躓きがないかを評価し，介入に活かす

　左半球損傷特有の失語症の状態だけにとどまらず，視覚性注意障害の有無やその障害の程度，前頭葉性の動作障害の有無を確認しておく必要がある．

　失語症の状態は，検査および日常場面においてセラピストからの言語的な要求に応えられない場合，どの程度失語症が影響しているのかを把握することは重要である．

　視覚性注意障害は，セラピストの教示を理解できているかと，症例の到達動作や把握動作の障害の有無の2つの観点で重要である．視覚性注意障害の1つ目として，左半球損傷後の視覚性注意の低下によって，コミュニケーション場面で状況理解の必要な部分へ注意が向かず，非言語情報の理解の低下を示した症例が報告されている[1]．また，ジェスチャーの模倣障害がある左半球損傷者は，健常者と比較して異

2. 失行症および前頭葉性の動作障害の訓練

なる視覚探索行動を示すとされている[2]．したがって，セラピストは症例の注意が
セラピストの意図した部分を的確に捉えることができているかを慎重に確認する必
要がある．2つめに到達動作，把握動作を評価することである．位置覚や運動覚の
障害や空間操作能力障害に属する視覚性運動失調の有無を評価することで失行と非
失行の症状を鑑別する必要がある[3]．

　前頭葉性の動作障害として強制把握，模倣行動，使用行動が挙げられる[4]．前頭
葉性の動作障害では，環境情報の被影響性行動の障害があり，自動性の亢進が認め
られる．前頭性の動作障害は，症例の意思とは無関係に行為が出現している場合が
ある．セラピストは，症例に意思による行為の制御が可能かを確認しておくことが
望ましい．

Rule 2　評価結果から症例が理解しやすい入力情報を見出し，できる経験の積み重ねに活かす

　効果的な介入の実現には，介入前の評価結果から個々の症例の失行症状の特徴を
解釈することが重要がある．評価結果の解釈では，症例の理解しやすい入力情報を
見出し，リハ場面や日常動作の練習で，セラピストが意識的にその入力情報を活用
する．

　症例が理解しやすい入力情報を見出すには，Heilman ら[5]によって，失行の病態
をモデル化されたものが有用である．このモデルは入力情報が3種あり，聴覚/言語
入力，視覚/物品入力，視覚/ジェスチャー入力に分かれている．3種の入力情報に
よって産出された動作・行為の結果から，個々の症例の障害/保存されている入力
経過を確認できる．標準高次動作性検査は，指示形態が「口頭指示」，「模倣」に区
別されており，結果から症例の理解しやすい入力経路を見い出す際に役立つ．また，
上肢の「物品使用の物品あり」の項目には，「使用命令」，「動作命令」に区別されて
いる点にも注目が必要である．使用命令の場合，症例は「これを使ってください」
と指示され，提示された物品の言語的な意味情報は付与されない．動作命令は視覚
的に提示された物品の情報に加えて「○○を使って，△△をしてください」と指示
される．動作命令は使用命令と異なり，物品の意味的な情報とその使用方法が言語
的に付与される．

　セラピストの何気ない言語教示が失行症者の動作・行為の精度に影響する．セラ
ピスト自身が失行症者に対してどの入力情報を提示しているかをメタ認知しながら
関わることが重要である．同時に，症例の理解しやすい方法を多職種や家族とも情

報共有し，関わり方を統一することで失行症者のできる経験の積み重ねが期待できる．

Rule 3　できる経験を積み重ねるためには，基本的には誤りなし学習による段階的な介入を行い，常に心理面にも考慮する

　限られた介入期間を有効に活用するためには，個々の症例のニーズの確認と共に症状の評価結果から日常活動の中から介入の優先度を決定し，迅速に回復を図る必要がある．そのためには，誤りなし学習を基本として段階的に介入を進めていく．

　Maher ら[6]は，「内容的エラー」，「空間的エラーの位置関係」，「空間的エラーの動き」のエラー別に介入を行った．結果として，介入期間は標的にしたエラーのみ改善し，他のエラーの改善が無かったと報告している．Goldenberg[7]らは誤りなし学習による介入で，介入した活動以外への介入効果の汎化は認めていない．筆者が経験した症例[8]は，歯磨き動作の系列行為に障害があった．介入は，症例の理解しやすい入力情報を活用し，エラー特性ごとに誤りなし学習により介入にした．歯磨き動作は，介入したエラーごとに段階的に改善した（詳細は「症例」で後述）．

　動作・行為の障害がある症例の介入過程では，行為中に試行錯誤し「修正行為」が認められることがある．その「修正行為」が認められた後に，「適切な行為」に移行する場合，その行為が改善する前段階としての重要なひとつのサインとなることが報告されている[9]．

　失行症者の介入効果の汎化については未解明であるが，先行研究からは介入効果の汎化に関して，現時点では過度な期待は控えるべきだと考える．動作・行為の障害には，質的かつ段階的な介入を行い，自尊心に配慮した丁寧な関わりも必要になる．

Rule 4　自動性・意図性解離（自動−随意解離）を理解し，適切な行為が生起される環境調整を図る

　自動性・意図性解離は，失行症や他の高次脳機能障害の症状を理解する上で重要である[10]．

　前頭葉性の系列行為障害は，Schwartz ら[11]が Action Disorganization Syndrome（ADS）を呈した症例の症状として，系列行為の中のステップを抜かしたり，順序を間違えることを報告している．Humphreys ら[12]は ADS のエラーに関して，必要な行為ステップをとばす「ステップの削除」，行為ステップの順序を誤る「順序エ

2. 失行症および前頭葉性の動作障害の訓練

ラー」，同じステップを繰り返す「保続エラー」，不必要な行為を追加する「追加エラー」などに分類している．その背景には，行為スキーマの「系列的知識」の障害があるとしている．仁木[13]は，入院中など不慣れで新規な場面では歯磨きなどのルーチンな行為においても，前頭葉機能による行為の意図的なコントロールが通常よりも必要とされる場面でADSが前面に出る可能性があるとしている．

失行症もADSと同様に環境や道具が新規になると意図性の高まりにより，エラーが出現しやすい．自然状況下であれば動作・行為が可能になることが多いため，症例の生活歴を詳しく情報収集し，自動性による適切な行為が発揮されやすい環境に調整することが求められる．また，環境調整では，目的活動以外の道具を減らすなど，妨害刺激を調整することも有益となる．

Rule 5 症例の現有機能を活かし，経時的に変化する対象者の行為特性を確認しながら，人的環境調整を微調整していく

急性期から回復期の病期にある症例では，日常生活の能力はめまぐるしく変化する．そのため，症例の状態に応じて周囲のスタッフの関わり方の人的な環境調整が必要となる．

失行の介入研究では，van Heugtenらの研究チーム[14-16]がストラテジートレーニングの有効性を実証している．ストラテジートレーニングは，実際の日常生活場面を活動前，活動中，活動後の3相に分け，各相で教示方法，関わり方，フィードバックが統制されている．そのため，症例の行う活動を工程分析し，どの工程でどのような教示を行うかをプロトコルとして整理できる．ストラテジートレーニングの視点は，単一職種の介入だけでなく，多職種で人的環境を調整する際にも，その時の症例の状態に適しているのか人的環境を検討するひとつの指標になる．セラピストは，常に症例の現有能力を最大限引き出せるよう人的・物理的環境を微調整し，共通の視点で多職種と連携することが求められる．

＊Rulesが実際にどのように臨床で役立つかの例

左大脳半球の前頭葉の脳出血［図1］と診断された60歳代の右利きの男性で，発症から約4カ月が経過していた．神経学的所見は，重度の右片麻痺，重度の感覚障害，筋緊張の亢進を認めた．神経心理学的所見では，口腔顔面失行，観念性失行，観念運動性失

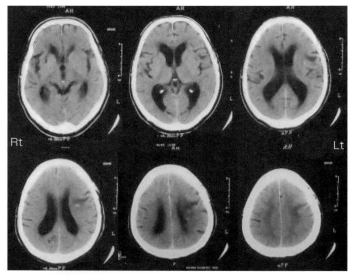

[図1] 入院時の頭部 CT 画像
（左前頭葉皮質下から深部白質に低吸収域を認めた．なお，深部白質病変による前頭葉-頭頂葉間の連合線維の障害が失行およびその他の神経所見に関わったと推察された）

行，注意障害，運動性失語症が認められた．SPTA の結果は，顔面を使う動作，上肢動作，物品使用の動作，系列動作で誤反応が観察された．口頭命令でエラーが多く，模倣は良好であった．

本症例の歯磨き動作は，De Renzi ら[17]の「困惑」，「拙劣」，「省略」，「位置の誤り」，「誤用」，「系列エラー」の6つにより質的に分類した．

本症例の歯磨き動作の様子は下記の通りである．歯を磨く際に各関節の動きが小さく（拙劣），仕上げ磨きの介助が必要であった．歯磨きチューブを歯ブラシに付ける工程では，歯磨きチューブを蛇口の流水下に運ぶエラーが認められた（位置の誤り）．その他の工程では，試行錯誤しながら歯磨き動作を行う様子（困惑）が観察された．歯磨きを終えてうがいの工程に移る際には，うがいをせずにコップに歯ブラシを立て歯磨きを終えようとする（「省略」または「系列エラー」）等の様子も時々観察された．

介入方法は，誤りなし学習とした．介入時は，SPTA の結果をもとに模様や身体誘導を積極的に活用した．失語症の影響を考慮し，単一の質的エラーに介入の標的を絞り，段階的に進めた．介入初期は歯を磨く動作の関節運動が非常に小さ

2. 失行症および前頭葉性の動作障害の訓練

いブラッシング動作の「拙劣」に対して身体介助と模倣により練習した．拙劣さが改善したタイミングで，位置の誤りや系列エラーを介入の標的とした．歯磨き動作の手順を写真で1コマずつ提示し，その順に沿って実施してもらった．一連の系列動作が可能となってからは，実際の動作練習の中で声掛けや指差しを中心に活用した．

介入期全般において，症例が適切に動作を行えた場合や練習した動作をスムーズに実施できた際には，「良いですね」などのポジティブフィードバックを行い，肩を叩くなどの身体的な情報も活用した．最終的に症例は歯磨き動作が院内，自宅の両方で自立となった．

1 STEP UP

口腔顔面失行が日常生活に影響してる場合の介入例

失行症は，四肢のパントマイムや道具使用，系列動作の障害等が多く扱われる．この他に，顔面や口部の動作に生じる口腔顔面失行という症状がある．セラピストが歯磨き動作の一連の行為を評価介入する中で，「うがい後に口腔内の水を吐き出す」工程がうまくできない症例に遭遇することがある．特に車椅子テーブル上でガーグルベースを使用している場合に多い．具体例を示すと，水を口に含みグチュグチュすることまでは可能だが，その口腔内の水をガーグルベースに吐き出すことができずに飲水する．ガーグルベースが行為の意図性を高めていることが一つの要因だと考えられる．この場合，歯磨きの実施環境を車椅子テーブルから洗面所に変更することで「水を吐き出す」ことができることを経験する．

一方，洗面所で歯磨きをしていても，うがいの後にうまく水を吐き出せない症例を経験する．この場合，環境調整によって行為の改善は期待しにくいため，実動作の練習を含めて能力の再獲得を図る必要がある．具体的には，顔面動作の模倣練習を行いながら，うがい動作へと段階的に進めることで動作獲得に繋がる．模倣練習の過程で，鏡を使用し症例自身の顔とセラピシストの顔の形や動きの比較を行う等の工夫が必要になる．

四肢に生じる失行症状以外でも，生活に影響のある失行症がある．失行症状がある症例の生活全般に対してきめ細やかな評価と介入が個々のセラピストに求められる．

■ 文献

1）河野正志，寺田　萌，大松聡子，他．左半球後のコミュニケーション障害に対する視覚探索に着目した介入と視線分析を用いた検–重複した高次脳機能障害を呈した重度失語症の事例–．作業療法．2019; 38: 727-35．

2）Vanbellingen T, Schumacher R, Eggenberger N, et al. Different visual exploration of tool-related gestures in left hemisphere brain damaged patients is associated with poor gestural imitation. Neuropsychologia. 2015; 71: 158-64.

3）中川賀嗣．失行症–「みること」「さわること」とのかかわりへ–．高次脳機能研究．2009; 29: 206-15．

4）種村留美．行為・動作障害の回復とリハビリテーション．In: 日本高次脳機能障害学会教育・研究委員会，編．行為と動作の障害．東京: 新興医学出版社; 2019．p.167-84．

5）Heilman KM, Rothi LJG. Apraxia. In: Heilman KM, Valenstein E, editors. Clinical Neuropsychology. 5th Ed. New York: Oxford University Press; 2012, p.214-37.

6）Maher LM, Ochipa C. Management and treatment of limb apraxia. In: Rothi LJG, Heilman KM. editors. Apraxia; The Neuropsychology of Action. Hove, Psychology Press; 1997. p.75-91.

7）Goldenberg G, Hagmann S. Therapy of activities of daily living in patients with apraxia. Neuropsychol Rehabil. 1998; 8: 123-41.

8）清水大輔，種村留美．観念性失行患者の歯磨き動作の質的エラーに着目した介入–シングルケースデザインによる検討–．高次脳機能研究．2019; 39: 243-50．

9）Shimizu D, Tanemura R. Crossover learning of gestures in two ideomotor apraxia patients; A single case experimental design study. Neuropsychol. Rehabil. 2017; 27: 563-80.

10）松田　実．神経心理学の基礎．In 松田　実，編．初学者のための神経心理学入門．東京: 新興医学; 2022．p.11-25．

11）Schwartz MF, Reed ES, Montgomery M, et al. The quantitative description of action disorganisation after brain damage: A Case Study. Cognitive Neuropsychology. 1991; 8: 381-414.

12）Humphreys GW, Forde EME. Disordered action schema and action disorganization syndrome. Cognitive Neuropsychology, 1998; 15: 771-811.

13）仁木千晴．系列行為障害症候群の考え方．In: 日本高次脳機能障害学会教育・研究委員会，編．行為と動作の障害．東京: 新興医学出版社; 2019．p.21-34．

14）van Heugten CM, Dekker J, Deelman BG, et al. Outcome of strategy training in stroke patients with apraxia; A phase II study. Clin Rehabil. 1998; 12: 294-303.

15）Donkervoort M, Dekker J, Stehmann-Saris FC, et al. Efficacy of strategy training in left hemispherestroke patients with apraxia; A randomised clinical trial. Neuropsychol Rehabil. 2001; 11: 549-66.

16）Geusgens C, van Heugten C, Donkervoort M, et al. Transfer of training effects in stroke patients with apraxia; an exploratory study. Neuropsychol Rehabil. 2006; 16: 213-29.

17）De Renzi E, Lucchelli F. Ideational apraxia. Brain. 1988; 111: 1173-85.

3章 ▶ 失行，前頭葉性動作障害

3 ▶ 構成障害の評価と訓練

鹿教湯三才山リハビリテーションセンター　鹿教湯病院心理療法科 主任　野川貴史
鹿教湯三才山リハビリテーションセンター　鹿教湯病院心理療法科　奥村潮音

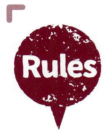

1 ▶ 損傷部位により異なる特徴を把握する．
2 ▶ 患者の病態に合わせた適切な評価方法を選択する．
3 ▶ 生活への影響を見積り，訓練目的を設定する．
4 ▶ 訓練課題の種類と視覚的手がかりで難易度を調整する．
5 ▶ 行動療法の技法と言語的手がかりでサポートする．

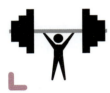

Rule 1　損傷部位により異なる特徴を把握する

　構成障害は現在「著しい要素的な視覚障害や運動障害が原因と考えられずに，構成的課題に表れる障害の総体」[1]という，包括的かつ独立性の低い障害概念として捉えられている．背景となる症状として，中核的な視空間認知障害以外に半側空間無視，知的機能低下，注意障害等，複数の要因が関与する．石合[1]は，明らかな無視があっても言語性知能が保たれている例では構成障害が軽く，無視が軽度でも知能が低下している例では構成障害が重いと指摘している．また右頭頂葉損傷例では半側空間無視が概ね回復した後も構成障害の持続する例が少なくない[2]．
　左右どちらの大脳半球損傷でも生じることがあり，それ以外に脳幹部の損傷や認知症疾患，脳萎縮や脳室の拡大などびまん性形態学的変化も原因となる．損傷部位により異なる病態の特徴については多くの報告がある[3〜7]．右半球損傷の場合，模写では粗大な空間関係の誤り，図形の左側の欠落，模写では右側への重ね書き，積木模様では模様に注視し輪郭を正方形に構成できない模様構成，全体ではなく細部

断片からとりかかる反応様式（piecemeal approach）が特徴とされる[8]．左半球損傷の場合は，全体的空間関係は保たれるものの，細部が簡略化される傾向があり，積木模様では輪郭は正方形に構成できても内部の模様で誤る外形構成，全体的ではあるが大雑把な反応様式（gross approach）が特徴とされる[8]．

Rule 2　患者の病態に合わせた適切な評価方法を選択する

　構成障害自体の評価の前に，HDS-R などの言語性知能検査と BIT 行動性無視検査（以下 BIT）を実施しておく．視野障害の有無も確認されたい．構成障害の検査は，主に積木模様検査と模写検査に大別される．日本語で使用可能な積木模様検査は，コース立方体組み合わせテスト（KBDT）と WAIS 積木模様がある．いずれも定量的検査であるが，本来は知能検査であり，障害の有無のみならず知的機能を反映しやすい．時間制限があり，上肢手指の麻痺や処理速度も影響する．障害の判断については平均マイナス 2 標準偏差を基準とできる．WAIS 積木模様であれば評価点 3 以下が該当する．KBDT は 2016 年の改訂版使用手引きより 65〜86 歳までの平均と標準偏差が掲載されている[9]．

　模写検査は積木模様検査以上に上肢の巧緻性が要求されるため，右手利き右麻痺患者では心理的抵抗が生じたり，拙劣になったりする場合がある．一方で模写自体が記録として残ることから，事後でも病態を質的に評価できたり，チームで結果を共有できたりするメリットがある．代表的なのは Rey-Osterrieth 複雑図形検査（以下 ROCF）とその並行検査である Taylor 複雑図形検査，立方体透視図形，MMSE に含まれる二重五角形，BIT や高次視知覚検査に含まれる模写課題である．ROCF は 80 歳代であっても模写段階での健常者の平均は満点に近く，崩れがあれば構成障害と判断が下しやすい[10,11]．ROCF には模写プロセスから構成方略を定量的に評価する方法がいくつか開発されており，病態をより詳しく把握するのに有用である[12]．立方体透視図形についても健常成人であれば通常正しく模写でき，障害の有無を判断しやすい．質的評価でも十分有用だが，定量的採点法も開発されている[13]．

　著者らの運転評価を目的とした脳損傷者 106 名（64.2±12.4 歳）のデータでは，KBDT と ROCF は 0.54 と中程度の相関で，同じ能力を測定しているものとしては必ずしも高くない．年齢との相関は KBDT が−0.45，ROCF が−0.24 である．いずれも知能を反映しやすい KBDT と，天井効果を生じる ROCF の差異を反映した数値といえよう．ROCF と立方体透視図形とでは，ROCF の方が難易度は高いようだ

3. 構成障害の評価と訓練

が，逆に ROCF ができて立方体透視図形ができない例もある．これは ROCF の構造的複雑さと，立方体透視図形の三次元的特徴という違いに起因すると見られる．

構成障害が重度の場合は，より要素的な視知覚機能の障害を想定する．必要に応じ標準高次視知覚検査や Benton の Judgment of line orientation[14] を加えるとよい．

Rule 3　生活への影響を見積り，訓練目的を設定する

認知リハを行う際には訓練目的を患者と十分共有しておく（治療契約）．半側空間無視や知的機能低下など，構成障害の明確な原因がある場合には，それらの経過に応じた対応を行う[15]．実生活では，構成障害と関わりの深い着衣で問題になることが比較的多く，構成障害と着衣失行は共通の空間的な基本症状が想定されている[16]．その他に衣服をたたむ[17]，寝具を揃える，整理整頓するといった状況で顕在化しやすい．口腔の健康にも関連がある[18]．職業上高い構成能力を要求される設計，建築，絵画などに従事する場合には影響が大きく，復職が困難となることも少なくない[15]．設計や建築に関しては現在，PC 上で製図・設計を行う CAD アプリケーションを用いることが一般的であり，復職には CAD を操作できるかが重要な条件となる．条件が合えば就労支援段階でそれらを用いた訓練を検討してもよい．

以上の他に重要なのが自動車運転の再開である．運転再開は構成能力を含む視空間認知能力が保たれていることが前提である．著者らは高次脳機能障害学会の基準[19]を参照した上で，基本的には軽度の構成障害であっても運転を避けることが望ましいと考えるが，実際には立方体透視図形に軽度のミスが残存していてもドライビングシミュレータにて十分な安全性が確認でき，臨時適性検査を経て運転再開に至ったケースを経験している．

Rule 4　訓練課題の種類と視覚的手がかりで難易度を調整する

訓練は，機能障害レベルで代償的治療介入を介在させた直接治療介入[20]が主流である[6,21~27]．Diller ら[21]は積木模様課題において，見本を原寸大に拡大した上で個々の積木に分ける線を書き加え提示する分割法，その上に直接置かせる枠付け法を用いた訓練プログラムを開発している．しかし積木模様検査やそれと類似性のかなり高い課題を訓練に用いると練習効果を生じ，同じ検査では経過や訓練効果を適正に

［表1］鹿教湯病院心理療法科で用いる訓練課題

描画・模写系	模写課題，点つなぎ，スケッチ，作図
平面幾何系	型はめ玩具，図形モザイクパズル(くもん出版)，幾何マグネ(エドインター)，寄せ木模様セット（DLM）
平面具体系	ジグソーパズル（2ピースから販売．当院は9ピースから所有），板パズル
立体幾何系	立方体つみき例題集（北山子ども教育研究所），賢人パズル（エドインター），考える積み木（エドインター），ニキーチンみんなの積み木（ブラザージョルダン社，暮しの手帖社）
立体具体系	キューブパズル（絵柄によるが図版の取捨選択など planning 要素あり）

評価し得ない難点がある．したがって検査と訓練課題はある程度異なるものを選ぶのが望ましい．衣服をたためないなど生活上の具体的な問題がある場合には，代償的治療介入を行う[17]．

鹿教湯病院心理療法科では［表1］のような訓練課題を用意し，患者の病態や関心に合わせて選択する．一種類の課題のみだと飽きやすく，問題数も限られるため，進捗に合わせて複数の課題を用いる．

課題の選択により難易度は大幅に変更できるが，さらに各課題内でも視覚的手がかりの増減により調整可能である．著者らは Diller らを参考とし，例えばジグソーパズルや板パズルでは以下のような方法を用いる．

- ・見本の有無による調整
- ・分割法: 実際に組み上げたパズルを原寸大でコピーしたものを見本とする
- ・枠付け法: 原寸大の見本の上にそのままピースを置く（下の見本により刺激過多となる場合は途中で取り去る）
- ・台紙法: 完成サイズと同じ大きさの無地の台紙の上に重ねて組み立てる
- ・板パズルの場合，下のピース型の模様の有無による調整（紙で隠すと難易度が上がる）
- ・周辺のピースのみセラピストが予め構成する

Rule 5　行動療法の技法と言語的手がかりでサポートする

訓練のデザインには行動療法の技法[28,29]が有用である．始めは自力で完成できそうなやさしめのものから取り組むとよいが（効力期待），「訓練だから仕方なしにやる」という外発的動機づけから「意外と面白い」という内発的動機づけへ移行する

3. 構成障害の評価と訓練

[表2] ジグソーパズルにおける言語的手がかりの例

誤りの状況	手がかり・助言
ピースがわずかにずれてはめられない	「斜めだとはまりませんね」はめやすい持ち方を教示する
正しいピースをあてがうが，はめきらないまま次へ進む	「しっかりはめましょう」
違うピースを無理にはめようとする	「正しい場合は力を入れなくてもはまります」
誤ってはめたピースが原因で正しいピースがはめられない	「間違っているのはどのピースでしょうか？　一つ一つ検証してみましょう」
ピースや全体の向きが違う	「向きはどうですか？　人間だと正しい向きはどうですか？　ビルと空ならどちらが上でしょう」
左側にあるピースや左側の構造を見落とす	「左側，左下を見てみましょう」「どこを探すとよかったでしょうか」
断片の寄せ集めになる．全体の異なる部分に布置する	「見本を見ましょう．この部分がつながるところはありませんか」
辺や角の情報を活用できない．全体に四角にならない．枠組みが念頭にない	「辺や角も手がかりです．全体が長方形になるように意識しましょう」
捉え方が大雑把で目的のピースを探せない．断片から物体を同定しない	「細かく見ましょう．何が映っていますか？　これは何のどの部分ですか？」
背景に注意を向けない	「背景の色も手がかりですよ」
あちこち手をつけるが，進まない	「まずはここを埋めましょう」

には，患者自身で試行錯誤することが重要である．簡単過ぎず，頑張れば完成できる位が最も意欲を喚起しやすい．課題が進み難しくなるにつれ，患者が自力で完成できなくなるようであれば，適切なタイミングで手がかりを示し完成に導く（プロンプティング）．これらの手がかりが内在化され，再び自力で構成できるようになれば，手がかりは漸減させていく（フェイディング）．言語的手がかりについては，視覚的特徴を順次分析させる教示や構成手順を逐一教示する方法[6]，視覚的特徴を患者自身に言語化させてそれに基づき構成させる方法[23]の有効性が報告されている．著者らもこれらを一部援用するが，患者の病態や重症度，課題の特性は様々で，躓く状況も各々異なるため，その都度必要な手がかりを出す方が汎用的で，生活場面へも応用しやすいと感じる．故に構成プロセスのどこで躓いているかを観察し（課題分析），自己解決が難しければ視覚的・言語的手がかり（教示）を提示する方法を基本としている [表2]．

　病識向上も訓練目的の一部である[30-32]．時間を要すタイプの課題では，取り組む前に患者自身に難易度や所要時間を見積もってもらい，開始と共に時間を計測す

る．終了後は所要時間を伝えると共に取り組みを労い（強化），次いで実際にやってみてどうであったか，どこが難しかったか，何を意識して取り組んだかなどを聴取する．次回へ引き継ぐべき注意点や工夫を患者自身が言語化できると，学習が促進されやすい（教訓帰納）．また次の訓練開始時にも再度注意点を確認する．患者が「簡単そうに見えたけど，やってみると難しい」と感想を述べた場合は，それが病前と現在の能力ギャップに起因する可能性を伝えている．

70代右手利き女性．橋の穿通枝梗塞を発症．右上下肢の運動麻痺．発症1〜2カ月時点の評価ではHDS-R25/30点，注意障害，右半側空間無視，構成障害などを認めた．ROCF模写では全体的な形態は大まかに再現可能であるが細部で誤りがみられ，立方体透視図形模写は奥行きに乏しく右空間を中心に簡素な描画となった．形態の弁別は可能であった．

訓練は（a）点つなぎと（b）立方体つみき例題集を併用した．低難易度の課題から開始し，徐々に難易度を上げた．難渋する箇所を同定し，完遂できるよう視覚的・言語的手がかりを提示した．動作性急で熟考せず回答する傾向もみられたため，早さよりも正確さを目指し丁寧に見直すことをすすめた．

（a）点つなぎは等間隔に描かれた点を線で結ぶことによって見本と同じ図形を描く課題である．本例では平面図は問題なく可能，複雑な立体図形では右側中心に誤りがみられた．複数の立方体で構成された問題の形態は概ね再現可能であったが，立方体が上下左右で接していると，いくつの立方体で構成されているのか判断することができなかった．そこで①色を手がかりに立方体を識別できるよう図形に着色し理解の確認や解説を行った．その後②前面のみ薄く着色するという段階を踏んだ（フェイディング）．さらに③個数を増やし認識できるようnoikiikiにて配布されている教材を使用し訓練をすすめた［図1］．

（b）立方体つみき例題集は見本通りに立方体の積み木を並べる課題であり，同様に立方体の個数を判断できなかった．そのため手本へ着色し，実際に組立てて構造を共に確認することで，徐々に独力で認識，再現できるものが増えた．

本例の構成障害は橋病変によるdiaschisisであり，左半球の機能低下による右半側空間無視が一因として想定されるものの，立方体の認識に困難さがあり，一般的に右半球損傷と関連付けられるperceptualな要素[16]があったと考えられる．上記の訓練を通して立方体を個別に見分けられたことで構成能力に一定の改善を

3. 構成障害の評価と訓練

得た事例であったと言えよう［図2］.

①立方体図形全体に着色　　②立方体図形の前面のみを薄く着色

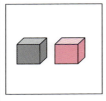 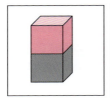 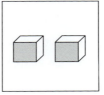 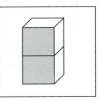

③立体図形点つなぎ

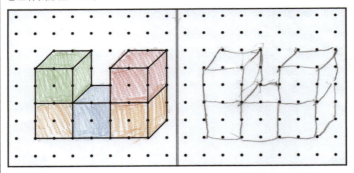

［図1］立方体図形への着色の例　noikiiki〈https://noikiiki.info〉より

	初期評価	4カ月後
Rey/Taylor 複雑図形模写	28/36	32/36
立方体透視図形模写 非利き手での描画		
依光ら[13]の採点法	2/10	4/10

［図2］神経心理学的検査の結果

1 STEP UP
左右半球による構成障害の発現機序

　古典的には右半球損傷によるものは視知覚・視空間機能（perceptual），左半球

損傷によるものは順序立てて描くという企画性（planning）に，それぞれ発現基盤があることが想定されている[3〜5,8]．一方 Kosslyn[33]は左右の頭頂葉について，空間関係の処理に関する異なるサブシステムを想定し，対象の空間関係の中でも，上下左右のような言語的カテゴリーに分類して表現しやすいもの（categorical spatial relation）は左半球，長さや曲率などの量的で空間座標に基づく処理を必要とする空間関係（coodinate spatial relation）は右半球が，それぞれ優位性を持つとしている．Laeng[7]はこれに基づき，構成障害を有する左右それぞれの頭頂葉損傷例を対象とした実験を行い，右半球損傷では coodinate タイプの構成障害が，左半球損傷では categorical タイプの構成障害が生じる可能性を示唆している．また Ressell ら[34]は右頭頂葉損傷による構成障害の基盤について，眼球サッカード後の空間的な再定位（spatial remapping）の障害があることを示している．端的に言えば，見本などに目を動かすと，直前に何がどのあたりにあったのかが正しくわからなくなる．

　以上を俯瞰すると，右半球損傷では視線を動かすたびに空間座標（coordinate）の把握が損なわれるため（spatial remapping），それに基づく定量的な空間認知（perceptual）に支障をきたす，と理解できる．しかし左半球損傷の planning と categorical とではその意味するところにかなり開きがあり，議論の余地が残るところである．

謝辞　本稿の執筆にあたりご助言を頂きました長野大学・長野保健医療大学の平林一先生に感謝を申し上げます．

■ 文献
本項目の参考文献一覧は，以下の web ページに収録しています．
<https://www.chugaiigaku.jp/images/RehabilitationforHigherBrainDysfunction/references.pdf>（中外医学社ホームページ）

4章 失認

1 視覚失認の評価とリハビリテーション

仙台青葉学院大学 教授
山形県立保健医療大学 名誉教授　平山和美

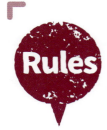

1. 本当に視覚失認なのかを確かめる.
2. わからなさの段階, わからない対象の種類を確かめる.
3. 本人や身近な人に病態をよく理解してもらい, 問題なく使える感覚や, 問題なくわかる視覚特徴を利用した代償を提案する.
4. 視覚失認の種類に合わせた代償的訓練や代償方法の例.
5. 併存する障害も考慮する.

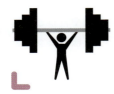

Rule 1　本当に視覚失認なのかを確かめる

　視覚失認の症状は, たとえば次のような不思議なものである. 患者の目の前にハサミを置き触ることを禁じて何であるか尋ねると, 「栓抜き？」などと誤った自信のない返事が返ってくる. しかし触ることを許すと, 手探りもせずに自然な手つきでつかみ, 少し触っただけで「ハサミ」と迷わず答える.

　視覚失認とは, このように視覚を通したときにだけ対象が何かわからない状態であり, その対象を触ったり, 特徴的な音を聞いたり, 匂いを嗅いだりすれば, すぐにわかる. しかも, 見てわからない理由を, ①要素的な視覚機能の障害, ②知能の低下, ③注意の障害, ④対象の名前を言うことの障害, ⑤対象に対する知識の消失のいずれでも説明できない状態と定義される[1]. したがって, 注意集中力や無視, 課題の理解や呼称の能力を, ある程度は評価する必要がある. ⑤については, 対象の名前を与えそれについて説明させたり, 定義から対象の名を答えさせたりする

と，正答することにより確認できる．見たときにだけ名前が言えない「視覚失語」という状態と区別するためには，見たものを同じ仲間のグループにしたり，関連のあるものどうしを組み合わせたりもできないことを確認する．

　上記の①については，視力と視野の評価が必須である．中心視野に盲があると，見つめたところが見えなくなる一方で周辺視野は見える．そのため，ものを見つけることはできるが，それを見ても何だかわからないという状態になる．この場合，解像度の高い中心視野を使えないので，視力が低い値になる．それにより，視覚失認と区別できる．中心視野だけが残り他の視野全体が失われると，常に対象の一部しか見えないため，視力は正常なのに見たものが何だかわからなくなる．視覚失認と異なり，ものを見つけるのも困難になる．また，視野検査で著しい狭窄が明らかになる．それにより，視覚失認と区別できる．どちらの状態も，衝動性眼球運動を利用した訓練など，有効なリハビリテーションが視覚失認とは異なる[2]．訓練室での評価は，視力にはランドルト環などによる近点（目からおよそ 30 cm）視力測定，視野には ［図1❶, ❷］ のような対座法が行いやすい．視力が正常でも，明暗の差（輝度コントラスト）の感度が低下していると，照明が十分でない対象や背景と明暗の差が少ない対象は見えなくなってしまう．簡易的には，［図1❸］下段のように患者の同定できる写真のコントラストをだんだん低下させて評価できる．明るい照明，見るものの明暗をはっきりさせるなどの代償が有効である[3]．また，回復的（restorative）な訓練の報告もある[2]．

　以下の2つも，視覚失認の重要な特徴である．①障害は見た対象の形からの認識のみにあり，色，質感，大きさ，位置，動きからの認識は保たれている．②形を見ても何だかわからないのに，対象の形に合った手の形でそれをつかむことができる．すなわち，これらを可能にする視覚情報の処理は保たれている．

Rule 2　わからなさの段階，わからない対象の種類を確かめる

　視覚失認は，わからなさの段階で知覚型，統合型，連合型の3つの型に分類できる．

1）知覚型

　要素的視覚によりとらえた特徴を，部分的な形にさえまとめあげることができない．したがって，単純な幾何図形さえ認識できず，模写もできない．同定を誤ると

1. 視覚失認の評価とリハビリテーション

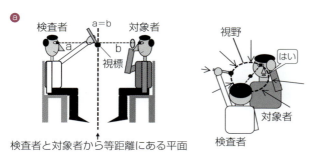

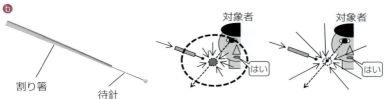

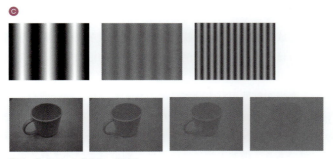

[図1] 視力と視野の評価

ⓐ: 対座法による視野の測定方法．[左]横破線は検者の目と患者の目を結ぶ線．この距離の中間の平面（縦破線）上で，棒の先に付けた球などの視標を移動させる．[右]移動してきた視標がはじめて見えたとき合図してもらう．合図のあった点を結んだものが患者の視野（円形の破線）である．
ⓑ: 小さな盲や残存視野の調べ方．[左]割り箸の先などに頭が小球の待ち針を刺し，小球を視標とすると検出しやすい．[中央]中心暗点の調べ方．大きな破線円内が視野．小さな破線円内（灰色）が中心暗点．待針の頭が見えなくなったら合図してもらう．[右]中心視野だけが残存した場合の調べ方．小さな破線円が残存視野．待針の頭が見えたら合図してもらう．
ⓒ: [上段]輝度コントラスト感度を測定するための刺激の例．正弦波状に明暗の変化する縞模様を用い，いろいろな周波数ごとに明暗の差を変化させ，縞が見える限界の明暗の差を輝度コントラスト感度とする．[下段]原画（左端）のコントラストを順次下げていったもの．

きは，色，質感などの似たものと誤る．たとえば，プラスチックの柄のお玉を見せられて「ここが光ってて金属みたい．ここが赤くてつるつる，プラスチックみたい．栓抜き？」などと言う．原因疾患のほとんどが，一酸化炭素中毒か低酸素脳症である．

2) 統合型

まとめあげた部分的な形を全体の形と関係付けられない．模写は，結果的には正確だが，時間がかかり，全体の見通しなく，部分部分をばらばらに写すことで達成される．対象がどのように見えるかたずねると，大まかな形は把握している．同定を誤るときは，形の似たものと誤る．たとえば，懐中電灯に対し「台があって，20センチくらいの細い柱がついている．寒暖計らしい」などと言う．

3) 連合型

これらの段階は完了しているが，それを意味と結びつけることができない．したがって，模写はすばやく正確にできる．見せる対象に網掛けをしたり，提示時間を短くしたりしても，同定成績が普通に見せ続けた場合と変わらない．報告症例が少ないので典型的な誤り方は不明だが，自験例では「全然わからない」と答えた．

形がまったくわからない知覚型視覚失認では起こりえないが，統合型や連合型の視覚失認では特定の種類の対象だけが認識できなくなる現象が起こる．認識できない対象と，症状の名前の組み合わせは，（生物も含めた）物品→物体失認，顔→相貌失認，風景→街並失認である．街並失認については，別の章で詳述されるので以下では省略する．

4) 物体失認

前項に記した統合型，連合型の説明が，物体失認についてのものである．

5) 相貌失認

良く知っている人の顔を見ても誰かわからなくなる．しかし，声を聞けばわかり，服装や，髪型，仕草からもわかる．顔を構成する個々の要素，目や口などの特徴もわかる．表情の動きもわかるので，つられ笑いなども起こる．知らない顔の異同，老若，男女，表情，美醜の判断もできないタイプと，できるタイプとがあり，それぞれ統合型と連合型に相当すると考えられる．

1. 視覚失認の評価とリハビリテーション

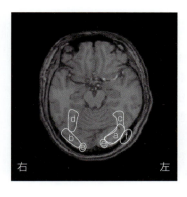

[図2] 視覚失認および関連症状の責任病巣の位置
a: 統合型および連合型の視覚物体失認．b: 相貌失認．c: 純粋失読．d: 街並失認．e: 大脳性色覚障害．f: 領域 a とともに損傷すると多様式失認を生じるところ（外側後頭複合）．

　写真や線画だけに同定障害をきたす「画像失認」[4]という病態もあるので，物品あるいは人物の顔，現地の風景を実際に見た場合にもわからないことを，確認しておくのがよい．統合型や連合型の物体失認では左の紡錘状回［図2a］が，相貌失認では右の紡錘状回［図2b］が，街並失認では右の海馬傍回［図2c］が責任病巣と考えられている．

Rule 3　本人や身近な人に病態をよく理解してもらい，問題なく使える感覚や，問題なくわかる視覚特徴を利用した代償を提案する

　視覚失認に対する回復的な訓練については，有効，無効の報告がまちまちであり，有効とされた場合でも患者にとって時間と労力を要するものが多い．一方，代償的（compensatory）なリハビリテーションは，有効と報告される場合が多く，患者にとっての負担もあまり大きくない[5]．したがって，後者を優先するのがよい．
　まず，その患者に生じたタイプの視覚失認では何がどのようにわからないのかを，Rule 2の検討結果に基づいて，本人や身近な人に理解してもらうことが重要である．ついで，そのタイプの障害があっても問題なく使える感覚や，問題なくわかる視覚特徴を挙げ，判断にそれらを利用することを提案する．
　知覚型視覚失認では，体性感覚，聴覚，嗅覚などの感覚と，対象の色，質感，大きさ，どこにあるか，どう動いているかの特徴が利用できる．動きからわかるので，秒針のある時計，走っている車や犬などはわかる．ただし，テレビ画面など視点（カメラ位置）がよく変わるものでは，動きもわからなくなるようである．**統合型物体失認**では，それらに加えて，対象の部分の形も利用できる．**連合型物体失認**では，加えて形の情報も何らかの方法で利用できる可能性があるが，報告がない．**相貌失**

認では，声，匂い，服装，髪型，仕草，目や口の形，ほくろの位置など，その人物特有の特徴が利用できる．

しかし，上記の諸情報に頼って判断する場合には誤りが起こりうること，誤りが危険な場合もあることを，理解してもらうことが重要である．たとえば，知覚型視覚失認のある人にとって，黒くてつるつるした部分とぴかぴか銀色に光る部分のあるものは，栓抜きではなくナイフかもしれず，いきなり（特に銀色の部分を）手に取って確かめようとするのは危険である．

上記を行う際は，一方的な教示ではなく，本人や身近な人の経験をよく聞くことが大切である．発症からある程度の時間がたっていると，すでに本人が，問題なく使える諸情報を利用していたり，失敗が起こりやすい状況や，危険だった状況を記憶していたりする．その場合，話し合いは，既知の代償手段の整理，気づかずにいたものの追加，失敗や危険の避け方の工夫などを含むものとなる．さらに，その種の報告が，新しいリハビリテーションの萌芽となることもある．ある知覚型視覚失認患者は，わからない対象に対してつかみに行く動作をすると，その対象の形に合っているので，判断材料にできると報告した[5]．これは，Rule 1 の最後に記した特徴の利用といえる．

視覚失認の種類に合わせた代償的訓練や代償方法の例

1）知覚型視覚失認

稲垣ら[6]は，患者に物品を手渡し，物品名を告げ，物品の用途を質問，その物品の視覚的特徴をできるだけ多く挙げさせ，最後に物品の名を問うという過程を繰り返す訓練を行った．結果，見て何かわからなかった物品の半数がわかるようになった．訓練しなかった物品の同定成績は上がらなかった（すなわち汎化は起こらなかった）が，その後も自発的に他の物品群に対しても同様の練習を続け，見てわかる物品が増えていった．

2）統合型視覚物体失認

「症例」の項に Zihl[2] の方法を挙げた．

3）相貌失認

代償的訓練の効果の報告はある．しかし，効果は限定的で，時間がかかり，訓練

1. 視覚失認の評価とリハビリテーション

していない顔への般化も限定的であった[7]. したがって, 一般臨床の場で代償的訓練を行う意義は限られる. 一方, Rule 3 に記したような, 提案や話し合いをもとに, あるいはまったく自発的に, 声, 服装や髪型, 仕草, 匂い（愛用の香水や作業独特の移り香など）の特徴を利用してかなりの適応が可能となる人も多い. しかし, これらの特徴を利用できる状況や距離, 時間などと, 健常者が顔を見て誰かわかるときのそれとの間にはずれがあり, また特徴のいくつかは途中で変化しうる. そのために, 同定の遅れや失敗が生じて, 冷淡, 愛想がない, 無礼などと誤解される恐れがある. したがって, 周囲の人々に, 本人が相貌失認であること, 何ができず, 何ができるか, そのためどのような問題が起こりうるのかを,（たとえば冊子などを作って）よく理解してもらうことが, 特に重要である.

Rule 5 併存する障害も考慮する

　原因疾患の大部分が一酸化炭素中毒や低酸素脳症なので, 知覚型視覚失認には, 他の様々な高次脳機能障害が伴いうる.

　その他の種類の視覚失認は後大脳動脈領域の脳血管障害によって生じる場合が多い. 純粋失読の責任病巣［図2c］としては左の紡錘状回や海馬傍回が重視されるので, 統合型, 連合型の物体失認には, この障害が併存しやすい. 相貌失認と街並失認は責任病巣の場所が近い［図2b, d］ので併存しやすい. 左右の後大脳動脈領域は脳底動脈から分岐しているので, 両側性の病巣を生じることもまれでない. したがって, 純粋失読, 物体失認, 相貌失認, 街並失認が様々な組む合わせで生じることもある.

　紡錘状回後部［図2e］には色の認識に重要な領域があるため, 両側性に損傷すると, 全視野で色がわからなくなる. 大脳性色覚障害とよばれる. 確認には, パネルD-15 など, 似た色を選ぶ検査を行うのがよい. この障害には, 回復的訓練の報告がある[2].

　たとえば, 両側病変により物体失認, 純粋失読, 大脳性色覚障害が併存すると, 相貌失認に対する代償として服装やその色, 名札は使えなくなる. 生活上の優先順位, 利用できる情報の種類, 期待できる介入効果の程度などを勘案して, リハビリテーションの組み合わせを選択する必要がある.

統合型視覚物体失認に対する訓練

Zihl[2]の例を紹介する．両側後頭側頭葉の梗塞後に，統合型視覚物体失認，相貌失認，純粋失読を呈した．視力，輝度コントラスト感度，色覚は正常で，視野も十分に保たれていた．物体失認では，木苺の写真を見て赤いりんごと言うなど，対象の特徴の一つにとらわれて誤る反応が多かった．

以下のような代償的訓練を行った．まず，物品を見せ，全体をよく点検して見つけた特徴をすべて述べるように求めた．次に，その物品にもっとも特有と思われる諸特徴を選び，選択の結果を点検したのち，同定判断を下す．同定の結果が正しいか，部分的に正しいか，誤っているかについて，直ちに吟味する．生活上もこの手順に従うように要求した．結果，訓練に用いた物品だけでなく，他の物品の視覚同定にも改善がみられた．

特徴の利用不足は統合型視覚物体失認によくみられ，上記訓練方法が有効な場合は多いと思われる．

1 STEP UP

多様式失認

視覚物体失認の病巣が少し外側まで広がると，多様式失認[8]が起こりうる．失認が視覚と触覚の二つの感覚様式にまたがって起こった状態である．物品を見ても，触ってもそれが何かわからない．しかし，要素的な体性感覚には障害がなく，わからない理由を，Rule 1 の 1)から 5)のいずれによっても説明できない．そのものの特徴的な音や匂いからはすぐにわかる．また，物品の名前や定義を見聞きしてもわかる．多様式失認が生じる感覚様式の組み合わせは視覚と体性感覚とに限り，他の組み合わせは起こらない．触覚失認が病巣と反対側の手だけに生じるのに対し，多様式失認の触覚性認知障害は両手に生じる．触覚からも意味に到達できないので，代償に利用できる情報はより制限される．病巣の拡大により，視覚，触覚にわたって対象の形の情報を処理する外側後頭複合[図 2f]とよばれる領域[9]が含まれるようになるのがその理由と考えられる．

1. 視覚失認の評価とリハビリテーション

■ 文献

1） Frederiks JAM. The agnosias: Disorders of perceptual recognition. In: Vinken PJ, Bruyn GW, Crichley M, et al, editors. Handbook of Clinical Neurology. Amsterdam: North-Holland; 1969; 4: 13-47.

2） Zihl J. Rehabilitation of visual disorders after brain injury. Hive: Psychology Press Ltd; 2000. 平山和美, 監訳. 脳損傷によるしかく障害のリハビリテーション. 東京: 医学書院: 2004.

3） 細川大瑛, 平山和美, 大泉英樹, 他. 文字の読みにくさを訴えたパーキンソン病患者に対する作業療法介入. 作業療法. 2024; 43: 2.

4） Hiraoka K, Suzuki K, Hirayama K, et al. Visual agnosia for line drawings and silhouettes without apparent impairment of real-object recognition: A case report. Behav Neurol. 2009; 121: 187-92.

5） Heutink J, Indorfa DL, Cordes C. The neuropsychological rehabilitation of visual agnosia and Balint's syndrome. Neuropsychol Rehabil. 2019; 29: 1489-508.

6） 稲垣侑士, 境 信哉, 伊藤文人, 他. 高次脳機能研究. 2011; 31: 8-18.

7） Bate S, Bennetts RJ. The rehabilitation of face recognition impairments: A critical review and future directions. Front Hum Neurosci. 2014; 8: 491.

8） 平山和美, 編著. 高次脳機能障害の理解と診察. 東京: 中外医学社; 2017. p.156-9.

9） Amedi A, Jacobson G, Hendler T, et al. Convergence of visual and tactile shape processing in human lateral occipital complex. Cerebral Cortex. 2002; 12: 1202-12.

4章 失認

2 聴覚失認の評価とリハビリテーション

国立長寿医療研究センター・もの忘れセンター　佐藤正之

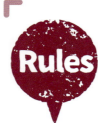

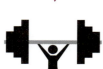

1 ▶ 対象を正しく認知できているかを確認するための簡便な方法は，呼称課題である．

2 ▶ 視覚と同様に，聴覚の情報処理経路にも背側・腹側経路があり，さらに左右の大脳半球による違いもある．

3 ▶ 聴覚失認では，聴覚を介してのみ対象の認知ができなくなる．患者は「聞こえない」と訴え，決して「聞こえているがわからない」とは言わない．

4 ▶ 聴覚失認の用語は混乱している．広義の聴覚失認は，狭義の聴覚失認と純粋語聾，受容性失音楽症を合併した状態を指す．

5 ▶ 純粋語聾のリハとして読唇術やジェスチャーによるコミュニケーション，環境音失認には意味による分類や音の模倣が有効との報告がある．

 Rule 1　対象を正しく認知できているかを確認するための簡便な方法は，呼称課題である

　患者が対象を正しく認知できていることを確認するためには，呼称が正しくできているかを見れば良い［図1］[1,2-8]．前提として，第1段階である知覚が正常範囲内であること（＝対象の知覚の妨げとなるような視力・聴力の低下がないこと），第3段階の呼称を不可能にする失語症や認知症がないことがあげられる．失認（agnosia）とは第2段階である認知の障害を指す．認知の段階はさらに，前半の表象化（representation）と，後半の記憶・知識との照合→概念の惹起の2つの段階から成り立っている．表象とは，直感的に心に思い浮かべることのできる具体的な外的対象像のことで，心象（image）とも呼ばれる．表象化の段階では，知覚された情報がひとつのまとまりとして把握される．後半の記憶・知識・概念との照合の段階では，把

2. 聴覚失認の評価とリハビリテーション

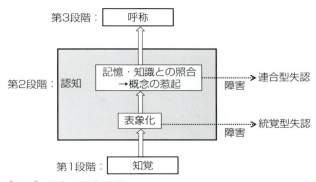

[図1] 呼称の脳内過程
正しく呼称がなされたならば，上記の3つの段階が正しく機能していることを意味する．第2段階の障害により生じるのが失認である．第2段階の前半の障害が統覚型，後半の障害が連合型失認にそれぞれ該当する．

握された表象と関連のある記憶・知識とが結びつけられ，意味・概念が惹起する．視覚においては，前半の表象化の障害による失認を統覚型（apperceptive type），後半の記憶・知識との照合→概念の惹起の障害によるそれを連合型（associative type）と呼ぶが，聴覚失認では一般には用いられない．別項のように視覚失認では，模写ができるか否かで統覚型・連合型を区別する．聴覚失認でも同様に，連合型では聞いた音の口真似が可能であるが，統覚型ではできないことで区別される．

Rule 2　視覚と同様に，聴覚の情報処理経路にも背側・腹側経路があり，さらに左右の大脳半球による違いもある

　視覚情報の流れには，大きく2つの系統がある．頭頂葉へ向かう背側経路（dorsal pathway）と側頭葉に向かう腹側経路（ventral pathway）である．背側経路は別名"どこ（where）"経路と呼ばれ，対象の空間内での位置や動きの情報を処理する．腹側経路は"何（what）"経路と呼ばれ，対象の形状や色を認識する．サルの切除実験の結果をもとにしたこの仮説は[9]，多くの生理，脳賦活化実験で確認され，ヒトの視覚情報処理の基本的な流れと考えられている．さらに近年，聴覚についても同様の情報の流れの存在することが示されている[10,11]［図2］．聴覚野に入った音の情報は，背側経路では上側頭回後部を経て下頭頂小葉の縁上回に至り，音の空間位置の情報を担う．一方で腹側経路では，聴覚野からの情報は上側頭回前部あるいは

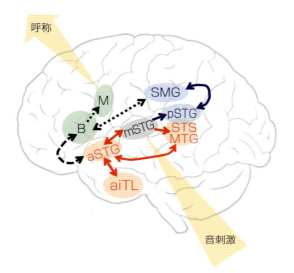

[図2] **聴覚情報の背側経路（青）と腹側経路（赤）**
aSTG: 上側頭回前部，aiTL: 側頭葉前下部，B: ブローカ野，M: 運動野，mSTG: 上側頭回中部（聴覚野），MTG: 中側頭回，pSTG: 上側頭回後部，SMG: 縁上回，STS: 上側頭溝

上側頭溝・中側頭回を経て，最終的には側頭葉前下部に至り，複雑な音の連なりや動物では種に特異的な声，意味が認識される．呼称の際には，いずれの経路からの情報もブローカ野を経て運動野に到達し，実際の発話となる．

　物理現象としての音は，振幅，周波数，複雑さという3つの特性を有し，それぞれ大きさ（loudness），高さ（pitch），音色（timbre）として知覚される．大きさは蝸牛神経の発火頻度，高さは少なくとも中・高音については蝸牛の基底膜が最大振幅をとる場所の位置情報により伝達される．われわれを取り巻くほとんどの音は，知覚される音の高さに対応する基本周波数（fundamental frequency）をもつ基音（fundamental tone）と，その整数倍の周波数を持つ倍音（overtone）からできている［図3］．これを複合音（complex sound）と呼ぶ．複合音を聞く際には，基音に加えそれぞれの倍音に対応する基底膜の部位が反応する．これは，複数の周波数の純音が重なってできた複合音を，フーリエ変換により構成する周波数の純音に分解する過程である．こうしてできた純音をスペクトルと呼ぶ．スペクトルの情報は蝸牛神経から脳幹を通り，一次聴覚野を経て聴覚連合野へ至る．その過程で，聴覚連合野では，音色の認知がなされる．音の位置情報は，両耳への音の到達時間や大き

2. 聴覚失認の評価とリハビリテーション

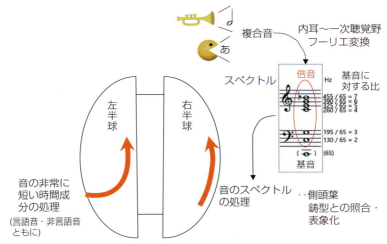

[図3] 基音・倍音の成り立ちと，左右大脳半球における音の処理の違い

さの差により認知され，延髄の上オリーブ核が関与する．

聴覚情報が視覚と異なる最大の点は，時間情報を有することである．左半球は音の非常に短い時間成分の処理（例: 言語での子音），右半球は音のスペクトルの処理に関与する［図3］．聞いた音が何であるか認知するためには，スペクトルの時間的変化に呼応して変動する神経活動が，脳内に予め存在する鋳型（template）に照合され，パターン認識されることが必要と考えられる．

 聴覚失認（auditory agnosia）では，聴覚を介してのみ対象の認知ができなくなる．患者は「聞こえない」と訴え，決して「聞こえているがわからない」とは言わない

失認（agnosia）とは，"病前まで意味を有していた刺激の認識が特定の感覚モダリティを介してのみできなくなること"と定義され，"意味の剝がれ落ちた正常な知覚（normal percept stripped of its meaning）とも表現される[12]．（広義の）聴覚失認では，言葉や環境音，音楽を聞いてもそれが何を意味するかわからない．しかし，聴覚以外の感覚モダリティを介すると対象を認知できる．例えば，ゴムボールが跳ねる音を聞いてもそれがボールだとわからないが，ボールを見たり，手に取ったりするとすぐにボールとわかる．

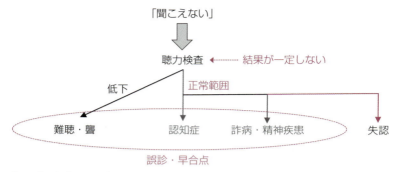

[図4] 聴覚失認の気づきは，その存在を疑うことから始まる

　注意すべきは，聴覚失認の患者は「聞こえない」と訴え，決して「聞こえているが，それが何かわからない」とは言わない．「聞こえない」という訴えに対して，まずは聴力検査が行われる [図4]．患者が中年以上の場合は，いくらか聴力低下があってもおかしくない．そうすると，短絡的に難聴のためとされかねない．細かく観察すると，聴覚失認では検査上の聴力低下が一定しない傾向がある．聴力検査が正常範囲の場合は，詐病や精神疾患，甚だしきは認知症とも誤診されうる．聴覚失認は，医療従事者が疑ってかからない限りは見逃され易い．

> **Rule 4**　聴覚失認の用語は混乱している．広義の聴覚失認は，狭義の聴覚失認と純粋語聾，受容性失音楽症を合併した状態を指す

　聴覚刺激の認知の障害は，認知できなくなった音の種類をもとに分類されるのが一般的である [図5]．話し言葉の認知だけが障害された，言い換えるとしゃべったり読み・書きは正常にできる症候を純粋語聾（pure word deafness）と呼ぶ．音楽の認知の障害は受容性失音楽（receptive amusia）あるいは感覚性失音楽（sensory amusia）と呼ばれる．言語音と音楽以外の環境音の認知の障害は，（狭義の）聴覚失認あるいは環境音失認と命名されている．純粋語聾，環境音失認，受容性失音楽の3つがそろった状態を（広義の）聴覚失認あるいは全般性聴覚失認（generalized auditory agnosia）という．聴覚失認の用語は混乱している [図5]．同じ症候が様々な呼び名で表されている．特に聴覚失認という日本語については，広義・狭義のいずれを意味しているのか，論文を読む際に留意する必要がある．（広義の）聴覚失認を形成する3つの症候の特徴を [表1]，各症候の診断の流れを [図6] にまとめ

2. 聴覚失認の評価とリハビリテーション

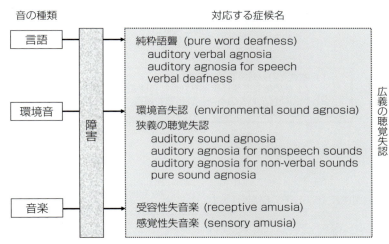

[図5] 音の種類と症候名との対応

[表1] (広義の) 聴覚失認の症候の特徴

	純粋語聾	環境音失認	受容性失音楽
聴力	−	−	−
言語理解	+	−	−
復唱	+	−	−
自発話	−	−	−
読み	−	−	−
書字	−	−	−
馴染みの音の認識	−	+	+/−
音楽の受容	+/−	+	+
プロソディーの認識	−	?	+

+:障害あり; −:障害なし; ?:一般化するだけの所見不十分

た．純粋語聾については，既存あるいは標準化された検査を組み合わせることにより診断が可能である．受容性失音楽に対しても，不十分ながらも基準値を持つ検査が存在する．環境音失認については検査を自作して，患者と年齢・学歴が同等の複数の被検者に施行し，コントロール群の結果を得た上で患者の結果と比較しなければならない．

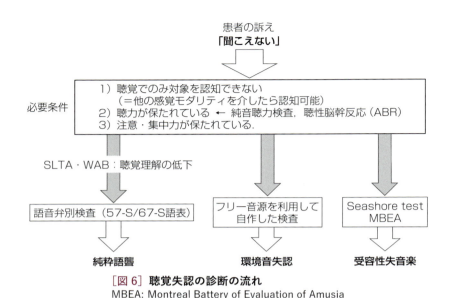

[図6] 聴覚失認の診断の流れ
MBEA: Montreal Battery of Evaluation of Amusia

 純粋語聾のリハとして読唇術やジェスチャーによるコミュニケーション，環境音失認には意味による分類や音の模倣が有効との報告がある

　（広義の）聴覚失認と，その下位の症候に対して，確立したリハビリテーションは存在しない．失認は，障害された感覚モダリティ以外の感覚を介しての認知は保たれているため，聴覚失認では視覚や体性感覚からのインプットされた情報と聴覚からの情報を統合させる訓練が，一般的に行われる．純粋語聾に対しては，読唇術と言葉の聴覚刺激とを組み合わせることにより[13,14]，あるいはジェスチャーによるコミュニケーションを図ることにより[15]改善が得られた．環境音失認については，音の意味による分類，音の模倣，特徴の分析などが行われている[16]．受容性失音楽に対するリハは，これまで明らかな効果を示したものはない．

　耳から入った音情報は両側の大脳半球に入力される．（広義の）聴覚失認を生じるためには，例えば複数回の脳卒中発作により，左右大脳半球に類似の病変が起こる必要がある．（広義の）聴覚失認は症例数が少ないだけでなく，難聴などとして見逃されがちである．「聞こえない」と訴える患者に対しては常に，（広義の）聴覚失認の存在を念頭におきながら診察しなければならない．

1 STEP UP

純粋語聾における音情報の時間的分析の障害

話し言葉の理解に際しては，音の知覚と，言語に関連する音素の弁別という２つの段階を経ると考えられる．Albert らは，純粋語聾の患者では２つの連続するクリック音を二つの音と認識する時間的閾値が延長していることを示した[17]．つまり健常者では間隔が１〜３ms であれば２音と弁別できたが，純粋語聾の患者では 15 ms でないと２音とわからなかった．この結果は，純粋語聾の患者では，音の情報の時間的処理能力が低下していることを示唆しており，ゆっくり話しかけられると理解が改善するという臨床的事実にも合致する．一方，音素弁別テストの低下をきたした純粋語聾の症例報告もある[18-20]．以上より，純粋語聾の成因として以下の２つが考えられている[20]: 1）音刺激の時間的知覚の障害．両側側頭葉の障害で生じる，2）言語に関連する音素の弁別障害．左側頭葉病変により生じる．実際の症例では，これら二つの機序が組み合わさって生じていると考えられる．

音楽能力の検査: Seashore test と MBEA

音楽能力の主な検査に次の２つがある．Seashore Measures of Musical Talents（Seashore test）[21]は，半世紀以上前に考案されたテストで，音楽家の音楽能力の測定を目的とする．ピッチ，リズム，音量，音の持続時間，音色，短い音列の記憶の６つの下位検査からなる．Seashore test は基礎的な音楽能力を詳細に検討できるが，素人には難しすぎる．また，基準値が定められていないことから，失音楽症の患者に行う際には，年齢と音楽歴を統制したコントロール群により別途基準値を設定しなければならない．さらに，音楽というよりは音の知覚の評価であること，和音や調性の評価がないこと，現在では市場で入手しがたいことが問題である．

The Montreal Battery of Evaluation of Amusia（MBEA）[22]はモントリオール大学にいた Peretz らが考案した検査で，失音楽症患者の音楽能力の障害の評価を目的としている．メロディの輪郭，ピッチの間隔，音階，リズム，拍子，記憶と言う６つの下位検査からなる．MBEA は，音楽認知において，メロディの輪郭→ピッチ間隔→個々の音の同定，拍子→リズムといった，全体→部分へと向かう情報処理過程が脳内に存在するという Peretz らの仮定に根差している．健常者 160

名の結果による基準値・カットオフ値が定められており，結果の解釈は容易である．しかし，言語と異なり能力に個人差の大きい音楽について，基準値から○％外れているというだけで異常として良いのかという根本的な問題がある．

研究や発表において上記の検査は，十分条件ではなく必要条件である．特に国際誌への投稿に際しては，MBEA は最低限必要な検査と見做される．実際の症例を評価する際には，MBEA や Seashore test とともに，目の前の症例に適合した検査を自作し，別途得た正常コントロールとの比較を行わなければならない．馴染み深い楽曲の既知感の評価を含む，標準化された検査の開発が待たれる．

■ 文献

1) 武田克彦．視覚失認と認知リハビリテーション．脳の科学．2002; 24: 569-75.

2) 佐藤正之．視覚失認．Clinical Neuroscience．2006; 24: 807-9.

3) 佐藤正之．失認症 神経心理学—まだこんなことがわからない—．神経内科．2012; 77: 501-11.

4) 佐藤正之．聴覚失認．In: 武田克彦，村井俊哉，編著．高次脳機能障害の考え方と画像診断，東京: 中外医学社: 2016．p.174-86.

5) 佐藤正之．聴覚性失認．In: 武田克彦・三村將・渡辺　修，編．高次脳機能障害のリハビリテーション Ver. 3．東京: 2018; p.39-45.

6) 佐藤正之．聴覚認知障害の評価．In: 田川晧一・池田　学，編．高次脳機能障害の評価，第 33 章．東京: 西村書店; 2020．p.314-20.

7) 佐藤正之・田部井賢一．医療関係者のための脳機能研究入門: 神経心理学と脳賦活化実験．京都: 北大路書房; 2020.

8) 佐藤正之．失認．In: 松田　実，編著．初学者のための神経心理学入門．東京: 新興医学出版社; 2022.

9) Ungerleider LG, Mishikin M. Two cortical visual systems. In: Goodale MA, Ingle DJ, Mansfield RJW, editors. Analysis of Visual Behavior eds Ingle. Cambridge: MIT Press; 1982. p. 549-86.

10) Burns MS. Clinical management of agnosia. Top Stroke Rehabil. 2004; 11: 1-9.

11) Poliva O, Bestelmeyer EG, Hall M, et al. Functional mapping of the human auditory cortex: fMRI investigation of a patient with auditory agnosia from trauma to the inferior colliculus. Cogn Behav Neurol. 2015; 28: 160-80.

12) Teuber HL. Alteration of perception and memory in man. In: Weiskrantz L editor. Analysis of behavioral change. New York: Harper and Row; 1968.

13) Shindo M, Kaga K, Tanaka Y. Speech discrimination and lip reading in patients with word deafness or auditory agnosia. Brain Lang. 1991; 40: 153-61.

14) Zhang Q, Kaga K, Hayashi A. Auditory agnosia due to long-term severe hydrocephalus caused by spina bifida- specific auditory pathway versus nonspecific auditory pathway. Acta Otolaryngol. 2011; 131: 787-92.

15) Sagawa S, Kaga K, Kaga M, et al.［The acquisition of language through finger spelling in

2. 聴覚失認の評価とリハビリテーション

a child with auditory agnosia（author's transl）］. No To Shinkei. 1982; 34: 485-91.

16） Fechtelpeter A, Göddenhenrich S, Huber W, et al. Ansätze zur Therapie von auditiver Agnosie［Approaches to therapy of auditory agnosia］. Folia Phoniatr（Basel）. 1990; 42: 83-97.

17） Albert ML, Bear D. Time to understand: a case study of word deafness with reference to the role of time in auditory comprehension. Brain. 1974; 97: 373-84.

18） Chocholle R, Chedru F, Bolte M, et al. Etude psychoacoustique d'un cas de 'surdité corticale'. Neuropsychologia. 1975; 13: 163-72.

19） Saffran EM, Marin O, Yeni-Komshan G. An analysis of speech perception in word deafness. Brain and Language. 1976; 3: 209-28.

20） Auerbach SH, Allard T, Maeser M, et al. Pure word deafness. Analysis of a case with bilateral lesions and a defect at the prephonemic level. Brain. 1982; 105: 271-300.

21） Seashore CE, Lewis D, Saetveit J. Seashore measures of musical talents. New York: The Psychological Corporation: 1960.

22） Peretz I, Chanpod AS, Hyde K. Varieties of musical disorders. The Montreal Battery of Evaluation of Amusia. Ann NY Acad Sci. 2003; 999: 58-75.

4章 ▶ 失認

3 ▶ 触覚失認の評価とリハビリテーション

川崎医療福祉大学リハビリテーション学部 言語聴覚療法学科 副学科長・教授　時田春樹

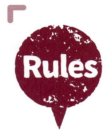

1 ▶ 初診時の問診を丁寧に行う．
2 ▶ 触覚失認と他の症候との鑑別を行う．
3 ▶ 神経放射線学的所見をもとに病巣の側や位置，大きさを確認する．
4 ▶ 体性感覚機能の検査の手順に従って評価を実施する．
5 ▶ 触覚失認の症候の特徴を生かし，残存能力に着目してリハビリテーションを実施する．

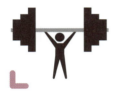

Rule 1　初診時の問診を丁寧に行う

　触覚失認とは，体性感覚障害がないにもかからわず，物体を触って何であるかを認知できない症状であり，大脳半球病巣の対側の手に現れるとされている[1]．まず，触覚失認が疑われる患者が来院した際，問診を丁寧に行い，主訴や内観を聴取する．臨床においては，来院前には出現していた症状が来院直後に消失することや，症状が改善もしくは増悪することがよくある．もちろん，医師や看護師が診察の際に問診を行っていることがほとんどであると思われるが，患者の協力が得られるようであれば，別途，高次脳機能障害のリハビリテーションを担当する専門家も再度実施することを強く勧める．問診で得られた情報が，後のさまざまな評価を実施する際の大まかな症状の検討づけに大いに役立つからである．具体的には，以下のような流れで実施するとよい．

　① 現在は，主にどのような症状で困っているのか．
　② その症状はいつ，どこで，どのような時に出現したのか．

3. 触覚失認の評価とリハビリテーション

③ その症状は現在まで続いているのかどうか. また, 発症時と比べて症状は改善したか, それとも増悪したか.

④ 利き手はどちらであるか.

⑤ 現在の状況で, ズボンもしくはカバンの中にある複数のものから, 触覚だけで目的としているものを取り出すことができるかどうか.

⑥ 手袋をはめるときにうまくはめることができるかどうか.

Rule 2 　触覚失認と他の症候との鑑別を行う

　触覚失認はまれな症候であるため, 特に意識障害や運動麻痺, 失語症, 認知症との鑑別が重要である. 臨床において, 触ったものが何であるかわからない反応自体は, 運動麻痺や失語症, 認知症でもみられることがあるからである. 意識障害の評価については, 主に JCS (Japan Coma Scale) を用いて評価する. 運動麻痺の評価については, ブルンストロームテストの手指や上肢の項目を用いて評価する. 失語症の評価については, 特に発語の能力を詳しく評価する. 名前や住所, 年齢などを, よどみなく言うことができるかどうか, 「犬も歩けば棒にあたる」, 「朝起きてから新聞を取りにいきました」などの文章の復唱が可能かどうか, 鉛筆や歯ブラシ, 鍵などの呼称が可能かどうかを確認する. また, 声量低下や発話開始困難, 音の歪み, 錯語などの有無も評価する. 認知症については, 受診前の生活状況や介護度, 介護保険サービスの利用状況などについて, できれば同居家族に確認をする. そして, 見当識障害や記憶障害, 注意障害, 遂行機能障害などの有無を評価する. 筋力低下や言語機能の障害, 全般的な認知機能の低下があれば, まずそれぞれの評価を実施し, 触覚失認との鑑別を進めていくことが必要である.

Rule 3 　神経放射線学的所見をもとに病巣の側や位置, 大きさを確認する

　触覚失認の責任病巣として, 中心後回の皮質および皮質下が指摘されている. 主に脳卒中が原因となることが多い. 脳卒中が疑われ, 救急搬送された患者には, ほぼ頭部 CT (Computed Tomography) か頭部 MRI (Magnetic Resonance Imaging) が実施される. 実施された検査結果から, 主病名や病巣の側, 位置, 大きさを確認しておくことが必要である. 特に中心後回を中心とした領域から病巣の広がりがみ

JCOPY 498-42820

179

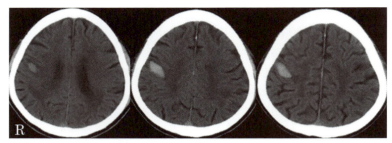

［図1］頭部CTにて右の中心後回に高吸収域を認めた．

られる場合，左病巣であれば，右手の運動麻痺や超皮質性感覚性失語，伝導失語，失行，頭頂葉性運動失調，構成障害などが合併してくる可能性がある．また，右病巣であれば，左手の運動麻痺や頭頂葉性運動失調，構成障害などが合併してくる可能性がある．

　ここで自験例を提示する[2]．症例は70歳代，右利き男性である．ズボンのポケットにあるものを左手で探し出すことができないという主訴で来院した．X年Y月のある日，自宅の片づけをしていて左の上肢のしびれと脱力感に気がついた．翌日になっても症状が改善しないため，同日受診した．頭部CT［図1］にて右の中心後回領域に限局した高吸収域を認めた．前頭頂動脈の出血であると診断した．神経学的所見としては，意識は清明で，脳神経系や四肢の運動に問題はなかった．日常のコミュニケーションは良好で，失語症や構音障害はなかった．左の上肢に触覚性失認を認めた．入院時に認めた左の上肢のしびれは翌日に消失した

Rule 4　体性感覚機能の検査の手順に従って評価を実施する

　ここでは，体性感覚機能の検査［表1］の手順に従って簡単に解説をする．紙面の都合上，詳細はぜひ成書[3]を参考にして頂きたい．評価を実施する際の注意点として，閉眼した状態，またはアイマスクを着用した状態で，左右手それぞれにおいて実施する．また，以下に述べる，①要素的体性感覚や，②識別性体性感覚には，大きな問題がないことが触覚失認であると診断する上で重要なポイントの一つとなる．③複雑な識別性体性感覚の評価では，重さが異なる5種類程度の重りや，粗目・中目・細目・極細目などの目の粗さが異なるサンドペーパー，木・金属・プラスチック・ゴム・布などのさまざまな素材，丸・三角・四角・円錐・三角錐・四角

錐・球体などのブロックを用いる．④物品の触覚認知では，鉛筆やはさみ，歯ブラシ，くし，栓抜き，輪ゴムなどの日常物品を用いる．

　主にどのレベルの障害によって，症状が出現しているのかを明らかにすることは，治療目標の立案や予後予測の検討，残存能力の有無を検討する際の有力な情報となる．

① 要素的体性感覚の評価として，触覚や痛覚，温度覚，振動覚，関節位置覚を確認する．振動覚の評価では音叉を用いる．

② 識別性体性感覚の評価として，触覚定位や二点識別覚，触覚消去を確認する．

③ 複雑な識別性体性感覚の評価として，重量認知や手触り認知，材質弁別，温度の質感の弁別である素材弁別，大きさや二次元形態，三次元形態である形態弁別を確認する．重量認知では重さの順に並べるように指示する．手触り認知では，目の粗いものから順に，または目の細かいものから順に並べるように指示する．材質弁別では，どのような手触りであり，またどのような素材であるかを口頭で述べるように指示する．形態弁別では，どのような形であるかを口頭で述べるように指示する．

④ 物品の呼称および用途説明や物品のカテゴリー分類，物品の描写と見本合わせの弁別である物品の触覚認知を確認する．物品の提示の際に，物品と診察室の机，または物品同士をぶつけた音が生じないように注意する．デスクシートかマ

[表1] 体性感覚機能の検査

	自験例の反応
要素的体性感覚 触覚，痛覚，温度覚，振動覚，関節位置覚	○
識別性体性感覚 触覚定位，二点識別覚，触覚消去	○
複雑な識別性体性感覚 ＜素材認知＞ 　重量認知，手触り認知，材質認知，温度の質感の弁別 ＜形態弁別＞ 　大きさ	○
二次元形態，三次元形態	×
物品の触覚認知 物品の呼称および用途説明 物品のカテゴリー分類	×

○: 可能，×: 不能

（伊藤皇一．触覚性失認の評価．In: 田川皓一．神経心理学評価ハンドブック．新潟: 西村書店; 2004．p.274-8[3]）

ウスパットのようなゴム製のマットをあらかじめ用意しておくとよい.

自験例[2]に対して，これらの体性感覚機能の検査を実施した［**表1**］．要素的体性感覚や識別性体性感覚，複雑な識別性体性感覚のうち，素材弁別と形態弁別の大きさには問題がなかったが，形態弁別の二次元形態や三次元形態，物品の触覚認知は困難であった．形を構成する個々の特徴の認知は可能であったが，その感覚情報を統合し，形や具体物に関する記憶と照合することが困難であったため，触覚失認が出現したものと考えた.

Rule 5 触覚失認の症候の特徴を生かし，残存能力に着目してリハビリテーションを実施する

触覚失認のリハビリテーションに入る前に，ここでもう一度,「失認」の定義を確認しておく．失認とは，ある特定の感覚モダリティを通してそれが何であるかがわからない症状であるが，一方で，他の感覚モダリティを通すと，それが何であるか即座にわかるとされている．触覚失認の場合，触覚という特定の感覚モダリティを通して，それが何であるかわからない場合であっても，他の感覚モダリティである視覚や聴覚を用いることで，即座にわかることが特徴である．つまり，触覚に加えて，視覚や聴覚の感覚モダリティを同時に用いていくことが，触覚失認のリハビリテーションを実施していく際の重要な一つのポイントとなる．例えば，患側手に鍵を触れてもそれが何であるかわからない場合，あらかじめ装着していたアイマスクを外すか，閉眼の状態から開眼させることで，患者は，視覚的な情報からそれが「鍵」であることを即座に認知することができる．または，2つの鍵をぶつけたことで生じる金属音が聴覚的に認知されることで，即座に認知することもできる．この際，触覚に加え，視覚や聴覚の情報を与えた時の患者の内観を聴取し，カルテに記載しておくと良い．また，視覚や聴覚の手がかりとなる情報を与える前に，患者自身が実際に触れているものの特徴を積極的に言語化するようにも促す．具体的には,「今触れているものはどのような形であるか」，または,「どのような素材でできており，温度はどのくらいか」などである．左病巣によって出現した触覚失認の場合，失語症が合併してくる可能性があるため，口頭での回答が困難な場合もあるが，それ以外の症例においては，これらの言語化する方略が効果的である.

どのレベルの障害によって触覚失認が出現しているかによるが，実際のリハビリテーションにおいては，触るものの形状がよりシンプルであり，日常生活において使用する頻度が高い物品からはじめる．また，マッチングで用いる選択肢の数は，

3. 触覚失認の評価とリハビリテーション

より少ないものからはじめるとよい.

　触覚以外に視覚や聴覚のモダリティを用いてリハビリテーションを実施していき, 訓練下における課題に対する正答率を改善していくこと, 課題の正答率の結果を患者や家族と共有すること, そして, 実施した課題から得られたさまざまな患者の反応を分析して, 次への訓練目標を明確にしていくことなどが重要であることはいうまでもないが, 患者自身の日常生活における困り感を少しでも減少させるため, 生活上のアドバイスをより具体的に行っていく必要がある. 例えば, 「ズボンやカバンの中にあるものを取る際, 触覚だけではなく, なるべく視覚も活用するようにする」, 「触った時に触覚の情報がより多く得ることができるように, 鍵や財布, パスケースなどには, キーホルダーを付ける」などである.

　自験例[2]に対しては, 退院から数カ月間, 外来リハビリテーションを実施する機会を得た. 自験例の趣味は手品であり, 発症前は, ボランティアとして近くの公民館や町内会で手品を披露する機会が多々あった. 自験例に対しては, 視覚や聴覚などの複数のモダリティを用いた方法や言語的方略を用いた方法でリハビリテーションを実施した. 発症から約半年で, 左手でポケットからものを探し出すことができるようになった. しかし, 取り出したときに自分が思っていた向きとは逆であったことも経験した. 約1年後, ほぼ病前のように手品を披露することができるまでに改善した. 触覚認知の障害の改善が, 患者のQOL向上に直結していた症例であった.

1 STEP UP

臨床における一番の教科書は患者さんである.

　高次脳機能障害をきたす原因はさまざまであるが, 中でも脳卒中が原因となることが多い. 脳卒中の特徴として, 突然発症であること, さまざまな神経症候が出現すること, 主として大脳の器質的な病変を認めることなどがあげられる. 患者自身, 突然発症によって生じた自らの症状に戸惑い, 障害の回復や発症後の日常生活などに不安を覚えることであろう. そのような時, 高次脳機能障害のリハビリテーションを担当する専門家が, 患者の声に真摯に耳を傾けることは非常に重要である. これらの重要性については, 【Rule 1: 問診を丁寧に行う】で触れた. しかし問診が, 医療者側からの一方的な質問責めになってもいけない. 患者の主訴や内観を聴取し, その中にある患者の不安感やとまどい感をくみ取ろうとする

医療者側の姿勢が必要である．また，脳卒中によって出現した神経症候は，さまざまな場面や状況によっても常に変化してくるため，患者の日常生活における行動もしっかりと観察していかなければならない．決して，机上での高次脳機能検査の結果だけで診断を行ってはいけない．患者を教科書とし，患者の日々の声や行動を根気よく観察していると，それまで難渋していたリハビリテーションに対するアイデアや介入の糸口が，ある日ふとみえてくるのである．

　私たちが扱う高次脳機能領域は，先達からの知識や経験に支えられているところが大きいが，分厚い教科書や専門書の中に，臨床の「最適解」が記載されていることはない．本書の読者には，ぜひ，自らの視覚や聴覚，触覚などの五感を通して，目の前の診療にあたってもらいたいと考える．

■ 文献
1）石合純夫．触覚性失認．高次脳機能障害学　第3版．東京: 医歯薬出版; 2022．p.147．
2）時田春樹，高松和弘，田川皓一．右の中心後回の脳出血により触覚性失認を呈した1例．神経内科．2015; 83: 80-3．
3）伊藤皇一．触覚性失認の評価．In: 田川皓一．神経心理学評価ハンドブック．新潟: 西村書店; 2004．p.274-8．

4章 ▶ 失認

4 ▶ 身体失認（含ゲルストマン症候群）の評価とリハビリテーション

関西医科大学リハビリテーション学部作業療法学科助教　山下円香

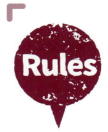

1 ▶ 身体に関する認知に必要なものが失われた状態.
2 ▶ 身体の認知と操作の障害を評価する.
3 ▶ 多様な症状からなる失算を評価する.
4 ▶ 身体失認のリハビリテーションチェックポイント.
5 ▶ 失算のリハビリテーションチェックポイント.

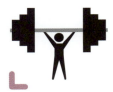

Rule 1　身体に関する認知に必要なものが失われた状態

　身体失認は，自己の身体に関する認知の異常であり，自己の身体とその各部分の関係性や，その時間・空間的な変化についての見当識の異常により，自身の全身体との関連における身体各部位の正確な認知や定位ができない[1]．視覚失認や聴覚失認，触覚失認のように，特定の感覚モダリティーを介して起こる失認とは異なるのが特徴である．身体失認は半側性と両側性に大別され，右半球病変によって起こる身体失認は半側性（左半身）にみられることが多い．この場合，感覚障害や運動麻痺がみられない（もしくは軽度）であっても，左半身の存在が意識されずに生活動作のなかで自発的に用いようとしない半側身体失認や，片麻痺の存在を否定する病態失認，麻痺肢に対する違和感や異常知覚の訴えなどがある[2]．左半球病変によって起こる身体失認は両側性であることが多く，また自己の身体だけでなく他者も含めた身体に関する認知の異常が起こる[2]．手指失認と左右失認は後者に該当し，ゲルストマン（Gerstmann）症候群の症状としても知られる．ここでは主に，左半球

角回周辺の頭頂葉損傷によって起こることが多いゲルストマン症候群の手指失認と左右失認を含む身体失認，そして失算について述べていく．

ゲルストマン症候群は手指失認（左右ともにみられる）・左右失認（左右識別障害）・失算・失書の4徴候の集まりとされており，この4徴候はそれぞれに多様な症状を呈する．もしこれらの症状の原因が失語症である場合には，ゲルストマン症候群とは呼ばないため，失語症の有無や関与の程度を把握することは症状理解のために重要である．

手指失認は個々の手指に対応する視覚 - 触覚 - 運動覚イメージで構成される手指図式が身体全体の身体図式から切り離されたような印象を受ける手指に関する認知の異常であり，個々の手指をその他の手指と識別することが困難な状態であるとする考えがある[3]．手指は私たちの日常生活において左右感覚と密に対応していると考えられる．ここでいう身体図式とは，自己身体全体とその各部分のかたちや大きさ，動き，構造や機能，空間的関係についての内的なイメージであり，身体の上下左右や前後の表象などの方向付けもしている[4]．身体図式は日々の体験を通じて視覚・触覚・運動感覚など複数の感覚情報が頭頂後頭領域において統合されることで形成され，自身の身体各部位から随時送られてくる感覚情報を取り込みながら絶えず変化する動的なものである[1,4]．これによって，自己身体の方向付けや対象物と自己身体との関係理解などの正常な身体認知が可能になる．上述の身体図式に加えて心的イメージの空間操作障害[5]などが身体失認やゲルストマン症候群の機序の説明に用いられてきた概念であり，これらは身体失認によるADL障害への介入を考慮する際にも役立つ．

Rule 2　身体の認知と操作の障害を評価する

身体失認では，身体全体に対してその身体部位を定位することができず，自己や検者，身体のイラストにおける身体部位を口頭命令に合わせて指示することができない．身体失認を評価する際には，運動・感覚障害や失語症の有無をあらかじめ評価し，それらが原因ではないことを確認しておく必要がある．

手指失認は，自分や他者の指を呼称することができず，また名前を言われた指を識別して選択することができないという手指に限局した症状である．試行錯誤を重ねても誤りを繰り返してしまう．手指失認の評価には，①検者が言った左右手指を対象者が持ち上げる，②検者が提示したのと同じ指を出す，③検者に触れられた左

右手指を呼称する，④検者が絵に描かれた手指を指し，対象者がそれと同じものを自分の指で指す，などによって手指の位置づけに関する認知を評価する[6]．このとき，左右の混同や検者と対象者の向きなどを考慮しながら臨む必要がある[7]．

左右失認は，自分や他者（あるいは外界の対象物）の身体における左右を弁別し定位することができず，左右の正確な選択が困難になる．左右失認の評価にはAyres 左右弁別検査があり，「種村らによるゲルストマン症候群関連症状の検査」にも含まれている[8]．左右失認では，「（自分の）左手を挙げる」という指示よりも，「左手で右耳を触る」や「（向かい合っている）相手の右手を左手で触る」という左右の交叉がある二重指示ではより困難になる．「（向かい合っている）相手の右手を左手で触る」場合には，自己の身体部位と左右の認識に加えて，左右が反転する相手の身体部位との照合も必要になることで，より意識的な処理が必要になる．上述の種村らによる検査の下位項目には，「手指の肢位模倣」や「空間概念」検査がある．手指の肢位模倣検査では，検者が左右の各手指でとるポーズや動き，両手指を組み合わせたポーズを対象者が模倣する．対峙している検者の肢位を模倣するには，意識上にあげた自身の身体図式を左右反転した検者の肢位と照合するための空間的操作も関与すると考えられる．それが困難な場合，対象者は検者と横並びになってその肢位を確認しようとすることがある．空間概念の検査では，自身からみた外界の対象物に対する上下や左右の関係理解に関する評価が含まれている．

その他，手指失認と左右失認に対して，対象者自身に自らの手指や身体像を正面や背面から描画してもらうことで身体図式を意識に上らせ，その内容を検証する方法も考えられる．上述のような検査を通して，身体図式やその操作の障害について評価する．

Rule 3　多様な症状からなる失算を評価する

ゲルストマン症候群としての失算（計算障害）はその定義があいまいであるが，失算はその症状が多様であり，評価も多様な視点から行う必要がある．まず，数の概念が保たれているかに関する数表現の相互変換の評価がある．これには，個々の数表示を理解し産生するための lexical process（例えば，"3"を"さん"と読んだり，"さん"と聞いて"3"と書いたりすること）と，数表示間の関係を理解し百や千などの倍率を決める位置を操作するための syntactic process（例えば，"せんよんじゅうに"を"1042"と書くこと）がある．数の概念が失われていると，このプロ

セスが困難になる[9]．重度の場合には，1 から順に（増える方向に）数を数えること
が困難なこともある．これらは，角回病変で生じる失読失書や，角回に近い縁上回
を含む上側頭回から中心後回までの病変で生じる音韻性錯誤[10]などの失語がある場
合にも困難になるため，鑑別が必要である．さらに，計算の概念が保たれているか
に関する評価もある．これは例えば，筆算における繰り上げ・繰り下げの規則や手
続きを理解しているかどうかというものである．その他には，「1＋1＝2」や「5×
2＝10」等の arithmetical fact と呼ばれる意味知識[11]が保たれているかどうかという
評価も必要である．ここまでに述べた数と計算の概念や arithmetical fact は，普段
は意識に上ることのない長期記憶として保存されていると考えられる．

　その他の失算に関する評価には，数の位取り（配列）の空間布置に関与する視空
間認知能力や，繰り上げ（下げ）などに複数の数を記憶しておくための聴覚・視覚
言語性短期記憶容量などがある[12]．失計算はこのように複数の認知プロセスが関与
しているため，そのどこに問題があるのかを評価する必要がある．

　ゲルストマン症候群をもたらす主な領域とされる角回とその周辺の頭頂連合領域
は，長期記憶の検索や，視覚・聴覚・体性感覚や意味記憶などの異種モダリティー
情報の統合を担う[13]．そして，左上側頭回から角回に近い縁上回を経て中心前回に
至る領域では言語性短期記憶の障害が起きると考えられている[10]．このように，角
回周辺領域では，失計算につながる認知機能障害が起こりやすい．また，失算と
いっても，簡単な暗算や筆算または概算や消費税の暗算など高度なものまでさまざ
まであるため，対象者の生活スタイルによって必要な評価を行う必要がある．

Rule 4　身体失認のリハビリテーションチェックポイント

　多様な症状を呈するゲルストマン症候群はその生活への影響も多岐にわたる．リ
ハビリテーション介入においては，ゲルストマン症候群という言葉にとらわれず
に，症状ごとにその原因と生活への影響を検討するのが良いと思われる．ここでは，
身体失認の ADL・IADL への影響とリハビリテーションについて述べる．

　身体失認が顕著にみられる場合，身体図式の障害によって自らの姿勢の刻々の変
化を捉えることが難しくなり，髪を後ろ手で結ぶ，鏡をみながら顔を剃るといった
ことにも困難が生じることがある．これは，自身の身体部位の位置づけに関する認
識の障害によって，自身の全体の姿勢と一部の身体部位との動きの関係や空間的位
置関係の把握が困難になり，身体の使い勝手や姿勢・運動方向の調節がしづらくな

4. 身体失認（含ゲルストマン症候群）の評価とリハビリテーション

ることが関与すると考えられる．また，まっすぐに線を引くことや文章を書くことが難しい，地図が読みとりづらい（院内のフロアマップで自分の位置を認識する），自転車の運転（バランスをとる，ハンドルの操作など）など，セルフケアに留まらず生活行為全体に広く影響を及ぼし得る．

　上述のように，普段は意識せずに行っていた整髪，歯磨きや髭剃りなどの整容動作が難しくなることがあるが，この場合，左右の言語指示を頼りにすると混乱を招きやすい．また，セラピストと向かい合うと，互いの肢位を反転させる処理が負荷となりやすい．このような動作練習の際は，口頭指示を少なくすることやセラピストと横並びに位置するなどして，最初は不要なエラーを避けることが大切である．真っ直ぐに書字することが困難な場合には，罫線つきの用紙を利用するなど，道具の工夫も行う．Rule 2 で記載したように，対象者に自身の身体のイラストを描いてもらうことで，身体認知の内容を対象者自身が知ることが有用なこともある．その他，手指をよく使う作業やシンプルな体操やバランス運動，ポージングによって視・聴覚や体性感覚の取り込みと運動出力を繰り返しながら身体図式の再形成（賦活）を促すことや，実動作訓練を通じて対象物と身体の肢位や動きの空間的関係を捉えられるように促していく方法などが考えられる．

Rule 5　失算のリハビリテーションチェックポイント

　次に，失算の ADL・IADL への影響とリハビリテーションについて述べる．例えば，カレンダーを読み間違う（例: 失算による数字の読みの障害），アナログ時計の針が読めない（例: 失算による数字の読みの障害，短針が指す数字とそれが意味する数字の違いによる混乱（例: 長針が "10" を指すと "50 分" を意味する）），デジタル時計を読み間違う，などによる身近な生活行為への影響がある．加えて，聞き取った電話番号を打つ，約束の時間をメモする，レジでお金のやり取りをする（例: 小銭を適切に取り出す），ATM の手続き（例: 暗証番号を正確に入力する，金額や郵便番号などを入力する），日常生活で使用する電子機器の使用（例: 液晶表示のタイマーやテレビのリモコン，洗濯機ボタンの選択）などである．これらは入院生活では症状が目立たない場合もある．加えて，数や計算に関する問題の生活への影響は，対象者の年齢や生活スタイルによって大きく変わるため，対象者の生活スタイルをよく聴取し，各症状がどのように影響を及ぼしうるかを十分に想定する必要がある．

失算には，前述したように複数のプロセスが関与しているため，主な問題がどこにあるかを検討する必要がある．数や計算の概念，arithmetical fact の想起が必要な場合には，これらの症状そのものに対する比較的要素的な訓練になりやすいと思われる．数の位取りに混乱する際には，白紙の用紙よりも升目に記入することで認識しやすくなることがある．そのうえで，時計を読む，電話をかける，スーパーのチラシを使って計算や買い物の練習をするなど，実際場面での訓練に繋げていく．特に失算は，日常生活における電子機器の使用への影響を及ぼしやすいため，必要に応じた工夫が必要になる．例えば，時計の場合にはアナログ表示よりもデジタル表示の方が読みやすく，24時間表示の方が混乱しにくい．電話の場合には，長い桁数の電話番号は打ち込む際に誤りやすいため，よく使う番号は短縮ダイヤルにしておくなどの工夫がある．

　ゲルストマン症候群の症状を呈する症例は失語症や記憶障害を合併していることも多く，多面的な評価結果を統合することが大切である．
　［病巣］左半球角回下部，右半球中心後回〜上頭頂小葉領域の梗塞［図1］

　本症例は，発症後約1週間はゲルストマン症候群の4徴候が全てみられ，その後は失算と軽度の手指失認，左右失認が残存した．本症例には左半球損傷による失語症（伝導失語）があり，失算には音韻性錯語（例：「8」を「3」や「0」と読み間違う）や言語性短期記憶容量の低下が関連していると考えられた．しかし，本症例はそれ以外にも「10が襲ってくる感じがする」という発言や「3」と「8」の形への違和感の訴え，「7＋7がいくらとかってどうやってたんだろう？」という発言など，数や計算の概念に対する障害がみられた．加えて，発症後1カ月程度は一桁同士の加減算の際に頻繁に指折りをしていた．その後失算の改善につれて指折りはみられなくなっていった．4徴候の根底に身体図式障害があるとする考えがあるが[4]，本症例でみられた計算における指折りは，手指の識別と計算との関連を示唆するように思われた．このように，本症例のゲルストマン症候群の症状には失語症や記憶障害と身体失認が関与しあっている可能性が考えられた．ゲルストマン症候群4徴候の各症状の原因を検証するためにも，多面的な評価結果を統合する必要がある．

　本症例に対し，作業療法ではアナログ時計の読みや，電話掛け，数字のメモ取

4. 身体失認（含ゲルストマン症候群）の評価とリハビリテーション

り，買い物でのお金のやり取りなどの生活障害に焦点を当てた訓練，言語聴覚療法では数の読み書きや記憶力低下を対象とした要素的な訓練，理学療法ではバランス訓練や病前から使用していた自転車の練習も実施した．

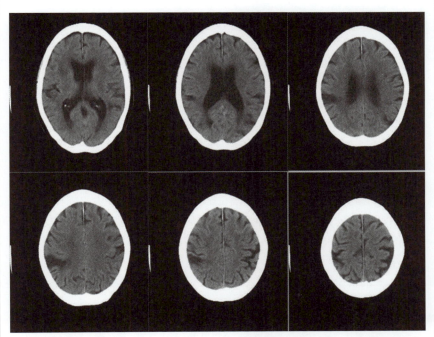

[図1] 左右両半球病変によってゲルストマン症候群の症状を呈した症例の脳画像

1 STEP UP
誤りなし学習と試行錯誤学習による段階付け

　身体失認や失算では，体性感覚や視覚，記憶など複数のモダリティー情報の統合やその空間操作といった複雑な情報処理能力を再獲得する必要がある．その再獲得の始めのプロセスにおいては，できるだけエラーを起こさない誤りなし学習から開始するのがいいと考えられる．学習の始めにエラーが多いと，そのエラーが正しい情報に置き換えられることなく扱われてしまうことで正確な学習が妨げられやすい．そのため，手指失認や左右失認においては，対象者自身の身体部位

とその名称のセットを確認する作業から開始し，徐々に対象者と検者の身体部位の照合，対象者の身体部位と絵の照合，隣り合った位置から向かい合った位置での身体部位の照合などを段階づけていき，学習ごとに必ず正解を提示することを心がける．何度検索をしても誤ることが多い身体失認では，正答できるまで問答を繰り返すことはエラーを刷り込んでしまいかねない．生活障害に対しても同様に，その動作練習においてはエラーを生じさせないように，身体と操作対象を合わせるようにサポートする（例: 手袋の左右や手背・手掌の向きが合わせにくい場合，左右で異なる目印を手背に付ける）.

　誤りなし学習に慣れてきたところで，探索の程度を徐々に高めて試行錯誤学習へ移行していく（例: 手袋の手背に目印を付けるが，それを左右同じものにする⇒目印をなくす）．そうして，能動的な試行錯誤による情報統合の要素を増やし，エラーが起きても自ら正解に置き換えることができるようにしていく．ゲルストマン症候群は異種感覚情報の統合を担う角回を含んだ頭頂葉病変で起こることが多いが，試行錯誤学習では誤りなし学習に比べて，この角回を含む認知ネットワークの働きがより必要になることが報告されている[14]．試行錯誤によってエラーをどのくらい克服できるかというのは，自宅でのさまざまな環境に適応していくために重要な指標でもある．

■ 文献

1) 北条　敬: 身体失認. In: 秋元波留夫，大橋博司，杉下守弘，他，編．神経心理学の源流 失行編・失認編．東京: 創造出版; 2002. p.669, p.683-8.

2) 北条　敬: 身体失認. In: 秋元波留夫，大橋博司，杉下守弘，他，編．神経心理学の源流 失行編・失認編．東京: 創造出版; 2002. p.673-7.

3) 北条　敬: 身体失認. In: 秋元波留夫，大橋博司，杉下守弘，他，編．神経心理学の源流 失行編・失認編．東京: 創造出版; 2002. p.672.

4) Gerstmann J. Problem of imperception of disease and of impaired body territories with organic lesions. Relation to body scheme and its disorders. Arch NeurPsych. 1942; 48: 890-913.

5) Mayer E, Martory MD, Pegna AJ, et al. A pure case of Gerstmann syndrome with a sub-angular lesion. Brain. 1999; 122: 1107-20.

6) 板東充秋，杉下守弘: 身体失認. In: 秋元波留夫，大橋博司，杉下守弘，他，編．神経心理学の源流 失行編・失認編．東京: 創造出版; 2002. p.714-6.

7) 鹿島晴雄，加藤元一郎，本田哲三: 認知障害の評価. In: 鹿島晴雄，加藤元一郎，本田哲三．認知リハビリテーション．東京: 医学書院; 1999. p.58-9.

8) 種村留美，長谷川恒雄．身体失認の評価―Gerstmann症候群の症例を中心に―. OTジャーナル．1997; 31: 1135-9.

4. 身体失認（含ゲルストマン症候群）の評価とリハビリテーション

9) McCloskey M, Caramazza A, Basil A. Cognitive mechanisms in number processing and calculation; Evidence from acalculia. Brain Cogn. 1985; 4: 171-96.
10) 大槻美佳. 言語機能の機能局在. 高次脳機能研究. 2007; 27: 234-5.
11) Warrington KE. The fractionation of arithmetical skills; A single case study. Q. J. Exp. Psychol. 1982; 34 A: 31-51.
12) 山鳥　重: 計算能力と音楽能力の障害. In: 山鳥　重. 神経心理学入門. 東京: 医学書院; 1985. p.252-4.
13) Sestieri C, Corbetta M, Romani GL, et al. Episodic memory retrieval, parietal cortex, and the default mode network: Functional and topographic analyses. J Neurosci. 2011; 31: 4407-20.
14) Yamashita M, Shimokawa T, Peper F, et al. Functional network activity during errorless and trial-and-error color-name association learning. Brain Behav. 2020; 10. e01723.

4章 ▶ 失認

5 ▶ 離断症候群の評価とリハビリテーション

大阪河﨑リハビリテーション大学 言語聴覚学専攻 専攻長・教授　塚本能三

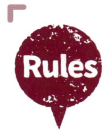

1 ▶ 離断症候群を知る．
2 ▶ 障害メカニズムを知り，リハビリテーションのアプローチを探る．
3 ▶ 評価の実施: 評価に入る前に症状が他の原因の影響によるものではないことを明らかにしておくことが重要．
4 ▶ 訓練の立案と実施．
5 ▶ 患者，家族への丁寧な説明（予後について）．

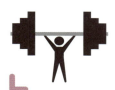

Rule 1　離断症候群を知る

　離断症候群としてここでは前大脳動脈領域損傷による障害について述べる．自験例も含め，過去報告された内容についてまとめた［表1］．
　前大脳動脈領域損傷による障害は，損傷部位により大きく以下の3つに分けることができる．Ⅰ．前頭葉内側面の損傷による障害　Ⅱ．脳梁に限局した障害　Ⅲ．Ⅱ，Ⅰ＋Ⅱ．脳梁，あるいは脳梁および前頭葉内側面を含む損傷による障害である．

Ⅰ-1）反復学習動作の解放現象

　補足運動野の前方部にある前補足運動野は補足運動野の神経ネットワークとは異なることが明らかにされている[1,2]．また，サルを用いた実験により機能的にも異なる[3]ことが明らかにされている．症候学的な前補足運動野の損傷による特定の習熟動作の解放現象の報告は本邦では見当たらない．筆者は自験例で特定の習熟動作が解放された3症例を経験した[4,5]．症例1はバスケットシュート様の動作，症例2は

5. 離断症候群の評価とリハビリテーション

[表1] 前大脳動脈領域損傷による離断症候群

	病巣	障害名		損傷部位	予後（発症〜）
I	前頭葉内側面	1) 反復学習動作の解放現象		前補足運動野	6カ月半[4]
		2) 運動維持困難		補足運動野	残存〜軽減[7]
		3) 運動無視			数週間以内[9]
		4) 使用行動			数カ月[8]
		5) 模倣行動			13カ月 （訓練開始3カ月）[26]
		6) 強迫的言語反応			18カ月 （訓練開始8カ月）[26]
	把握現象	7) 本能性把握反応			数カ月[6]
			把握反射		
II	脳梁	8) 意図の抗争[9]			軽減する[9].
II・ I + II	脳梁, 脳梁＋ 前頭葉内側面	9) 拮抗失行			6カ月以内[22)30]
		10) 間欠性運動開始困難			4〜7カ月以内[12-14]
	脳梁＋前頭葉 内側面	11) 道具の強迫的使用			1年以内[21,26,27]
	脳梁, 脳梁＋ 前頭葉内側面	12) 脳梁離断症状			1年半以内[29]

ピアノ演奏動作，症例3は天体観測時の望遠鏡をのぞく動作であった．それぞれに共通したことは，本能性把握反応を認め，病巣が前補足運動野に及び，出現した特定の動作には習熟を要したこと，目的動作を遂行中には出現しないことであった．「バスケットシュート」動作は6カ月半で消失した．症例数が少なく，今後の症例の蓄積を待ちたい．

I-2) 運動維持困難

臨床場面では通称 MI（motor impersistence）とよばれている．閉眼，呈舌，開口などの動作はできるが，その状態を続けることができない．また，これらの動作を組み合わせても持続しない症状である．その他に視線を側方の一定方向に維持できない，対座法による視野検査では固視できず動かした指に視線が向いてしまう，母音発声/a: /の持続ができない．団扇を扇ぎ続けることができないなどがある[6]．「続けられない」現象である．

I-3) 運動無視

運動・感覚に明らかな障害がないのに，両手動作（例: 洗顔など）で損傷部の対側手を動かさない．その場で使っていないことを指摘すると，気づき正反応（両手

動作）をする．

Ⅰ-4）使用行動

「目の前に置かれた物品を，使用する指示がなくても，また使用を禁じても，見たり手に触れたりして，何となく使ってしまう現象である[6]」．解放される動作は特定されず，櫛，歯ブラシ，コップなどの日常生活で使用される物品の使用動作である．使用行動には本能性把握反応を伴う[7]とされている．すなわち，眼前におかれた物品を本能性把握反応があるために，把握，把握するだけではなく，その物品の使用行動に及ぶのである．使用を禁じると中断は可能であるが，しばらくすると再び使い出す．「どうして使うのか」と問うと，「あなたが私に使ってほしいのかと思った」などと弁解するように答えるという「使ってしまう」現象である．

Ⅰ-5）模倣行動[17]

模倣行動とは模倣する指示がなくても，模倣し，禁じても模倣する現象である．強迫的，反射的ではない．「なぜまねるのか」と問うと，「まねなければいけないと思った」などと弁解がましく述べるという「まねてしまう」現象である．使用行動に合併することが多いとされる．

Ⅰ-6）強迫的言語反応

呼称，音読，復唱，歌唱で禁じても反応する現象である．具体的には線画，漢字，仮名単語文字を症例の眼前に提示すると，呼称，音読する．数系列，診ではその始めの部分（「1・2・3」，「犬も歩けば」など）を検者が言うと，続けて補完する．これらは禁じても「言ってしまう」現象である．日常生活にも影響する．病室のテレビに反応し，同室者からクレームがついた例[8]もある．

Ⅰ-7）本能性把握反応

自分の意思とは関係なく手に触覚刺激，あるいは視野内に視覚刺激が知覚されると，緩やかに手探りをしながら追い求め，最終的には刺激物を握る現象である[6]．すなわち，「触ってしまう」現象である．補足運動野の損傷により損傷部の対側の手に出現するとされている．ここでは原始的反射の把握反応については省略する．

Ⅱ-8）意図の抗争

患者自身が意図した全身の行動を別の意図が生起するために遂行できなくなる症候である[9]．詳細なリハビリテーションの報告がなく，他の脳梁離断症状が消失してから出現するとされ，軽減まで2年3カ月[9]の報告はあるが，今後の症例の蓄積を待ちたい．

Ⅱ-9）拮抗失行

左手が右手の行動の反対のことをする（例:「右手で服を着ようとすると左手はそ

5. 離断症候群の評価とリハビリテーション

の服を脱がせてしまう」[10]など），あるいは右手とは全く異なる行動をする（例：「右手で髪の毛を洗い始めると，左手は足を洗い始めた」など）．ここで重要なのは右手が随意的で，左手が異常行動をする[11]ということである．これらの動作は右手の動作に反応し，「してしまう」現象である．

Ⅲ-10) 間欠性運動開始困難

麻痺，筋緊張異常，半側無視等を伴わず，間欠的に運動開始が困難となる症状[12]である．自動的な運動にも障害が及ぶ間欠性運動開始困難の報告[13]では，trigger となる触覚刺激が前頭葉内側面と機能的連合不全を生じ，誤った機能的連合が運動開始を阻害するとされている．運動開始困難は改善傾向を示す[12-14]ことも報告されている．これらの動作は「動かない」現象である．

Ⅲ-11) 道具の強迫的使用

道具の強迫的使用とは「机上にあった櫛を右手でとって使い始めると，左手は右手首をもつ，右手を押さえつける，あるいは，櫛を取り上げることなどで動作を止めようとする．ビスケットやせんべいなどの食物も使用対象になる[6]」動作の解放現象である．使用行動と同様に本能性把握反応を有していることで共通する．しかし，以下の点で異なる．道具の強迫的使用は使用しないという意思があり，意思を反映する左手が右手を阻止しようとする．一方，使用行動の意思は明確でなく，両手が協調的に動くことである．この動作は左手が阻止しようとするが，やはり，右手が「使ってしまう」現象である．

Ⅲ-12) 離断症状

脳梁の離断により右の情報が左へ，また左の情報が右へ伝わらず生じる症状である．症状の詳細については成書を参照されたい．

障害メカニズムを知り，リハビリテーションのアプローチを探る

前頭葉内側面は補足運動野，前補足運動野，補足眼野，内側前頭前野皮質などが含まれる．前頭葉内側面には不随意運動の抑制と随意的運動の選択に関わっていることが明らかにされつつある[9]．補足運動野から前補足運動野に向かうほど行為として，より複雑なものの抑制に関わっている[1,2,15]ことも明らかにされている．したがって，前補足運動野を含む損傷で生じたⅠ-1)反復学習動作の出現も解釈できる．

後方に向かうにつれ，単一物品使用動作が出現する．左の補足運動野を含む脳梁損傷では左脳に蓄積された運動記憶が優位であるために，右側からの抑制が効か

ず，左側の抑制が解放され右手に単一物品使用動作が出てしまう．動作の発現には把握現象がトリガーとなる．つまり，把握現象（本能性把握反応）が道具の強迫的使用を発現させる．質は異なるが，使用行動も同様である．前者は同側の抑制機能を高めること，後者は同側，対側の抑制機能（注意機能）を高めることが改善に結びつく可能性が考えられる．すなわちこれらの現象には，本能性把握反応に対してのアプローチが必要であることが想定できる．

模倣行動，強迫的言語反応は，前頭葉内側面の役割とされる同側，対側抑制機能が損傷により対側への抑制が効かず，同側のみの抑制では効力が弱くなったために生じてしまう現象であると考えられる．そのため，使用行動と同様に抑制機能（注意機能）を高めることを想定すると同一線上のアプローチと捉えることができる．

運動維持困難は注意機能の障害とする考え方[16]がある．その立場からのアプローチは，注意機能の持続をいかに高めるかに集約される．

間欠性運動開始困難については脳梁損傷に加え，前頭葉内側面の損傷で随意運動の開始が傷害される[12]と解釈されている．随意運動の選択，開始に対しての訓練アプローチが考えられる．以上のことから，離断症候群に対するリハビリテーションのアプローチ法は 1. 抑制機構へのアプローチ，2. 注意機能の持続，3. 随意運動の選択，開始へのアプローチにまとめることができる．

Rule 3　評価の実施: 評価に入る前に症状が他の原因の影響によるものではないことを明らかにしておくことが重要

他の原因によるものか明らかにしておく症状として，以下があげられる．

I-1)（反復学習動作の解放現象の評価）: 自然な状態で出現するため特に評価は不要であるが，その動作がどのような動作か，病前との関わりの確認が必要である．動作が出現したときに，「止めてください」と検者が抑制をかける，すなわち他者からの抑制が有効かどうかも確認しておく．

I-2)（運動維持困難の評価）: ①閉眼，②呈舌，③閉眼＋呈舌，を被験者に「できるだけ長く続けてください」と求める．20秒間計測しどれか1つでも持続しない場合は MI は陽性（＋）とする．陽性が確認できたら，母音発声/a:/（5秒以上と続けられない），うちわを扇ぐ（5回以上と続けられない）などの評価も行う．

I-3)（運動無視の評価）: 万歳，拍手，ボタンかけ，ペットボトルの蓋の開閉，折り紙などの両手動作を被験者に求め，反応から患側の不使用が確認できた

ら，「両手でやってください」，あるいは「こちら側（患側）の手も使ってください」と指示し，両手の協調動作ができたら，陽性（＋）である．

Ⅰ-4) **（使用行動の評価）Ⅲ-11）（道具の強迫的使用）**：本能性把握反応（＋）が判明したら，検者が「机の上に物品を置きますが，決して使わないようにしてください」と被験者に伝え評価を始める．被験者の正面に「櫛・歯ブラシ・はさみ」などの物品を1個づつ置く，30秒程度の時間内に，被験者が物品を把握し使い始め，その右手を左手が阻止，あるいは阻止しようとしたら，道具の強迫的使用は陽性（＋）である．一方，緩やかに両手で協調的な使用を始めたら，使用行動は陽性（＋）である．さらに，使用行動では，始めに禁じたことを確認し，「何故使いましたか」と問いかけ，弁明する様な（「使わなければいけないと思った」など）反応があるかも確認する．

Ⅰ-5) **（模倣行動）**：検者が被験者に「今から私がするいろいろな動作を見てください．○○さんは私の真似をしないように，見るだけにしてください」と伝え，検者は被験者がしっかり見ていることを確認しながら「バイバイ・おいでおいで，敬礼，チョキ」などを行う．1度でも真似をすると，模倣行動は陽性（＋）である．確認のため「真似しないでください．もう一度やります」と繰り返し，被験者が同様に反応すれば決定的である．

Ⅰ-6) **（強迫的言語反応）**：この反応には，呼称，音読，復唱，補完（数系列・諺・歌唱）の課題で評価することになる．検者は，被験者に（課題: 線画，漢字・仮名単語，単語音，数系列，諺，歌唱の頭の箇所）を提示して，「今から（課題）をお見せ（お聞かせ）しますが，聞くだけにして，決して言わない（歌わない）ようにしてください．」と伝え，各課題を実施する．被験者が口頭表出すると，強迫的言語反応は陽性（＋）となる．課題特異性も考えられる．例えば，音読だけ反応するならば，強迫的音読（＋）とする．

Ⅰ-7) **（本能性把握反応）**：ボールペンなど，棒状の物を手の平に近づける，被験者が把握する．ここまでは，把握反射と考えられる．次に棒状の物を手の平からゆっくりぬき，次に，ゆっくり上下左右に移動をさせる．棒状の物を抜かれた手が，その棒を追いかけ把握する．しばらくして手を緩めたところ検者が抜こうとすると，被験者が握りを強めるなどの反応があれば，本能性把握反応は陽性（＋）となる．

Ⅱ-8) **（意図の抗争）**：自発的な行動に出現し，行動の異常に自覚のある症例が多い[12]とされる．日常生活場面での観察と，本人の訴えの内容が評価に結びつく．

Ⅱ-9）（拮抗失行）：衣服のボタンかけ，ペットボトルの蓋の開閉，箱に紐をかける，折り紙などの両手動作を被験者に求め，左手に異常行動が出現するかを確認する．この異常動作は右手と逆の動作，あるいはまったく異なる動作でもよい．

Ⅲ-10）（間欠性運動開始困難）：櫛で髪の毛をとかし櫛立て（ケース）に入れる，眼鏡をかけて，外してケースに入れるなど，一つの動作から他の動作[14]に移る課題を実施する．あるいは，櫛など，単一物品使用動作の指示でも開始し始めて止まる場合がある．動作が止まれば，間欠性運動開始困難は陽性（＋）とする．動作が止まったら，「どうしましたか？」と検者が問いかけ，「動かない」などの訴えを確認しておく．課題を中断する，深呼吸等何気ない動作[14]をさせることで軽減するかも確認しておく．

Rule 4　訓練の立案と実施

　離断症候群に対しての訓練の報告は少ないが，蓄積されつつある．拮抗失行の訓練の報告では，運動行為の言語刺激による調整，自己口述させながらの行為の実現[18]がある．また，パンのバター塗りで右手の塗る動作の前にパンを左手で右側に近づけるという先行動作をさせることで軽減した[19]報告もある．精神的緊張が症状を誘発するとし，環境因子への働きかけ（日常着る服の工夫，リラクゼーション）が有効[20]であったともされている．

　道具の強迫的使用ではリラクゼーション[21]，現象が生じやすい課題を避けるなど間接的なアプローチと環境を調整するアプローチが試みられている．歯磨き行為で眼前にコップと歯ブラシ立てを設置し，「歯磨きを終えたい」という内省を高め抑制に結びついた報告[22]もある．

　右手の本能性把握反応に対しては，左手の抑制と右手を視野外に置くことで抑制方法の獲得が果たせ，出現頻度の軽減に結びついた報告[20]がある．症例ごとに様々な取り組みがなされていることがわかる．筆者は治療者と患者の関係性から醸し出される特有の緊張感の存在について指摘し，緊張の高まりが異常行動を助長，あるいは発現させる[23,24]ことを示した．これらのことから，環境因子への働きかけ（リラクゼーション）と，自己抑制の確立と，訓練を受ける側への心理的な影響も意識することが重要である．

　以上，先行研究，自験例（症例）の反省も踏まえ，訓練法について以下にまとめ

5. 離断症候群の評価とリハビリテーション

[表2] 訓練法

	反応	目標	対策	環境設定
①抑制機構へのアプローチ	「(して)・(使って) しまう」	しない	口頭表出「言わない・使わない・触らない・知らない」等 動作表出; 首振り, 手振り, 物品の把握, 片側手の把握,	リラクゼーション
	「言ってしまう」	言わない		
	「触ってしまう」	触らない		
	まねてしまう	まねない		
②注意機能の持続	「続けられない」	続ける	数のカウント（漸増していく）	
③随意運動の選択, 開始へのアプローチ	「動かない」	動かす	自然な状態での課題遂行. 深呼吸等間を入れる, 同じ課題を繰り返す.	

る. 離断症候群により生じる現象を反応の表現により分類し, Rule 2 で述べたように, リハビリテーションのアプローチ法は, (1)「しまう」現象の訓練（抑制機構へのアプローチ）, (2)「続けられない」現象の訓練（注意機能の持続）, (3)「動かない」現象の訓練（随意運動の選択, 開始へのアプローチ）にまとめる ［表2］ ことができる. 環境設定の下, リラクゼーションを考慮した上でのアプローチになる.

1)「しまう」現象の訓練: 自己抑制機能を高める. 検者から強く禁じることは被験者にストレスを与えることを考慮しなければならない.

・「使ってしまう」・「触る」: 右手に把握反射を認めるなら, ボールなどを握ってもらい, 本能性把握反応を遮断する. 眼前に物品があっても, 使わないでいられる状況の経験値を高める. 次に, 「使わない, 触らない, しない」など, 被験者に口述してもらう. この時に首の横振り, 手振りを伴わせるとより強い抑制になる. 一方, 筆者は使用行動を生かして嚥下障害を克服した症例の, いわば「毒を以て毒を制した」とも言える経験[25]がある. 症状の捉え方の多様化も意識する必要があると考えられる.

・「まねる」: 両手を握らせて, 検者が行う動作を見てもらう. 把握現象で抑制をかける方法である. 把握現象がないとしても, 把握すると言うことで, 注意が分散され, 模倣を抑制できる可能性が高いと考える. このように, まねない状況の経験値を高める.「まねない, しない, やらない, 知らん」等を口述して自己抑制も手段に加える.

・「言う」: 課題ごとに, 自己抑制「言わない, 知らない」等の口述, 身振り, 手振りをして抑制できる経験値を高めていく.

2)「続けられない」現象の訓練: 口述なしのカウントを被験者にしてもらいながら,

状態，動作の維持を続けてもらう．数のカウントは漸増していく．（症例）のように数のカウントに障害がある場合は，そのためのアプローチが必要であるが，それ以外の場合は数のカウントを利用することは有効であると考えられる．

3) 「動かない」現象の訓練: 目的動作をする前に他の動作をする．可能な限り，行う動作を意識させず，自然な状態で課題を行う．あるいは，一旦間を置く，深呼吸をしてもらう．また，同じ課題を繰り返す[12]，例えば，オセロゲーム盤の上にコマを置く課題[14]など，しかし，これらは般化しない[14]ともされており，今後の事例報告の蓄積を待ちたい．

Rule 5　患者，家族への丁寧な説明（予後について）

　離断症候群を発症した本人は勿論，ご家族の困惑は顕著である．「勝手に手が動く」「思うように動かない」などの現象から，「わし気が狂うてしもたんと違うやろか」[9]「手を切り落としたい，そのまま死にたい」[7]などの訴えがあるように患者，その家族の不安は非常に強い．そのため丁寧な説明が重要になってくる．離断症候群の予後 [表1] は長期にわたり症状が残存した報告[26]は稀である．「脳梁で，機能的に重要でない部位はないといえるほどである．しかし，多くの離断症状は，日常生活に大きな影響を与えることなしに，数週間で改善する」とされている一方，日常生活に多大な影響を与える行為障害，発話に関する障害には，評価とアプローチが必要とも指摘され，交連線維の脳梁以外の前交連，後交連の役割は明らかにされてはないが，脳梁損傷時に前交連が代替的な役割をする[28]可能性も指摘されている．そのため，脳梁の損傷による障害は時間的経過を経て改善に向かうことも考えられる．脳梁のみの損傷でも起こる拮抗失行，間欠性運動開始困難，運動無視，意図の抗争，道具の強迫的使用については訓練なしでの改善の報告もあるが，日常生活に影響するならば，リハビリテーションの関与が必要と考えられる．

　離断症候群のリハビリテーションは今後さらに事例報告が蓄積され発展することが期待できる．以上のことより予後予測，訓練効果について丁寧に説明を加えることは患者，ご家族への心的負担の軽減に結びつきセラピストにとって重要な役割と考えられる．

5. 離断症候群の評価とリハビリテーション

症例

自験例（多彩な前頭葉症状を呈した症例[8,27]）の訓練アプローチについて以下にまとめる．

Tさん，23歳，右利き女性，脳内出血．発症から約1年後リハビリテーション目的でH病院に転院，1年間のリハビリテーションを経て，その後外来にて約24カ月リハビリテーションを行う機会を得た．

(MRI画像所見)：病巣は右側大脳基底核，左側は側脳室前角の前方部，両側（右側優位）前頭葉内側面，および脳梁は膝から体部にかけて認めた．つまり，前頭葉内側面と脳梁に病巣を持つ症例である．**(神経学的所見)**：意識清明，右膝に重度の拘縮，下肢に強い四肢不全麻痺を認めた．両手に把握反射，本能性把握反応を認めた．**(神経心理学的所見)**：左手に失書，触覚性呼称障害，観念運動失行，右手に模倣行動を認めた．さらに，運動維持困難，強迫的言語反応，注意の転導性の亢進がみられた．**(初期評価)**：①運動維持困難：閉眼・閉眼と呈舌，母音発声/a:/，閉口のいずれも維持するのが1秒程度であった．物品使用の動作ではうちわで扇ぐが3〜4回でやめてしまった．②抑制障害：強く禁じても検者の動作を真似る｛模倣行動｝，絵の名前，文字の音読，諺の補完，歌唱，数のカウントなどの口頭表出をしてしまう｛強迫的言語反応｝反応がみられた．つまり，「してしまう」と「続けられない」症状を有しているのである．

(訓練について)：本例は閉口が瞬間的にしかできなかったが，頬を膨らませることで4〜5秒閉口を続けることが可能であることがわかった．①に対しては閉口訓練で状態の維持を延長することを実施した．その他の動作開始時に「もっと」などの声かけ，手・身振りで持続のための注意の喚起を行った．②に対しては，模倣行動では右手を左手でつかませて抑制をかけさせた．強迫的言語反応では反応の前に検者が口頭，もしくは手を振るなどして反応を阻止した．

(結果)：①：閉眼（4秒）・閉眼と呈舌（2〜3秒），母音発声/a:/(3秒)，閉口の維持（6〜8秒），うちわで扇ぐ（6〜7回）訓練開始約10カ月であったが，改善度は低いものであった．一方，②の模倣行動は訓練開始3カ月で消失した．強迫的言語反応は訓練開始8カ月で消失した．訓練経過からわかったことは，模倣行動でためらいなく応じていたが，訓練3カ月後より，頬を膨らますという，運動維持困難の課題であった反応に加え，耳を手で塞ごうとする自己抑制がみられるようになった．強迫的言語反応は訓練7カ月後に音による口頭表出は抑えることができるようになったが，口型（口パク）で応じてしまう反応が残った．その頃に

頭を横に振る，「言わへん」「知らん」などと言語化する自己抑制の多様化が見られるようになった．つまり，抑制障害に対しては自己抑制が効果を及ぼす可能性が考えられた．また1〜10の口述によるカウントは聞き取れないほど早口で，11以上のカウントができなかった．本例に時計に対応する10秒を口述なしで脳内カウントさせ，10秒経過したと本人が判断した時点で「10秒」と答えさせる課題をさせたところ，2〜3秒で「10秒」と答えた．訓練として本例に口述なしのカウント時に頭を立て振りしながらカウントさせるなどの訓練を実施することにした．これは閉口を持続するための頬を膨らます訓練で，閉口，頬膨らましと二つの動作の組み入れは，注意を分散することで効果的であったと考えたからである．開始4カ月後には口述なしのカウントが5秒越え，1年後には数の口述カウントは100以上が可能となり，口述なしのカウントも10秒前後と正反応となった．さらに，閉眼・閉眼と呈舌も37秒・20秒まで改善した．試行錯誤の結果，訓練開始から3年も要したことは反省材料で，今後の訓練に生かさなければいけない．

■ 文献

1) 丹治　順．脳の高次機能　第4版　東京: 朝倉書店; 2008．p.81-93.
2) 丹治　順．脳と運動．東京: 共立出版; 1999．p.60-77.
3) Matsuzaka Y, Aizawa H, Tanji J. A motor area rostral to the supplementary motor area（presuppleme ntary motor area）in the monkey: Neuronal activity during a learned motor task. J Neurophysiol. 1992; 20: 149-55.
4) 塚本能三．反復学習中の動作の解放現象．Brain and Nerve．1998; 50: 941-7.
5) 塚本能三．前補足運動野の損傷により，特定の習熟動作の解放現象を呈した3例．大阪河﨑リハビリテーション大学紀要．2023; 17; 31-9.
6) 塚本能三．高次脳機能障害学（初版）．東京: 医学書院; 2009．p.101-6.
7) Lhermite F. Utilization behaviour and its relation to leasion of the frontal lobes. Brain. 1983; 106: 237-55.
8) 塚本能三，浦上郁子，大野恭子．前頭葉病変により多彩な症状を呈した1例—MIに対する訓練アプ日ローチの検討—第15回日本言語療法学会・総会プログラム・抄録集．札幌ⅠB-3p49．1999.
9) 西川　隆．意図の抗争（conflict of intentions）と前頭葉内側面．神経心理学．2010; 26; 35-46.
10) Akelaitis AJ, Rsteen WA, Herren RY, et al. Studies to the corpus callosum. Ⅲ. A contribution to the study of dyspraxia and apraxia following partial and complete section of the corpus callosum. Arch Neurol and Psychiatry. 1942; 47: 971-1008.
11) 田中康文，吉田あつ子，橋本律夫，他．拮抗失行と脳梁失行．神経進歩．1994; 38: 606-23.
12) 福井俊哉，遠藤邦彦，杉下守弘．失書を伴わない左手観念運動失行，左手拮抗失行，左手間欠性運動開始困難症を伴った脳梁損傷の1例．臨床神経学．1987; 27: 1073-80.

5. 離断症候群の評価とリハビリテーション

13) 大槻美佳，相馬芳明，荒井元美他．右上肢に特異な運動開始困難を呈した左前大脳動脈領域梗塞の1例．臨床神経．1996; 36: 1-6.
14) 升田遙夏，渕上　健，植松俊彦．回復期リハビリテーション病棟における拮抗失行・間欠性運動開始困難を呈した症例に対する作業療法の一考察．作業療法．2021; 40: 391-8.
15) 丹治順，中山義久，山形朋子，他．運動野のsomstopyを考える―行動制御の生理学的検討から―．Brain and Nerve．2009; 61: 1363-71.
16) 山鳥　重．神経心理学入門．東京: 医学書院．1986．p.135.
17) Lhermite F, Pillon B, Sedaru M. Human autonomy and the frontal lobes. Part Ⅰ: Imitation and utilization behavior: A neuropsychological study of 75 patients. Ann Neurol. 1986; 19: 326-34.
18) 種村留美，種村　純，重野幸治，他．離断症候群の症例に対する言語的行動調整の試み．作業療法．1991; 10: 139-45.
19) 松井善也，近藤正樹，高ノ原恭子，他．拮抗失行に対して動作時に左手を先行させる方略が有効であった1例．作業療法．2015; 34: 464-72.
20) 田畑阿美，上田敬太，山尾幸広，他．右手の脳梁失行と解離性運動抑制障害を呈した左手利き脳腫瘍患者1例に対するリハビリテーション．高次脳機能研究．2021; 41: 227-38.
21) 渡邉　修，宮野佐年，杉下守弘，他．脳梁梗塞患者のリハビリテーション．リハ医学．2001; 38: 465-70.
22) 石川芽衣，大森智裕，穴水幸子，他．左手の拮抗失行の消失とともに右手に道具の強迫的使用が出現した1例―症状変化の検討と環境設定アプローチ―．高次脳機能研究．2022; 42: 424-32.
23) 塚本能三．動作の解放現象を認めた重度失語症の1例―課題への応答として現れる習熟した誘導信号動作―．高次脳機能研究．2009; 29: 408-14.
24) 塚本能三，浦上郁子，大野恭子，他．訓練場面で息を吹きかける行為が見られた重度失語症の1例　第23回日本神経心理学会総会予稿集．1999; 106.
25) 塚本能三．シリーズ/身近な臨床・これからの歯科医のための臨床講座．高次脳機能障害と嚥下障害～使用行動が口腔摂取に役立った一例～．日本歯科医師会雑誌．2021; 74: 45-51.
26) 前田真治，長澤　弘，頼住孝二，他．「道具の強迫的使用」の症候とその特徴．失語症研究．1991; 11: 187-94.
27) 塚本能三，渋谷静英，神取由美子．前頭葉病変により抑制障害を呈した1例―脱抑制に対する訓練アプ日ローチの検討―第13回日本言語療法学会・総会プログラム・抄録集．神戸　ⅠA-22，p49, 1997.
28) 大槻美佳．脳梁および近傍領域損傷による高次脳機能障害．JPN J Neurosurge (Tokyo) 2009; 18: 179-86.
29) 畑　隆志，鈴木秀一．離断症候群とリハビリテーション．総合リハ．1988; 16: 867～78.
30) 石原健司，河村　満，柴山秀博，他．右内頚動脈狭窄による脳梁の限局性脳梗塞後に，拮抗性失行および両手の病的把握を呈した1例．高次脳機能研究．2004; 24: 321～7.

5章 右半球症状

1 半側空間無視に対する評価法

札幌医科大学保健医療学部作業療法学科 教授　太田久晶
柏葉脳神経外科病院 リハビリテーション科　竹内利貴

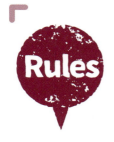

1 ▶ 机上検査にて左半側空間無視症状を定量的に評価する.
2 ▶ 身体に対する半側無視も併せて評価する.
3 ▶ 行動上に認められる半側空間無視症状を把握する.
4 ▶ 環境調整による動作性向上の効果を調べる.
5 ▶ 検査結果, 観察結果から症状の特徴を把握する.

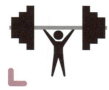

Rule 1　机上検査にて左半側空間無視症状を定量的に評価する

　半側空間無視（unilateral spatial neglect: USN）症状は, 一側の大脳半球損傷後にその対側空間に注意を向けることが困難となる現象であり[1], 右半球損傷後にしばしば認められる. 左USN症状は, 患者の日常生活動作を妨げる大きな要因の1つであり[2], 本症状を定量的に捉え, 症状の程度や特徴を明らかにすることは, 治療内容の絞り込みを可能にする. よって, 検査に対する協力が得られる場合は, 机上検査を実施する. 事前に視野障害の有無や眼球運動障害の有無を確認しておくことが望ましい.

　BIT行動性無視検査日本版（BIT）は, 左USN症状を評価できる標準化された検査であり, 紙と鉛筆を用いた通常検査と日常生活場面を模した行動検査で構成されている［表1］. 本検査の特徴として, 通常検査および行動検査の各合計得点に対してのみならず, それぞれに含まれる下位検査に対してもカットオフ点が設定されている.

　成績判定の際の留意点として, カットオフ点は, 正常と異常を区分するためのも

1. 半側空間無視に対する評価法

[表1] BIT 行動性無視検査日本版

通常検査	カットオフ点	最高点	行動検査	カットオフ点	最高点
線分抹消試験	34	36	写真課題	6	9
文字抹消試験	34	40	電話課題	7	9
星印抹消試験	51	54	メニュー課題	8	9
模写試験	3	4	音読課題	8	9
線分二等分試験	7	**9**	時計課題	7	9
描画試験	2	3	硬貨課題	8	9
合計得点	131	146	書写課題	8	9
			地図課題	8	9
			トランプ課題	8	9
			合計得点	68	81

最高点が太字で示された項目では，検査成績は換算点に変換されたのちに，評定される.

(石合純夫（BIT 日本版作製委員会代表）. BIT 行動性無視検査 日本版. 東京: 新興医学出版社. 1999.)

のであるため，点数による判定の前には，右空間に比べて左空間での見落とし，描き（書き）落しが多いこと，そしてその特徴を確認する必要がある．また，通常検査の模写試験や描画試験では，左 USN によらない構成障害を呈する場合もある．その他として，通常検査の線分二等分試験や，行動検査の各下位検査項目では，患者の成績は，換算点に変換されるため，減点がある場合には，生データからその見落としの特徴や程度を把握することが求められる．加えて，各抹消試験の配点は，他の試験のそれよりも大きいため，抹消試験の成績が通常検査の合計得点に大きく影響を及ぼすことを理解しておく．

　BIT では，課題の遂行に時間制限を設けていないが，小泉ら[3]は，線分抹消試験，文字抹消試験，星印抹消試験の遂行時間の上限をそれぞれ 55，160，100 秒と設定している．そのため，課題遂行時間を計測することで，これらの検査上での左 USN 症状の検出力を高めることができる．

　臨床で使用頻度が高いのは通常検査であり，全ての下位項目の実施が困難であれば，線分二等分試験や線分抹消試験など，実施可能なものを選んで行い，実施できた範囲で，症状の有無を判定する．

Rule 2　身体に対する半側無視も併せて評価する

　左 USN 症状を呈する患者の中には，自己の左半身に対しても不注意を認める場合がある．これは，半側身体無視（personal neglect: PN）と呼ばれる現象である[4]．本症状は，日常生活動作（activities of daily living: ADL）動作に影響を及ぼすことがあるため，以下に紹介する検査のいくつかを実施する．その際，事前に左上下肢および左顔面の感覚障害や運動麻痺に対する評価を済ませておく．

1）one item test[4]

　患者に自身の右手で左手に触れることを求める課題．ベッドサイドでも実施可能な内容．次の流れで検査を実施する．

① 患者にベッド上で仰臥位となってもらう．その際，左上肢は体側に置く．

② 評価者は，患者の右手をさし示して，「この手で反対側の手に触れてください」と指示する．

③ その後の患者の右上肢の動きから，下記の 4 段階で成績を判定する．Rousseauxら[5]は，スコア 1 以上を症状陽性と判定している．

　スコア 0: すぐに左手に到達する

　スコア 1: 躊躇や探索の後，左手に到達する

　スコア 2: 探索するが中断し，左手に到達しない

　スコア 3: 左手に向かう動きが生じない

2）comb and razor/compact test[6]

　患者に整容の道具（男性患者には，くし，ひげ剃り，女性患者には，くし，化粧パフ）を使用するマネを 30 秒間実施してもらう課題．頭髪部や顔面に道具を当てた行為を，右側，左側，およびその他（正面など，左右の判別がつかないもの）に区分の上，道具ごとの回数を記録する．得られた結果を，次頁の計算式に入力し，「偏りの割合」を算出する．

$$偏りの割合 = \frac{左側の回数 - 右側の回数}{左側の回数 + 右側の回数 + その他の回数}$$

　さらに，2 種の道具に対する「偏りの割合」の平均値を算出し，その値が健常者の最小値である −0.11 未満の場合，症状陽性と判定される[7]．

1. 半側空間無視に対する評価法

3） Fluff test[8]

　衣服に取り付けられた触覚刺激を，視覚情報を遮断した状態で，手探りにて検出する課題．評価者は，座位にてアイマスクを着用した患者の左上肢，体幹前面の左右，両下肢に触覚刺激を衣服の上から取り付ける［図1］．その後，患者には，右手でそのすべてを探し出すように教示を与える．触覚刺激として，洗濯ばさみを使用すれば，取り付けが容易であり，かつ偶然，手が当たって外れることも少ない．検査中，患者が前方や側方へ姿勢を崩しそうになった時には，転倒しないよう支えるなどの対応が必要となる．時間制限はなく，左半身に3つ以上の外し忘れがある場合には，左半側身体無視が陽性と判定される[8]．

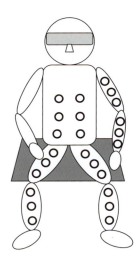

［図1］ Fluff test
体幹前面，左上肢，両下肢に示した○印は，触覚刺激の取り付け位置を示す．検査時，患者は，椅子座位でアイマスクを着用して行う．

Rule 3　行動上に認められる半側空間無視症状を把握する

　実生活および訓練中におけるUSN症状を把握することは，活動レベルの問題点の把握につながる．行動場面では，左USNと左PNの症状が混在することもある．そのため，観察結果の解釈を助けるために，それぞれの検査を実施しておく．また，特定の動作ができる・できないについては，身体機能の影響を受けるため，四肢体幹の運動，感覚機能について事前に評価を済ませておく．

　日常生活上の左USN症状を定性的に評価できる行動観察尺度は，Catherine

	評価項目
1	整髪または髭剃りの時，左側を忘れる．
2	左側の袖を通したり，上履きの左側を履くときに困難さを感じる．
3	皿の左側の食べ物を食べ忘れる．
4	食事の後，口の左側を拭くのを忘れる．
5	左を向くのに困難さを感じる．
6	左半身を忘れる（例: 左腕を肘掛けにかけるのを忘れる．左足をフットレストに置くのを忘れる．左上肢を使うのを忘れる）．
7	左側からの音や左側にいる人に注意をすることが困難である．
8	左側にいる人や物（ドアや家具）にぶつかる（歩行・車いす駆動時）．
9	よく行く場所やリハビリテーション室で左に曲がるのが困難である．
10	部屋や風呂場で左側にある所有物を見つけるのが困難である．

評価点
0: 無視なし
1: 軽度の無視（常に右側から探索を始め，左側へ移るのはゆっくり，躊躇しな
  がらである．左側の見落としや衝突がときどきある．疲労や感情により症
  状の動揺がある）
2: 中等度の無視（はっきりとした，恒常的な左側の見落としや左側への衝突が
  みられる）
3: 重度の無視（左空間を全く探索できない）

[図 2] Catherine Bergego Scale 日本語版 評価項目（評価者用）
患者用の評価項目は，紙面の都合で掲載していないが，項目自体は，評価者用
と同じである．ただし，各項目の文言は疑問形で患者に問いかけるものとなっ
ている．また，評定区分については，0: 難しくない，1: 少し難しい，2: 中く
らいに難しい，3: かなり難しい，と回答しやすい選択肢となっている．
（長山洋史，他．総合リハ．2011; 39: 373-80[9]．）

Bergego Scale 日本語版[9]（CBS）であり，10 項目に対して 4 段階で症状の発現頻度
を評定することができる [図 2]．さらに，評価者の総得点から，1〜10 は軽度，11〜
20 は中等度，21〜30 は重度と，その重症度が判定される[9]．この検査は本来，評価
者のみならず，患者自身による自己評価も行い，両者の総得点の解離から左 USN 症
状に対する病態失認を評価するものとなっている．さらに，各項目で，評価者と患
者の評価結果を比較できることから，患者の左 USN 症状に対する自己認識を項目
ごとに評定できる．
　ただし本検査では，評価項目の詳細については記載されていない．そのため，例
えば，食事の食べ忘れとして，患者の左側に配置された器の存在に気付かないこと
と，配膳された各器の左側にある食べ物の存在に気付かないことは区別されない．
しかし，こうした症状の特徴は，今後の治療介入内容を検討する際に有益な情報と

なることから，必要に応じて，補足説明として評価結果に加える．また，患者の活動性によっては，これら 10 項目以外も評価対象となりうることから，評価項目にとらわれず，患者の生活を包括的に観察・評価し，困難となる動作の特徴を明らかにする．もし，ADL 評価として，Functional Independent Measure（FIM）や Barthel index を用いるのであれば，介助が必要な動作項目については，左 USN や左 PN の影響も併せて評価する．

Rule 4　環境調整による動作性向上の効果を調べる

　左 USN 症状があっても，患者の生活環境・訓練環境を整えることで，動作が行いやすくなることがある．それを把握するために，訓練場面や生活場面での環境調整を行い，その効果を検証する．環境調整に関するいくつかの具体例を以下に述べる．

1）右側からの視覚刺激を取り除く

　左 USN 患者は，自身の右側にある視覚刺激へ容易に目線を向けてしまうことがある．リハビリテーション中や食事などの ADL 動作中に，他患や医療スタッフなどが患者の右側を通るとそちらに目線が向いてしまい，取り組み中の課題があっても手が止まってしまう．このような場合，患者の右側が壁となる位置で，課題・活動に取り組んでもらう．また，こうした調整が難しい場所では，患者の右側について立など視覚刺激を遮断するものを設置する．

2）静かな環境を提供する

　左 USN を呈する患者は，音刺激に対しても，容易に反応する場合がある．患者の右側からのみならず，左側から聞こえてくる音や話し声に対しても，右を向いて反応することがある．こうした音刺激が目的動作の継続を妨げる要因となれば，周囲の音を遮断できる個室を選ぶ．また，リハビリテーション室での訓練のように，周囲の音を遮断することが難しい環境であれば，患者の少ない時間や他患から離れた場所を選んで集中しやすい環境をつくる．

3）使用する物品を患者に右側に置く

　左 USN 患者は，患者の左側に配置した物品に気づかない場合があるため，病室内では，ナースコールや飲み物など，生活上重要性の高い物品は，患者の右側に配

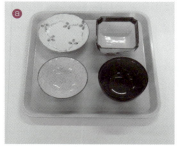 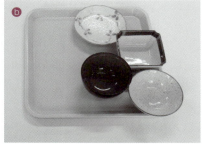

[図3] 食器の配置換え
ⓐ: 通常の配膳位置．患者の座る位置の正面にお盆が置かれ，茶碗はその左側，お椀は右側に置かれている．ⓑ: 左側の器の存在に気づけない患者に対しては，お盆を右に寄せ，茶碗とお椀の位置を入れ替え，かつ全ての器をお盆の右に寄せる．これで左USN患者の食べやすさに改善が認められるのかを観察する．

置する．また，食事の際，お盆の左側に置かれた器の存在に気付かないことがあれば，患者の右側に器を配置する．その際，茶碗とお椀の位置を入れ替えると，茶碗が右側となり，主食を見つけやすくなる［図3］．訓練場面でも同様で，正面に訓練道具を置いてもその存在に気付けない場合には，患者の右側に配置する．

Rule 5　検査結果，観察結果から症状の特徴を把握する

検査結果および観察評価結果をもとに，各患者の呈する左USNおよび左半側身体無視症状の特徴を把握する．

1）机上検査

BITでは，カットオフ点を用いた成績判定が一つの評価基準となるが，さらに，下位検査の成績を比較することで，どの検査課題において左USN症状を呈しているのかを把握できる．比較の方法としては，線分二等分試験と模写試験など異なる項目の比較のほか，抹消試験や模写試験のように複数の課題を含むものでは，同一課題内での比較を行う．例えば，3種類の抹消試験では，妨害刺激の有無，視覚刺激（ターゲット・非ターゲット）の配置方法（ランダム，整列）の点で違いがあることから，これらが，検査成績に反映されることがある．模写試験では，見本図形の数や形状による影響を検討する．

さらに，他の机上検査との関連性も検討されており，描画試験の「時計」の成績は，WAIS の言語性 IQ と関連し，かつ，その IQ が 90 以上であった症例は，USN の重症度に関わらず正しく時計を書けていたことが報告されている[10]．そのため，「時計」が正しく描ける際には，高い言語性 IQ が保たれている可能性が高いと解釈できる．

2）左半側身体無視症状

本症状に関して，複数の検査を実施していれば，課題間の成績の違いを比較する．つまり，注意を向ける対象範囲（左上肢のみ，頭部顔面，左上肢と体幹・両下肢），実施条件（閉眼・開眼，動作の反復性の有無）の違いが結果に及ぼす影響を明らかにする．1 つの検査のみの実施であれば，行動観察評価結果との比較検討を行う．Comb and razor/compact test を実施していれば，使用道具による成績に違いがないかを確認する．

3）ADL 評価

CBS の結果に基づいた解釈として，評価項目間での無視症状の有無や程度の違い，自己評価を実施しているのであれば，それとの成績の乖離を項目ごとに把握する．また，左 USN 検査および左 PN の検査結果との対応関係を確認し，それぞれの症状が行動場面にどのような影響を及ぼしているのかを把握する．

机上検査や左半側身体無視に対する検査は静かで集中しやすい環境で行われる．また，BIT に含まれる検査では，空間の探索範囲は，広くても横置き A3 用紙の大きさの範囲である．一方，日常生活場面では，周囲の生活音や人の姿など，視覚や聴覚の刺激のある中での動作が求められる．さらに病室内で必要な物品を探すことや移動の際には，机上検査よりもより広い空間に注意を向ける必要がある．こうした理由から，机上検査成績に改善が認められても，行動観察上の左 USN 症状・左半側身体無視症状は残存することが多い．もちろん，発症直後や症状が重度であれば，検査でも行動観察でも左 USN 症状は検出される．

1 STEP UP

半側空間無視症状を修飾する症状

　一部の左 USN 患者では，左右に側性化されない空間性注意の障害（全般性注意障害）を有し，それが左 USN 症状を修飾する可能性のあることが示唆されている[11]．これまでのところ，全般性注意障害を呈する左 USN 患者では，患者の正中に提示された刺激に対して反応する課題において，試行数を重ねるにつれて徐々に検出反応時間が遅延することが示されている[12]．このような特徴は，左 USN 患者が左方探索活動を繰り返すことで継時的にその範囲が狭小化することに関与する可能性が考えられる．また，Robertson[13]は，左 USN 患者が課題に取り組んでいる最中に聴覚的手がかりを与えることで，患者の持続性注意を喚起させ，それにより，左 USN 症状が軽減したことを報告している．この結果から，全般性注意障害を伴う左 USN 患者に対しては，左 USN 症状に加えて，患者の呈する全般性注意障害の特徴に合せた治療介入方法を提供することで，左 USN 症状の改善を促進させる可能性が考えられる．

　また，上記のほか，空間性ワーキングメモリ（spatial working memory; SWM）の低下も USN を悪化させる要因となりうる．SWM は，刺激の空間的位置や特徴を保持し，それらを更新，操作する機能を指す．Husain ら[14]が報告した右頭頂葉損傷例では，SWM の障害により，探索課題にて右側のターゲットを探索したことを記憶として保持できず，探索し終わったターゲットに再び注意を向けてしまう再訪が生じていた．これにより，左側のターゲットを多く見落とす結果となっている．また，別の研究では，SWM 課題と抹消課題の成績の間に正の相関関係があることが明らかになっている[15]．ただし，SWM の障害を示す左 USN 患者の中には，言語性ワーキングメモリが保たれていることもあるため[15]，この SWM の障害は，視覚情報に限定した処理障害を反映している可能性もある．

　以上，2 つの要素を念頭におきつつ，検査場面，ADL 場面にて左 USN 患者の症状の特性を把握することは，左 USN 症状の理解を助け，かつ，効果的な治療的戦略の焦点化につながると考える．

■ 文献

1) Heilman KM, Watson RT, Valenstein E. Neglect and related disorders. In: Heilman KM, et al. Editors. Clinical Neuropsychology. 3rd ed. New York: Oxford University Press;

1993. p.279-336.

2) Denes G, Senenza C, Stoppa E, et al. Unilateral spatial neglect and recovery from hemiplegia: a follow-up study. Brain. 1982; 2105: 543-52.

3) 小泉智枝, 石合純夫, 小山康正, 他. 半側空間無視診断における抹消試験遂行時間の意義—BIT パーソナルコンピュータ版による検討—. 神経心理学. 2004; 20: 170-6.

4) Bisiach E, Perani D, Vallar G, et al. Unilateral neglect: personal and extra-personal. Neuropsychologia. 1986; 24: 759-67.

5) Rousseaux M, Allart E, Bernati T, et al. Anatomical and psychometric relationships of behavioral neglect in daily living. Neuropsychologia. 2015; 70: 64-70.

6) Beschin N, Robertson IH. Personal versus extrapersonal neglect: a group study of their dissociation using a reliable clinical test. Cortex. 1997; 33: 379-84.

7) McIntosh RD, Brodie EE, Beschin N, et al. Improving the clinical diagnosis of personal neglect: a reformulated comb and razor test. Cortex. 2000; 36: 289-92.

8) Cocchini G, Beschin N, Jehkonen M. The fluff test: a simple task to assess body representation neglect. Neuropsychol Rehabil. 2001; 11: 17-31.

9) 長山洋史, 水野勝広, 中村祐子, 他. 日常生活上での半側無視評価法 Catherine Bergego Scale の信頼性, 妥当性の検討. 総合リハ. 2011; 39: 373-80.

10) Ishiai S, Sugishita M, Ichikawa T, et al. Clock-drawing test and unilateral spatial neglect. Neurology. 1993; 43: 106-10.

11) Husain M, Rorden C. Non-spatially lateralized mechanisms in hemispatial neglect. Nat Rev Neurosci. 2003; 4: 26-36.

12) Malhotra P, Coulthard EJ, Husain M. Role of right posterior parietal cortex in maintaining attention to spatial locations over time. Brain. 2009; 132: 645-60.

13) Robertson IH, Mattingley JB, Rorden C. Phasic alerting of neglect patients overcomes their spatial deficit in visual awareness. Nature. 1998; 395: 169-72.

14) Husain M, Mannan S, Hodgson T, et al. Impaired spatial working memory across saccades contributes to abnormal search in parietal neglect. Brain. 2001; 124: 941-52.

15) Malhotra P, Jäger H, Parton A, et al. Spatial working memory capacity in unilateral neglect. Brain. 2005; 128: 424-35.

5章 右半球症状

2 半側無視に対する訓練法

文屋内科消化器科医院 訪問リハビリテーションらいらっく 科長　浅野友佳子

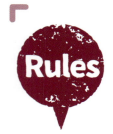

Rules

1. 視覚走査は無視側がみえていないことを意識させる.
2. 体性感覚を利用する際は視覚と動きを一致させる.
3. 左手を使用させる際は運動麻痺の程度で動かし方が異なる.
4. 右（左）視野探索を遮断する.
5. プリズム順応は持続性の無視改善が期待されるが，日常生活への応用はこれから.

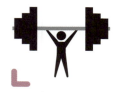

Rule 1　視覚走査は無視側がみえていないことを意識させる

　半側無視は空間性注意の障害，特に方向性注意の障害と最近の神経学ではとらえている[1]．左（右）側に注意が向けられず，かつ患者本人はそのことに気づいていないため，無視が起こる[2]．そのため，無視側に注意を向けるアプローチが必要となる．

　鎌倉[2]は視覚走査訓練とは広がりを持った視覚対象に対し隅から隅まで順序良く系統立ててみていくようにすることと述べている．半側無視の場合は右（左）側から徐々に無視側に視線と同時に頭部の回旋なども誘導していく．また類似する訓練として視覚探索訓練がある．これは標的となるものを探し出す訓練であり，半側無視の場合は左（右）側に標的となるものを置き，それを探す訓練をする．

　臨床場面では視覚走査訓練と視覚探索訓練を両方用いて使うことが多い．横書きの文章を読む際に左（右）側に視覚的手掛かりとなる赤い線など目立つ手がかりを置き，そこまで視線を動かしてから読むことで視覚走査および探索を行う訓練や右（左）側から左（右）に向けて数字などを抹消していく方法などがあるがいずれも左

(右)端に目印を置いて行う．その他にも車いすのブレーキやフットレストなどを目立たせ（目立つ色にする・点灯させるなど），無視側のブレーキをかける，無視側の下肢をフットレストに乗せるなどがある．また，視覚探索のみの方法としてはお手玉やペグの数を口頭で提示し記憶も使いながら探索しながら取っていく方法などが使われる．日常生活動作訓練の中では居室からトイレまで線を引きそれをたどっていくなどの訓練がある．

どちらの方法でも無視側を意識させる声掛けや視覚的な手掛かりが必要となる．しかし，視覚走査訓練や視覚探索訓練は類似課題においては訓練効果が認められるも，違う課題や日常生活には関しては般化が認められない報告が多く，その理由として菅原ら[3]は日常生活に般化させるためには無視側の注意を喚起する能力のみならず，他の認知機能も向上させる必要があると述べている．そのため，臨床場面では車いすのブレーキやフットレストを目立たせる，食卓の左端に印をつけるなどを日常生活に直接的に使えるもので行うことが多い．

 体性感覚を利用する際は視覚と動きを一致させる

視覚以外の感覚を利用することで半側無視の改善に対して好影響を与える可能性は古くからいわれている．体性感覚や知覚の利用としては実験的に行われた方法としては無視側の耳に冷水を注ぐカロリック刺激や視運動性刺激などがある．これらは前庭神経などに刺激することで眼球の動きを出し，半側無視を軽減させる方法である[4]．しかし，これらは効果が出る時間も短く，眩暈や吐き気なども認められ臨床での報告は少ない．

渕ら[5]は左半側無視患者に対し，視覚と体性感覚の入力により，無視の改善があったことを報告している．その効果は即時的な効果から1カ月程度継続する[2]という報告がある．

臨床場面では渕ら[5]も行っていたが座位では視線の移動と重心移動をスムーズにさせるため，左半側無視の患者に対し左手，もしくは両手で輪を正中から左側の棒に入れるなどの練習が行われる．両手で行う際は左右の上肢が同じ動きをするように誘導する．また，片手で行う場合も同様に視線は輪をみてもらいながらしっかりと左上肢の動きを誘導していく．その他にも左上肢に自重をかけた状況で右手で輪を右から左に誘導していく方法もある．この際も固有感覚が十分に生かされるように肩関節や肘関節の角度を固定しながら行う必要がある．

日常生活動作訓練としては洗体動作や更衣動作などを利用してタオルや衣服で左（右）半身の皮膚感覚を入力することで無視の軽減を図るようにアプローチする．

これらのアプローチでは，しっかりと視覚で右（左）手の動きを追従することが重要であり，体性感覚を意識させながら視覚で追従できるように声掛けなどをする必要がある．

このような訓練を行うことで座位が安定し，他の動作練習が円滑に進むことが多い．特に更衣動作などの練習の前に体性感覚を入力することで更衣動作訓練が比較的円滑に進むことを筆者は多く経験している．

Rule 3　左手を使用させる際は運動麻痺の程度で動かし方が異なる

麻痺側の活性化が半側無視の軽減に影響を与える．実際に左上肢が使用できる左半側無視患者に半側空間無視の検査を行う際，右手を使用した場合と左手を使用した場合とで比較すると明らかに左手使用の方が成績が良かったという報告[2,6]や，重度の麻痺の患者でも他動的に左上肢を動かすことで無視が軽減するという報告がある．しかし，これらの報告の中には自動運動として左右の上肢を同時に使用した場合は，左上肢のみを自動運動で使用する方が無視の軽減が図れ，他動運動で左上肢を使う場合は左右同時に使用しても無視は軽減するという報告[2]がある．これらは麻痺側を自動でも他動でも動かすことで半側無視の軽減が図れることを示唆している．

臨床場面においては最もよく利用されていると考えられるのは左（右）上肢をタオルなどの上に置き，テーブルを拭く動作で利用される．この際まずは正中の前後方向で視覚の追従を促し，その後右（左）から左（右）方向へと無視空間に上肢の運動を誘導していく．運動麻痺が重度の場合は両手で行う場合やセラピストが麻痺側を他動で誘導していく場合がある．また，麻痺側を誘導しながらアクリルコーンを積み上げていく課題もよく使われる．

日常生活場面においては食事の際に左（右）上肢をテーブルの上に置くことから始め，随意運動が出始めたら，排泄動作などで下衣を下げる際に下衣に手を入れ引き下げることや下衣の引き上げの際に下衣の中に手を入れ左（右）背部に上肢をもっていくなどで使用していく．更衣動作においても左（右）上肢を軽く屈曲させ袖口を通したり，袖の引き上げの際に左（右）上肢を伸展させ引き上げを手伝うなどをしながら日常生活に般化させていく．

Rule 4　右（左）視野探索を遮断する

　単眼遮断は損傷半球と同側の目を覆って行う練習である．損傷半球と同側の目を覆うことで対側の上丘への入力を減少させ，同側の上丘の入力が増加し対側視野への眼球運動が起こりやすくなるという[2]理論的背景のもとに編み出された方法である．左側無視患者に対し左単眼遮断，右単眼遮断を行った結果はまちまちであった[2,6]．また左右の眼鏡のレンズの右半分遮断（半視野遮断）を行った実験においても結果は様々で，1名のみ劇的な効果があった[2,6]．

　臨床場面において筆者も眼鏡を用いて単眼遮断と半視野遮断を試みたが，良好な結果は得られなかった．これはメガネのレンズのみで視野遮断を試みたため，視野遮断が不十分だったとも考えられる．また，たまたま治療中に眼帯をした例であっても無視の範囲に差はなかった．

　直接視野を遮断する方法とは異なるが，渕[6]は左半側無視の患者の右側に壁を作り，右視野探索遮断を行うことで立位バランスの向上を認めた例を報告している．筆者も同様に左半側無視患者の右側に壁を作ることを試みた．頸部や体幹が常に右に向いている患者に対して行うと頸部や体幹が壁を作るだけでやや正中寄りになる経験がある．また，右視野遮断を行いながら机上訓練を行うと左へ注意が向きやすくなった．しかし，壁がなくなると頸部などの位置は元に戻ってしまう経験をしている．種村[7]は目の前の道具を使用する際，右空間の刺激や特徴を少なくすることや空間を限定する必要性を述べている．右視野探索遮断を行うことで右の刺激が減り，かつ空間が狭まることで作業活動は行いやすくなるため，これまでに上げたような訓練を行うことで効果が出る可能性があると考える．特に歩行練習などでは右視野遮断は行いやすく，歩行をすることで体性感覚や麻痺下肢を使用することで効果的かもしれない．

Rule 5　プリズム順応は持続性の無視改善が期待されるが，日常生活への応用はこれから

　プリズム順応の基本的な手続きは外界が10度右にシフトしてみえるプリズム眼鏡を着用し，標的を右示指で素早く指さしする動作を50回繰り返す練習である[3]．よく使われているプロトコールとしては1日1〜2回，週5回，2週間行う[8]．その効果はプリズム眼鏡をはずした後に指差しの方向が左方向にずれるため，半側無視

の改善に効果があり,持続性も確認されている[3]. しかし, 日常生活動作への影響に対する報告は少なく, また効果に関しても否定的な報告も散見される. 渡辺ら[9]も車いす操作で前頭・頭頂葉皮質下症例では効果が認められたが, 下頭頂葉と上側頭回の皮質病変例では効果が少なかったと述べている.

一方,水野[8]は作業療法や理学療法を実施する前にプリズム順応を行うことが効果的であると述べており, 基礎的な訓練としては有効であり, 今後の日常生活への応用が期待されている.

左手の使用と視覚走査練習を中心に行った事例

60代 男性 石材店勤務 右脳梗塞

発症時身体機能面は左 Br. stage 上肢・手指・下肢すべてⅥ. 感覚障害なし. しかし, 病室から出る際に左のドアにぶつかる, 食事の左半分を残す, 髭剃りや洗髪の際, 左半分をそり忘れ, 洗い流し忘れなどが認められた. 作業療法にて10×10のペグボードにて見本の図形通りにペグを指すように伝えると右側1列のみをさし終わったところで「出来た」と言ってきた. また, スーパーに出かけるとスーパーのドアにぶつかる. 足元の荷物につまずく, 人とぶつかりそうになるなどの症状が認められた.

そのため, 左手を用いてペグを指す練習を実施, その際「もう少し左の方まで見てください」「左手でペグボードの穴の数を確認してください」という左手の使用と体性感覚の入力を実施した. また, 日常生活においても髭剃りの際は「左手であごのラインを触って, ひげが残っていないか確かめてください」と声掛けを実施した. 洗髪の際は「泡が残っていないか手で確かめてください. まだ左が残っていますよ」と同様に声掛けをした.

発症後2カ月でペグボードは左まですべて入れることができ, かつ複雑な図形に関してもペグボードで再現できるようになった. 日常生活においても髭剃りや洗髪の際の左の忘れはなくなった. スーパーでは, 人とぶつかることはなくなった. しかし, 疲労がでてくると足元の荷物につまずくことが認められたが, 日常生活上問題はなく退院となった. そのため, 職場復帰の際に疲労がたまらないよう1時間おきに休憩することと職場復帰直後は玉掛けなどをしないように職場に伝え, 職場復帰した.

2. 半側無視に対する訓練法

下衣操作に重点を置いた事例

80代　女性　一人暮らし　右脳梗塞

　家で引きこもり気味であった事例に発症3年後に介入を行った．身体機能面は左 Br. stage 上肢Ⅳ，手指Ⅳ，下肢Ⅴ，日常生活上問題となる感覚障害はないが両肩関節屈曲 100 度にて関節可動域制限があった．HDS-R は27 点（逆唱，視覚記銘で減点），MMSE は26 点（計算，図形模写，時計，書字で減点）であった．抹消検査では順序良く図形を抹消することできず，目に入ったところから抹消しており，左右ともに見落としがあったが，左に特に多い状況であった．日常生活動作では更衣動作にて左側の下衣が常に下がっており，手直しが必要な状態であった．生活関連動作においても洗濯物をたたむ際は左右が合わない，冷蔵庫の左側には賞味期限切れた食材が入っていた．さらに日常生活を行う際はほとんどの動作を右手で行っていた．左手を使って行う動作は洗濯物を干す際のハンガーに服をかける時など両手でなければ行いにくい動作のみであった．また，家の中は雑然としており，事例の座っている周りにすべての日用品が置いてあった．

　事例に対し，他動的に左上肢を動かし，テーブルを拭く練習を行ったが，普段の生活を右手中心で行っていたため，リハビリテーションの時間以外は行わなかった．また，左側の下衣を上げる際も声掛けで「左側上がっていないよ」などの声掛けを繰り返すと下衣は上がるようになったが，リハビリテーション以外の時は声掛けをする人がいなかったため，常に左側の下衣が下がった状態のままであった．

　全ての動作時に途中で他の刺激に目が奪われてしまい，動作が中断するため，部屋のものの整理や掃除を両手で行った．部屋の整理ができたが，動作時に中断してしまう状況は変わらなかった．

　そのため左手で定規を抑え，右手で線を引く練習を行った．この際，左手は自動で動かしてもらった．左の端から右端へ線を引く動作を行ったあと，さらに下衣を上げる際に左手を利用して下衣をあげるようにした．すると一人でも下衣が上げることができてくることが増えたため，しっかりと称賛をした．しかし，できる時とできないときがあったため，さらにやり方を工夫し，練習することで一人でも下衣をしっかりと操作できるようになった．更衣動作が行えるようになってからは自ら近隣に散歩に行ったりするようになった．また，自宅内の雑然さも少し整理された．

1 STEP UP

　半側無視の治療として意識的に左（右）に注意を向けるトップダウン式のアプローチと体性感覚の入力やプリズム眼鏡などのように無意識に空間性注意にアプローチするボトムアップ的なアプローチが半側無視に直接的に働きかける治療としてある．その他にも現在，反復経頭蓋磁気刺激，ミラーセラピー，没入型仮想現実[10]などこれから更なる半側無視に対する研究が期待されるものもある．また，菅原ら[3]も述べているが，半側無視の改善には体幹機能の改善など身体機能面へのアプローチも重要となる．しかし，これらは半側無視の基本的な訓練であり，直接的に半側無視に働きかける治療だけでは半側無視患者が実生活を営む上では不十分であり，患者の持っている残存能力の利用や環境調整は不可欠である．

　食事動作一つをとっても机の上の食事をあらかじめ右（左）側に寄せ，何があるかを確認し，記憶を利用して元の位置に食器を戻し，左端まで食べる方法[5]や右（左）側に刺激となるテレビや人がいない状況で食事をするなどの方法が考えられる．これらのやり方は患者の残存機能をうまく使いながら生活の中で半側無視の治療になると考えられる．しかし，このような方法でも食事の際，左（右）側のものが食べられない場合は食器を右に寄せる，回転台を使い食器を回転させるなども一つの方法と考える．これは環境を調整し，患者のできることを増やす方法になるかもしれない．

　半側無視患者とひとくくりにして考えるのではなく，患者の困りごとに対し残存能力や環境調整も頭に入れながら基礎訓練と生活そのものに対する訓練をする必要がある．

■ 文献

1) 鎌倉矩子．半側無視とは何か．In: 鎌倉矩子，山根寛，二木淑子，編．高次脳機能障害の作業療法．東京: 三輪書店; 2010，p.148-64．

2) 鎌倉矩子．治療的訓練．In: 鎌倉矩子，山根寛，二木淑子，編．高次脳機能障害の作業療法．東京: 三輪書店; 2010，p.177-95．

3) 菅原光晴，前田眞治．左半側無視患者54例の訓練効果．理学療法科学．2009: 24: 147-53．

4) 石合純夫．半側無視へのアプローチ．高次脳機能研究．2008: 28: 247-56．

5) 渕雅子，林克樹，浅海岩生．左半側無視患者に対する神経発達的治療（ボバース法）の試み～2症例を通して～．作業療法．1991; 10: 253-63．

6) 渕雅子．半側空間無視のリハビリテーションの原点とトピックス～機能障害から生活障

2. 半側無視に対する訓練法

害へ〜. 高次脳機能研究. 1996; 39: 189-95.

7) 種村留美. 作業療法士の立場から見た高次脳機能障害へのアプローチ. 高次脳機能研究. 2008; 28: 284-90.

8) 水野勝広. 半側空間無視のリハビリテーション〜最近のトピックス〜Rehabilitation medicine. 2016: 53: 629-36.

9) 渡辺　学, 網本　和. 半側空間無視例の車いす操作に対するプリズム順応法の効果. 理学療法科学. 2008; 23: 693-8.

10) 萩原晨功, 安田和弘, 大平雅弘, 他. 物体中心無視に対する没入型仮想現実による手がかり刺激呈示システムの使用経験. 脳科学とリハビリテーション. 2018; 18: 25-30.

5章 右半球症状

3 半側無視例に対する理学療法, pusher 現象

埼玉医科大学国際医療センター リハビリテーション部 志田航平
仙台青葉学院 リハビリテーション学科 教授 網本 和

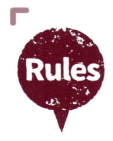

1. 半側空間無視と pusher 現象の関係を理解する.
2. Pusher 現象の特徴について理解する.
3. Pusher 現象の評価方法を理解する.
4. 座位・移乗における pusher 現象へのアプローチを理解する.
5. 立位・歩行における pusher 現象へのアプローチを理解する.

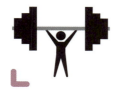

Rule 1　半側空間無視と pusher 現象の関係を理解する

・出現率や病巣について

　Pusher 現象は脳卒中などの脳損傷を起因とする姿勢定位障害であり, 左右どちらの半球損傷例でも生じうるが右半球損傷例において多い[1]. 我が国における 1000 例を超える大規模研究では, 右半球損傷例の 17.4%, 左半球損傷例の 9.5% で pusher 現象が出現したと報告している[1]. また, pusher 現象を呈する患者は必ず下肢の運動機能障害を有しており, 下肢の運動機能障害を有する症例における pusher 現象の出現率は 14.2% であった[1]. Pusher 現象の責任病巣は多岐にわたっており, 視床後外側部, 島, 中心後回, 上側頭回, 下頭頂小葉などが報告されている[2,3]. しかし, 前述のように下肢の運動機能障害を併発することを考慮すると, それらの責任病巣単独での出現ではなく皮質脊髄路の損傷を伴う広い範囲の脳損傷によって pusher 現象が出現すると考えられる. つまり, 姿勢定位には様々な脳領域が相互に作用し

ており，それらが構成するネットワークについて考える必要があるといえる．一方，半側空間無視（unilateral spatial neglect: USN）も pusher 現象と同様に左半球損傷例と比較して右半球損傷例において出現頻度が高い障害である[4]．USN は頭頂部の症候群と考えられてきたが，近年では注意のネットワークが障害されることにより無視症状が生じることが報告されている[5]．Pusher 現象と USN のネットワークは一部オーバーラップしており，皮質脊髄路や上縦束を含む広範な脳損傷では，pusher 現象と USN がしばしば合併する．

・予後について

前述した大規模研究において，急性期病院入院中に右半球損傷例の 70.4%，左半球損傷例の 87.5% は pusher 現象が消失するものの，右半球損傷例において回復が有意に遅延することが報告されている[1]．また，pusher 現象を呈した症例は pusher 現象を呈していない症例と比較して，下肢の運動麻痺が重度であり，FIM 合計点や FIM 効率が低値であった[6]．USN に関しても，右半球損傷例において重症化しやすく，ADL に対して負の影響を与えることが知られている[7]．Pusher 現象が重度で回復が遅延する症例は，USN を合併していることも多く[8]，これは，視覚情報の活用が困難であること，身体無視によって重力感覚情報の処理が障害されることなどが要因として推察される．

Rule 2 Pusher 現象の特徴について理解する

Pusher 現象の特徴として座位や立位姿勢において麻痺側へ姿勢が傾斜する，非麻痺側上下肢を用いて麻痺側へ押す，他者からの姿勢の矯正に対して抵抗することが挙げられる．同じく姿勢が傾斜する lateropulsion があるが，lateropulsion は脳幹病変によって病巣と同側に姿勢が傾斜する現象であり，上下肢による押し返しや抵抗がみられないことが pusher 現象と異なる[10]．なお，姿勢が傾斜する現象自体を lateropulsion と表現し，pusher 現象を lateropulsion with pushing と表現する場合もあるが，本稿では pusher 現象として扱うこととする．また，前述した 3 兆候のほかに Johannsen ら[3]は pusher 現象特有の兆候として leg orientation（下腿の定位）を報告している．これは座位姿勢において麻痺側へ姿勢が傾斜している際には非麻痺側下腿が下垂するのに対して，体幹が正中位では下腿が外旋する兆候であり，pusher 現象の指標として有用である．

Pusher 現象が出現する機序は，身体垂直の認知的な歪みが原因のひとつとされる．視覚・前庭・体性感覚の統合により形成される患者の主観的な垂直と実際の垂直の乖離が pusher 現象を惹起すると考えられている．閉眼での主観的身体垂直（subjective postural vertical: SPV）は pusher 現象と関連しており，SPV が偏倚していることが報告されている[10,11]．また，SPV の方向性だけでなく，SPV の動揺性（SPV の各測定のばらつき）も大きいことも示されている[12]．USN を合併する症例では，SPV のみならず主観的視覚垂直（subjective visual vertical: SVV）が偏倚することが知られており[13]，視覚情報を活用して SPV の偏倚を修正することがより困難となる．また，垂直軸の認知的な歪みだけでなく，運動出力の異常についての解釈も重要であるとされる．藤野ら[14]は，腹臥位療法が非麻痺側肢の過剰な運動出力を抑制し，座位姿勢における pusher 現象を改善したと報告している．また，藤野ら[15]は pusher 現象例の筋電図学的な特徴を解析した結果，非麻痺側肢による押し返しには非麻痺側の上腕二頭筋がトリガーとして活動していることを示した．そして，上腕三頭筋の過剰な出力は拮抗筋である上腕二頭筋への電気刺激（相反抑制）によって抑制することが可能であり，pusher 現象を改善させることを報告している．

Rule 3　Pusher 現象の評価方法を理解する

Pusher 現象の重症度とその特徴を適切に評価することは，予後予測や治療内容の意思決定において重要である．現在，使用されている評価法の特徴，評価方法などについて紹介する．

1）Pusher Index［表 1］

我が国において網本ら（1994）[16]は pusher 評価チャートを作成し報告し，広く臨床で使用されてきた．座位，立位，歩行の姿勢動作において押す現象と抵抗についてスコア化するもので，次項で述べる SCP と同様に最重症は 6 点，ないときは 0 点となる．最近この pusher 評価チャートに転倒に関する恐怖感という新しい項目を加えて作成したものが「Pusher Index」である．この Pusher Index は，基準関連妥当性，検査者間および検査者内再現性が高いことが示されている．この評価では pusher の重症度が高いグループでは，「非麻痺側」への転倒恐怖が高いことが報告されている[17]．

3. 半側無視例に対する理学療法, pusher 現象

[表1] Pusher Index

座位 　両足設置の腰か け・背もたれなしの 座位で上肢（健側） をついて座る	2: すぐに（60秒以内）右手で押し始め正中軸を越え体幹が傾き左後方へ崩れてしまう．上肢を外すと座位保持ができない．これがほとんど常に起こる
	1: 1分程度以上は保持できるか，あるいは5回に1〜2回程度たまに押してしまう．上肢を外しても5分程度なら座位保持できる
	0: 自立．押すことはない．10分以上背もたれ，上肢の支持なしで座位保持できる
立位 　平行棒内立位で評 価（LLBなどを装着 してもよい）．いっ たん肩幅程度に両足 を開いて立ち，平行 棒をもたせる	2: すぐに（30秒以内）右手で押し始め，左側の骨盤帯が左側の平行棒についてしまう．あるいは左後方へ倒れる．「右側のバーに腰をつける」ように指示をしてもかえって左側へ移動する．
	1: 時間が経つと（30秒以内）押し始めて左側へいってしまう．しかし「右側のバーにつける」ように言うと可能である．右側のバーに寄りかかって1分以上保持してもよい．
	0: 右手でバーを持ち，かつ寄りかからず，また左側へ偏倚せず1分以上保持できる．
移乗 　非麻痺側への移乗 を行う．ベッドorプ ラットホームから車 椅子への移乗を行う	2: 介助があっても押してしまい，一人の介助では移乗が困難
	1: 移乗しようとした際，中等度の抵抗があるが一人介助で移乗が可能
	0.5: 移乗しようとした際，軽度のアームレストやベッドなどを押してしまう抵抗があるが介助があれば移乗ができる
	0: 押すことなく移乗が可能（自立してなくともよい）
歩行 　四点杖などの適当 な杖を持ち10m歩 行（介助でもよい） を行う（LLBなどの 装着可）	2: 杖をついての静止立位はなんとか保持できるが，歩き始めようとすると，かえって右上下肢で押し始め，上部体幹が正中軸を越えて倒れる．倒れないよう介助すると，かえって押す力を強める．
	1: 杖を体側横につくと押してしまい，正中軸を越えるが，前について歩行すると容易になる．肩・骨盤など一カ所サポートするだけで歩行可能である．しかし，サポートする部分は押している．
	0: 患側を振り出すことと比較して健側の振り台が容易である．サポートが必要な時でも，その部分を押すことはない．
内観 　坐位で他動的に身 体を倒した際の転倒 恐怖心（非麻痺側）	1: <u>非麻痺側へ</u>身体を10°倒した際に恐怖心がある，または正中位を超える程度でも恐怖心がある．
	0.5: <u>非麻痺側へ</u>身体を10〜30°倒した際に恐怖心がある．
	0: <u>非麻痺側へ</u>身体を倒した際に恐怖心がない．
（麻痺側）	1: <u>麻痺側へ</u>身体を可能な限り倒しても恐怖心がない．（※1）
	0.5: <u>麻痺側へ</u>身体を30°倒した際に恐怖心がある．
	0: <u>麻痺側へ</u>身体を倒した際に恐怖心がある．

※1. 麻痺側へ傾斜した際は，被験者が自身で立ち直り可能・座位バランスが良好で恐怖感のない場合には点をつけないものとする．

座位	立位	移乗	歩行	内観 （非麻痺側）	内観 （麻痺側）	計
/2	/2	/2	/2	/1	/1	/10

（網本　和，杉本　諭，深井和良．左半側無視例における「Pusher現象」の重症度分析．理学療法．1994; 21, 29-33[16]．）

2) Scale for Contraversive Pushing（SCP）

SCP は Karnath ら[10]によって報告された評価法であり，現在最も広く使用されている．SCP は，座位および立位において以下の3つの項目で評価する．
A）姿勢（自発的な姿勢の対称性）
B）伸展（上肢，下肢を使って支持面への接触範囲を広げる）
C）抵抗（他動的に正中位へ修正されることへの抵抗）

それぞれの項目を座位および立位ごとに0～1点の合計0～6点で評価し，6点の場合を最重症とする．合計点が>0である場合を pusher 現象陽性と判断する[18]．SCP の利点は，評価項目が少なく評価が簡便である点，信頼性・妥当性が担保されている点がある．一方，採点の粒度が粗い項目がある点，寝返り・移乗・歩行の評価項目がない点が欠点である．

3) Burke Lateropulsion Scale: BLS

BLS は[19]らによって2004年に報告された評価法である．寝返り，座位，移乗，立位，歩行の5項目を0～3点（立位のみ0～4点）の計0～17点で評価し，17点の場合を最重症とする．合計点が≧2点である場合を pusher 現象陽性と判断することが推奨されている．他動的に姿勢を変えた際の患者の反応をみており，特に座位や立位では傾斜した姿勢から正中位に修正した際の抵抗を評価しているため，軽度の pusher 現象を捉えやすく臨床的であるといえる．点数構成も細やかであり，pusher 現象の変化に対する反応性が非常に高い．また，信頼性，妥当性ともに認められている[17]．SCP と比較して評価項目が多く，評価者の技量が要求されることがあるものの，pusher 現象の回復過程を捉える上では有効な指標である．

Rule 4　座位・移乗における pusher 現象へのアプローチを理解する

1）座位

座位姿勢の保持は pusher 現象を呈する患者における最初の壁であり，身体重心を支持基底面内に留め，体幹や頭部を抗重力姿勢で保持することは非常に難しい．座位での pushing は座位姿勢だけでなく，その後の移乗や立位姿勢に対しても悪影響を及ぼす．他の姿勢でも共通することであるが，座位保持の獲得にはまずは pushing が生じにくい環境を構築するとともに患者に心理的な安心感を与えることが重要である．座面を高くして足底を非接地とし，非麻痺側の手掌が座面を押さないよ

3. 半側無視例に対する理学療法, pusher現象

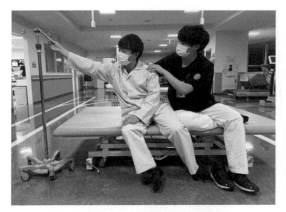

[図1] 輪投げを利用した座位リーチ練習

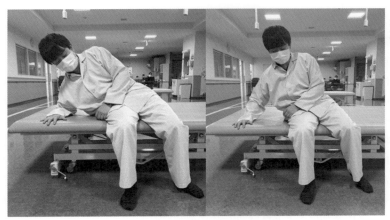

[図2] on-elbow と on-hand の反復練習

う麻痺側上肢を非麻痺側手で掴むまたはクッションなどを非麻痺側に置き on-elbow とする．また，恐怖心が押し返しを惹起するのを防ぐため，セラピストは麻痺側後方から身体を密着させ（無理に非麻痺側へ押さないように），支持面を広げることも有効である．押し返しが軽減してきたら，患者自身が能動的に正中位を超えて非麻痺側へ身体重心を移動できるように促していく．Pusher現象を呈する患者は視覚的な垂直の判断が保たれていることが多く，周囲の構造物や姿勢鏡による視覚的なフィードバックを利用して自己身体軸の偏倚を認識させる．加えて，輪投げを

利用したリーチ練習［図1］やon-elbowとon-handの反復［図2］などを行うことで座位保持を目指していく[20,21]．

また，介入中の座位姿勢だけでなく，車椅子乗車中の座位姿勢についても工夫が必要である．車椅子座位は離床時間の拡大のみならず，その後の基本動作の獲得を促進する意義がある．しかし，非麻痺側肢でアームレストやフットレストを押してしまい，麻痺側へ姿勢が崩れることは臨床場面で多く，本来の目的と反して基本動作の獲得を阻害してしまう可能性がある．Pusher症例の車椅子座位では，身体軸を正中に矯正しつつ，押さなくても姿勢が安定するという心理的な安心感を与えることが重要である．麻痺側臀部に固めのクッションなどを入れ非麻痺側の坐骨が麻痺側の坐骨よりも低い位置にすることはpusher現象の軽減に有効である[20]．麻痺側の体幹筋群の低緊張による麻痺側への体幹の側方傾斜は姿勢の不安定さを惹起し，pushingを誘発してしまうため，麻痺側腋窩にクッションを入れることも効果的である．

2）移乗動作

移乗動作は車椅子への移乗やトイレ動作時に要求され，生活範囲を広げるために非常に重要である．一般的には，非麻痺側足部に優位に荷重して行うことが多いが，pusher現象例では非麻痺側下肢による押し返しを助長してしまう．そこで，発症早期は麻痺側に車椅子を設置して麻痺側から移乗するようにすることが推奨される．その際，非麻痺側上肢による押し返しが生じないよう非麻痺側の手は介助者の肩や腰部に回してもらうとよい．そして，非麻痺側足部に優位に荷重した立位が可能となったら，非麻痺側からの移乗も練習していく．トイレへの移乗の際には横手すりよりも縦手すりを使用することで，非麻痺側上肢による押し返しを軽減して動作が容易になるため利用すると良い．

  立位・歩行におけるpusher現象へのアプローチを理解する

1）立位

立位は座位と比較して身体重心の位置がさらに高く，支持基底面が狭くなるため，不安定性は増大する．安定した立位姿勢の獲得は移乗，トイレ動作，歩行などの獲得に関係し，pusher現象例のリハビリテーションを進める上で重要である．Pusher現象例の立位姿勢の特徴として，非麻痺側上下肢を外転して押し返すことが挙げら

3. 半側無視例に対する理学療法，pusher現象

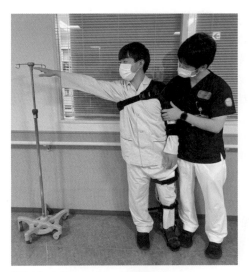

[図3] 立位でのリーチ練習

れる．手すりの使用は控え，非麻痺側下肢は常に内転位して立位課題を実施する必要があるが，患者にとって恐怖感を感じる姿勢でもあるため，後方または非麻痺側に壁に寄りかかるようにして支持面拡大による安定感を与えるとよい．また，pusher現象例は運動麻痺が必発であるため，麻痺側下肢の支持性の担保する目的で長下肢装具（long leg brace: LLB）を使用し[20,21]，可能であれば麻痺側上肢帯や体幹筋群の低緊張によるアライメントの崩れに対して上肢懸垂用肩関節装具を活用する．そして，押し返しを抑制しつつ立位保持が可能となってきたら動的な課題へと移行していく．セラピストは患者の非麻痺側に同じ向きで立ち，非麻痺側の骨盤をセラピストの骨盤に接触する動作を反復する．また，輪投げなどを使用したリーチ練習なども併せて行い，能動的に非麻痺側下肢へ荷重する機会を増やしていくことで実用的な立位の獲得を目指すのが望ましい［図3］．

2）歩行

歩行は単脚で支持する周期が存在するため支持基底面が狭く，重心が三次元的に大きく移動するので，非常に難易度の高い動作である．非麻痺側足部に重心を移動させることが困難な状態では，そもそも麻痺側下肢を振り出すことができず，できたとしても麻痺側へ姿勢が崩れることは避けられない．しかし，安定した立位が可

能となるまで歩行を実施しないのでは十分な練習の量を確保することができないため，後方介助下でのフリーハンド歩行から開始すると良い[20,21]．介助のポイントとして，体幹伸展の保持，非麻痺側立脚期での股関節外転の抑制を意識する．そして，安定して非麻痺側足部に重心を移動させることが可能となったタイミングで杖歩行を開始していく．杖を外側につき，非麻痺側上肢で過剰に努力する場合には，適切な杖の位置へ誘導し，非麻痺側の脇を締めて非麻痺側肘関節を軽度屈曲位とするよう指導する．また，麻痺側下肢の振り出しの際には非麻痺側股関節伸展および体幹伸展を促して振り出しの過剰努力による pushing の誘発を防ぐことも重要である．まずは，3動作揃え型から開始し，2動作，そして前型の歩行へと進めていく．

1 STEP UP

Pusher 現象への外的刺激の効果

Pusher 現象の改善に外的刺激を使用する研究がいくつか報告されており，反復経頭蓋磁気刺激（repetitive transcranial magnetic stimulation: rTMS），経頭蓋直流電気刺激（transcranial direct current stimulation: tDCS），直流前庭電気刺激（galvanic vestibular stimulation: GVS）などの効果が報告されている．その中でも，GVS は刺激部位の同定が容易であり，簡便な治療法として注目されている．GVS は両側の乳様突起部に陰極または陽極の電極を貼付して直流電気刺激を行う刺激法である．Nakamura ら[22]は，pusher 現象を呈する2例に対してシングルケースデザイン（ABAB 法）で報告している．GVS は非損傷側に陰極，損傷側に陽極を貼付し，刺激強度は感覚閾値以下，刺激時間は20分とした．A 期は運動療法を60分，B は GVS を20分実施した後に運動療法を60分実施した．アウトカムは SCP および BLS であった．2つのアウトカムのうち，特に BLS は B 期に改善を認めたと報告している．より pusher 現象が改善した症例は視床の損傷を免れており，感覚障害の有無や前庭感覚の入力経路の損傷が GVS の効果に影響を与える可能性を考察されている．GVS は疼痛，熱傷，めまい，嘔気が生じる可能性があるため，1.5 mA 以下もしくは感覚閾値以下での使用が推奨されている．

■ 文献

1) Abe H, Kondo T, Oouchida Y, et al. Prevalence and length of recovery of pusher syndrome based on cerebral hemispheric lesion side in patients with acute stroke. Stroke. 2012; 43: 1654-6.

2) Karnath HO, Johannsen L, Broetz D, et al. Posterior thalamic hemorrhage induces "pusher syndrome". Neurology. 2005; 64: 1014-9.

3) Johannsen L, Broetz D, Naegele T, at al. "Pusher syndrome" following cortical lesions that spare the thalamus. J Neurol. 2006; 253: 455-63.

4) Esposito E, Shekhtman G, Chen P. Prevalence of spatial neglect post-stroke: a systematic review. Ann Phys Rehabi Med. 2021; 64: 101459.

5) Corbetta M, Patel G, Shulman GL. The reorienting system of the human brain: from environment to theory of mind. Neuron. 2008; 58: 306-24.

6) Babyar SR, Peterson MGE, Bohannon R, et al. Clinical examination tools for lateropulsion or pusher syndrome following stroke: a systematic review of the literature. Clin Rehabil. 2009; 23: 639-50.

7) Stone SP, Halligan PW, Greenwood RJ. The incidence of neglect phenomena and related disorders in patients with an acute right or left hemisphere stroke. Age Ageing. 1993; 22: 46-52.

8) Danells CJ, Black SE, Gladstone DJ, et al. Poststroke "pushing": natural history and relationship to motor and functional recovery. Stroke. 2004; 35: 2873-8.

9) Johannsen L, Broetz D, Karnath HO. Leg orientation as a clinical sign for pusher syndrome. BMC Neurol. 2006; 23: 6-30.

10) Karnath HO, Ferber S, Dichgans J. The origin of contraversive pushing: evidence for a second graviceptive system in humans. 2000; 55: 1298-304.

11) Pérennou DA, Mazibrada G, Chauvieau V, et al. Lateropulsion, pushing and verticality perception in hemisphere stroke: a causal relationship? Brain. 2008; 131: 2401-13.

12) Fukata K, Amimoto K, Fujino Y, et al. Influence of unilateral spatial neglect on vertical perception in post-stroke pusher behavior. Neurosci Lett. 2020; 715: 134667. doi: 10.1016/j.neulet.2019.134667.

13) Saj A, Honoré J, Davroux J, et al. Effect of posture on the perception of verticality in neglect patients. Stroke. 2005; 36: 2203-5.

14) Fujino Y, Amimoto K, Sugimoto S, et al. Prone positioning reduces severe pushing behavior: three case studies. J Phys Ther Sci. 2016; 28: 2690-3.

15) Fujino Y, Takahashi H, Fukata K, et al. Electromyography-guided electrical stimulation therapy for patients with pusher behavior: A case series. NeuroRehabilitation. 2019; 45: 537-45.

16) 網本 和, 杉本 諭, 深井和良. 左半側無視例における「Pusher 現象」の重症度分析. 理学療法. 1994; 21, 29-33.

17) 加藤優一, 佐藤 祐, 鈴木彩子, 他. Pusher 現象に対する新たな評価法 (Pusher Index) の開発 妥当性と信頼性の検討. Japanese Journal of Rehabilitation Medicine. 2023; 60, 1-P-1-1.

18) Baccini M, Paci M, Rinaldi LA. The scale for contraversive pushing: A reliability and validity study. Neurorehabil Neural Repair. 2006; 20: 468-72.

19) D'Apuila MA, Smith T, Organ D, et al. Validation of a lateropulsion scale for patients

recovering from stroke. Clin Rehabil. 2004; 18. 102-9.

20) 阿部浩明. Pusher 症候群に対する理学療法. In: 阿部浩明. 高次脳機能障害に対する理学療法. 東京: 文光堂. p.24-69.

21) 万治淳史. 姿勢・基本動作障害に対する治療アプローチ. In: 網本　和. 傾いた垂直性―Pusher 現象の評価と治療の考え方. 東京: ヒューマン・プレス. 2017; p.188-217.

22) Nakamura J, Kita Y, Yuda T, at al. Effects of galvanic vestibular stimulation combined with physical therapy on pusher behavior in stroke patients: a case series. NeuroRehabilitation. 2014; 35. 31-7.

5章 ▶ 右半球症状

4 ▶ 地誌的見当識障害の評価法とリハビリテーション

脳神経内科津田沼 所長　高橋伸佳

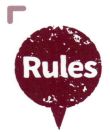

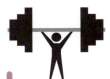

Rules

1 ▶ 地誌的見当識障害の定義，鑑別すべき症候を理解する．
2 ▶ 地誌的見当識障害は街並失認と道順障害の2つに分類される．
3 ▶ 街並失認と道順障害とを鑑別するためにはいくつかの検査が必要である．
4 ▶ 街並失認と道順障害は責任病巣も異なる．
5 ▶ それぞれの病態に基づいたリハビリテーションを行う．

Rule 1　地誌的見当識障害の定義，鑑別すべき症候を理解する

　熟知している場所で道に迷う症状を「地誌的見当識障害」という．地誌的失見当，地誌的障害，地理的障害などの用語も同じ意味で用いられる．ただし，意識障害，認知症，半側空間無視，健忘症候群など，他の神経症状，神経心理症状による場合を除く．例えば左半側空間無視があると，左側にある通路に気づかずに直進あるいは右折してしまい道に迷う．健忘症候群があると，場所の記憶が失われる（あるいは新たに形成されない）ために道に迷う．ここでいう「熟知している場所」には2つある．一つは自宅付近，職場付近など，発症以前からよく知っている場所（「旧知の場所」と呼ぶことにする）であり，他の一つは入院した病院内，通院を始めた病院への経路など，発症後頻繁に行き来することになって新たによく知ることになった場所（「新規の場所」と呼ぶことにする）である．地誌的見当識障害では，通常，旧知の場所でも新規の場所でも道に迷う．しかし，稀ではあるが，旧知の場所では異常がなく，新規の場所のみで症状がみられる場合もある．

Rule 2 　地誌的見当識障害は街並失認と道順障害の2つに分類される

　地誌的見当識障害の分類にはいくつかあるが，筆者は症候と病巣の観点から，街並失認と道順障害の2つに分類した[1]．その後の本邦での報告はこの分類に基づいたものが多いようである．街並失認とは，熟知した場所で，建物や風景を見てもそれが同定できない（何の建物かどこの風景かわからない）ことによるもので，物体失認，相貌失認と同様に視覚性失認の一型と考えられる．一方，道順障害は一度に見通せない比較的広い範囲内（地域内）における自己や他の地点の空間的位置や，自己と他の地点あるいは他の2地点間の方角の定位障害であり，視空間失認の一型と考えられる．ともに熟知した場所で道に迷う点は共通しているが，患者の訴えは明らかに異なる．街並失認では，自宅や自宅付近の建物・風景をみても「何だかわからない，初めて見るような気がする」という．道順障害では，「目の前の建物や風景はよくわかるが，そこからどの方角に行けば目的地へ行けるのかわからない」というものである．

Rule 3 　街並失認と道順障害とを鑑別するためにはいくつかの検査が必要である

　街並失認と道順障害とを鑑別するための検査項目と結果を［表1］に示す．

1）街並（建物・風景）の形態認知

　建物や風景の形態が認知できているかどうかを調べる検査である．患者にとって未知の建物・風景の写真を複数見せてその特徴を口述させる，2枚の写真を同時に

［表1］街並失認と道順障害の検査項目と結果

検査項目	街並失認	道順障害
1）街並（建物・風景）の形態認知	可	可
2）熟知した街並の同定		
①旧知の場所	不可	可
②新規の場所	不可	可
3）熟知した地域（一度に見通せない範囲）での建物の位置，方角の定位（旧知の場所，新規の場所）		
①建物の位置の想起	可	不可
②自己の位置から見た他の地点の方角の想起	可	不可

4. 地誌的見当識障害の評価法とリハビリテーション

見せてその異同を判別させる，1枚の写真を見せて複数枚の写真の中から同じもの
を選ばせる，などで評価する．街並失認では健常者と全く差がない症例と，正解は
するが回答までにやや時間がかかる例がある．道順障害では異常はみられない．

2) 熟知した街並の同定

①旧知の場所については，患者の自宅や自宅付近の建物・風景の写真を見せて何
の建物かどこの風景かを口述させる．②新規の場所については，入院中あるいは通
院中の病院や病院内部の写真，病院周辺の写真を見せて同様に検査する．街並失認
では同定困難であるが，道順障害では異常はない．

3) 熟知した地域（一度に見通せない範囲）での建物の位置，方角の定位

表の①，②のそれぞれを旧知の場所，新規の場所について検査する．①建物の位
置の想起: 旧知の場所では，自宅付近の地図（自宅と道路はあらかじめ記入してお
く）を見せて，そこにある主要な建物の位置を想起して記入させる．新規の場所で
は入院中の病院内の地図を描かせ，主要な場所（診察室，病室，検査室，リハ室，
エレベーターなど）を記入させる．②自己の位置から見た他の地点の方角の想起: 旧
知の場所では，自宅の玄関や自宅付近のある場所に立ち（あるいは立ったと仮定し
て），周囲に見える風景からの情報を参考に，その場所から離れた他の建物の方角を
定位させる．新規の場所では，病院内のある場所（自分の病室，リハ室など）に立
ち，周囲の風景を参考に，そこから一度に見通せないところにある他の場所の方角
を定位させる．①，②とも道順障害では困難であるが，街並失認では可能である．

Rule 4 　街並失認と道順障害は責任病巣も異なる

街並失認の病巣は，海馬傍回後部から舌状回前半部にかけての領域とそれに接す
る紡錘状回である［図1B］．新規の場所のみで街並失認を呈する症例では，海馬傍
回後部とそれに隣接する紡錘状回にある．ほとんどは右一側病変例や左右両側病変
例であり，左一側病変例は稀である．後大脳動脈領域の脳梗塞例が多い．道順障害
の病巣は，脳梁膨大後域から頭頂葉内側部（楔前部）にかけての領域である［図
1A］．新規の場所のみで道順障害を呈する症例では脳梁膨大後域に限局した病変例
が多い．街並失認同様，右側病変例が多いが，左側病変でも生ずる．最も多い病因
は同部の皮質下出血である．

JCOPY 498-42820

237

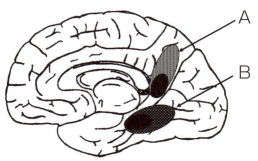

[図1] 右大脳半球内側面の模式図
A: 道順障害の病巣, B: 街並失認の病巣
黒塗り部分は新規の場所のみで症状を呈した症例の
病巣を示す

Rule 5　それぞれの病態に基づいたリハビリテーションを行う

　街並失認では，病院内などの狭い範囲では，現在いる場所から目的の場所まで(例えば病室からリハ室まで) の道順(距離や曲がり角での方向など)を言語化し，記憶する．屋外の広い地域では地図を持って移動する．その地図には，交差点などのポイントで指標となるもの(標識，看板などの文字，角の建物の特徴など)を記入しておく．道順障害では，地図を見ながら移動しようとしても，途中の各地点で自分がどの方角を向いているかわからなくなる．そこで，言語的手段を活用し，各地点で目印になる指標とその位置，さらにそこから進むべき方角を言語で記述したメモを持って移動するとよい（ 「症例」参照).

　　　　　　　道順障害を呈した自験例を紹介する〔文献2にて既報〕．
　　　　　　　症例は68歳，男性．歌舞伎を見た後，何度も行ったことのある
症例　　場所にもかかわらず，帰りの道がわからなくなった．交番に行き，
　　　　　　パトカーで自宅まで送ってもらった．翌日自宅内のトイレの場所
　　　　　　がわからず，近医を受診し，脳出血の診断で入院．その後リハビリ
テーション目的で転院した．転院時，神経学的には視力・視野を含め異常はない．
神経心理学的には，地誌的見当識障害が明らかで，病院内で頻繁に迷った．自宅の
写真や院内のトイレ，食堂，売店などを見てそれを同定することは可能であった

が，病院内の各場所の位置は定位できず，見取り図の描写は不正確であった．ある地点から他の地点への方角の想起（病室からリハ室，リハ室から病棟など）も困難であった．他に，三宅式記銘力検査や Benton 視覚記銘検査で，言語性，視覚性の記銘力障害がみられたが，エピソード記憶は保たれており，いわゆる「健忘症候群」はなかった．失語症，観念失行，観念運動失行，視覚性失認，Bálint-Holmes 症候群，半側空間無視などは認められなかった．発症時の頭部 CT では，右脳梁膨大後域から頭頂葉内側部にかけての領域に皮質下出血を認めた．入院後，移動訓練を開始した．まず，院内の地図を作成し，それを見ながら移動することを試みたが，移動に伴う自分の位置の変化に対応させて地図を見ることができず，改善はみられなかった．次に，道順に沿って，目印となる風景と曲がり角での進むべき方向を言語で記述したメモを持って移動させると，円滑に移動可能となった．

1 STEP UP

　地誌的見当識に関する神経機能画像研究を紹介する．神経機能画像研究とはfMRI や PET を用いて，被験者がある課題を施行しているときに賦活される脳の領域を調べることによって，その課題遂行に関与する脳部位を推定する研究である．地誌的見当識についても多数の研究があるが，ここでは Maguire らの報告[3]を紹介する．被験者はロンドンの地理を熟知しているタクシードライバー 11 人（すべて男性）．PET を用いた検討である．課題は，①ロンドン市内の 2 地点を呈示し，その最短の道順を口述させる，②世界的に有名なランドマークの外観を想起して口述させる，③4 桁の数字を復唱させる，の 3 つである．結果は，①を③と比較すると，両側の有線野外側部，頭頂葉内側部，後部帯状回，海馬傍回に賦活がみられた．また，②を③と比較すると，後部帯状回，頭頂葉内側部，後頭側頭領域（海馬傍回を含む），中・下前頭葉に賦活がみられた．①は主に熟知した地域内での道順の想起に関連しているが，被験者たちはそのルートを実際に運転しているように想起しているので，街並の想起も加わっている．②は熟知した建物の外観の想起である．①を②と比較した領域が「道順障害」に関連した部位と考えられるが，それは頭頂葉内側部，後部帯状回，右海馬であった．この研究から，旧知の場所での道順の想起に頭頂葉内側部，後部帯状回が関係することが推定されるが，この部位は道順障害の病変部位と一致する．

■ 文献

1) 高橋伸佳. 街並失認と道順障害. Brain and Nerve. 2011; 63: 830-8.
2) 榎戸　薫, 高橋伸佳, 高杉　潤, 他. 道順障害のリハビリテーション. 高次脳機能研究. 2010; 30: 62-6.
3) Maguire EA, Frackowiak RSJ, Frith CD. Recalling Routes around London: activation of the right hippocampus and other structures during mental navigation of an old environment. Hippocampus. 2004; 14: 826-35.

5章 右半球症状

5 病態失認の評価法とリハビリテーション

国立長寿医療研究センター リハビリテーション科 医長　大沢愛子

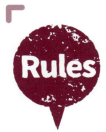

1 ▶ 病態失認の定義について理解する.
2 ▶ 個々の病態失認の特徴について理解する.
3 ▶ 病態失認のメカニズムについて理解する.
4 ▶ 病態失認の評価法について知る.
5 ▶ 病態失認のリハビリテーションの概要を理解する.

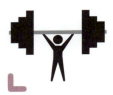

Rule 1　病態失認の定義について理解する

　病態失認（anosognosia）は，「自分の病態に気づかない」状態であり，主に脳の損傷や神経疾患によって引き起こされる．患者は自分の身体的，認知的，または心理的な障害を無視したり，理解できなかったりする．高次脳機能障害を呈する患者においては，自己の病態を正しく認識することは難しい場合が多いが，盲や聾に対するAnton型の病態失認，ウェルニッケ失語における病態失認，健忘症状に対する病態失認，左片麻痺に対するBabinski型の病態失認などが含まれる．しかし，狭義に病態失認という場合には，左片麻痺に対する否認・無関心などを含むBabinski型の病態失認をさすことが一般的である[1]．

| Rule 2 | 個々の病態失認の特徴について理解する |

1）Anton 型病態失認

　皮質盲や皮質聾と呼ばれ，末梢感覚器官の機能が保たれているにもかかわらず，脳損傷によって盲や聾の状態に陥る場合に発症する．特に，皮質盲の患者は，実際に見えているかのように振る舞い，見えていないことを指摘されても否認する場合が多い．

2）ウェルニッケ失語における病態失認

　発話の明らかな誤りがあっても話し続け，自身の誤りを修正しようとする行動が全く見られないことが多い．ウェルニッケ失語以外の失語症でも，自身の発話の誤りに気づきながらも訂正できないという傾向があり，どの失語症においても自己の発話に対するモニター機能は低下している．しかし，ウェルニッケ失語における病態失認では，自身の発話についての振り返りを行おうとする態度がほとんどみられず，多幸的で，とめどなく話し続けるのが特徴的である．また，失語症という病態を呈していることを理解しないか，あるいは失語症であるということは理解していても，自己の発話に誤りがあることを認めない場合が多く，実際には多発する音韻性錯誤のために会話が難しくなっているにもかかわらず，相手に対して批判的になったり易怒的になったりする様子を認める．

3）健忘症状に対する病態失認

　エピソード記憶の障害に対する理解の低下という形で現れるが，"忘れてしまった"というエピソード自体を忘れてしまうため，病態失認は多かれ少なかれ健忘症状に必ず起こり得る合併症状ともいえる．脳卒中や外傷性脳損傷の患者だけでなく，認知症，特にアルツハイマー型認知症の患者でその症状をよく認め，外来などで記憶の問題について尋ねても「もの忘れはない」あるいは「もの忘れは多少あるかもしれないけど，大切なことはみんな覚えている」「家族がおおげさに言うだけで，普段の生活では全く困っていない」などと取り繕って答える患者が多い．このように，健忘症状に対する病態失認は，記憶障害の否定だけでなく，日常生活上の問題についても否定することが特徴的である．アルツハイマー型認知症においては，認知症の重症度が重度であるほど，また，高齢発症であるほど病態失認が重篤で，病態失認が重篤になる程，主観的なうつ症状の訴えが減少し，逆に社会的に不

5. 病態失認の評価とリハビリテーション

適切な行動の抑制が困難になることが報告されている[2].

4) Babinski 型の病態失認

　Babinski（1914）によって左の麻痺を否認する病態（anosognosie），あるいは左の麻痺に無関心である病態（anosodiaphorie）として記載された[3]ものであり，右半球損傷でしばしば生じる．左半球損傷による右片麻痺で生じることは少なく，原則として右半球症状の一つと考えられており，右半球損傷者の 54.5％に病態失認を認めたという報告もある[4].左麻痺に全く気づかないように見えたり，左麻痺について指摘しても否定したり，左麻痺に気づいていても深刻味に欠け，左麻痺の症状を軽視する様子がみられる．このため，実際には麻痺が重度で全く立てない状態であるにもかかわらず，普段通りにトイレに行こうとして転倒したり，ベッドから転落したりすることが起こる．また片麻痺の否認に加えて，麻痺肢に対して異常な判断を示すことがあり，身体パラフレニアと呼ばれる．身体パラフレニアは，右半球損傷で起こることが多く，片麻痺の病態失認，半側無視，体性感覚障害を伴う場合が多いとされている[5].その内容により①非所属感，②他人帰属化，③擬人化，④片麻痺嫌悪に分類され[6],麻痺肢を「友人の手」や「他人の手」と言ったり，「お父さんの手が乗っかっているから動かない」と言ったり，他人の手と思い込んでいる上肢に「○○くん」と名前をつけて呼びかけるなど様々な表現形が認められる．左半球損傷で全くみられないわけではないが稀であり[7],左半球損傷の報告例や長期的に継続する症状に対する報告は極めて貴重である[8,9].

　以降，狭義の病態失認である Babinski 型の病態失認について説明する．一般的に病態失認という時には，この Babinski 型の病態失認を指すが，混乱を防ぐため「片麻痺の病態失認」や「片麻痺の否認」など，より限定的な名称が用いられることもある．

Rule 3　病態失認のメカニズムについて理解する

　Babinski 型の病態失認のメカニズムは複雑で，完全に解明されているわけではないが，主に神経解剖学的，認知的，心理的な要因が関与していると考えられている．

1) 神経解剖学的基盤

　病態失認は特に右大脳半球の損傷と関連が深いとされている．右半球の頭頂葉

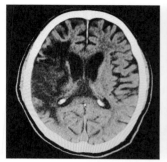
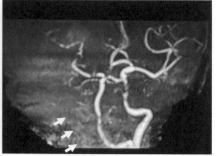

右内頸動脈閉塞による右中大動脈領域脳梗塞
(白色矢印: 閉塞した内頸動脈)

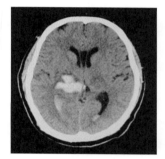

右視床出血

[図1] 病態失認を呈した患者の病巣

は，自己認識や空間認知，身体イメージの統合に関与しており，病態失認の出現において重要な役割を果たしていると考えられている．また，前頭葉は実行機能や自己制御，意思決定に関与しており，前頭葉の損傷により，自己の行動や状況を正確に評価する能力が低下する．このような機能低下も病態失認に関与していると考えられ，病態失認が重度になると脱抑制や社会的行動障害などがみられることがあることからも，病態失認と前頭葉機能低下の関連が示唆される．このように，病態失認は右の頭頂葉を含む病巣や右半球の広範な損傷でみられることが多いが，視床出血などによる遠隔効果（diaschisis）で頭頂葉や前頭葉などを含む領域の機能低下がみられた際にも出現することがある［図1］．また，最近の研究では，島皮質（insula）が病態失認において重要な役割を果たしていることも指摘されている．島皮質は自己認識や内臓感覚の処理に関与しており，島皮質の損傷により，自己の身体状態に対する認識の歪みが生じると考えられる．さらには，注意機能や身体イメージに関

5. 病態失認の評価とリハビリテーション

わる病態失認は，脳内の複数のネットワークの破綻によっても起こり得ると考えられるため，病巣が小さくても症状の存在を疑って，評価を行うべきである．

2）認知理論

　病態失認の根底にあるものとして，メタ認知の障害があげられる．メタ認知とは，自分自身の認知プロセスを認識し評価する能力を指す．病態失認では，このメタ認知機能が障害されており，自分の身体や認知機能の状態を客観的に把握することができなくなり，自己の障害や病気を正しく認識できないという状態が生まれると考えられている．また，前述のように，病態失認には前頭葉機能も関連していると考えられ，主として前頭葉がもつ自己監視機能（self-monitoring）が損なわれると，自己の行動や感覚に対するフィードバックを適切に処理できなくなる．メタ認知の障害があっても，自己監視が適切に行われれば，徐々に行動や感覚のずれを補正し，正しい認識を獲得できる可能性があるが，自己監視能力が低下し，自己の行動や感覚に対するフィードバックが行われない状態が続けば，行動や感覚を改めることは難しく，病態失認が継続する理由と考えられている．

　さらに，二重認知システムの理論で病態失認を説明しようとする試みもある．すなわち，身体に麻痺や感覚障害などの異常があるという直感的な"無意識で自動的な"認識と，その異常がどんなものでどのような影響を及ぼすかという論理的な"意識的でコントロールされた"認識との間の不一致が生じることによって，自己の障害を正しく認識し，対処することができないのではないかと考えられている．

3）心理的要因

　病態失認が心理的な防衛機制の一種である可能性も指摘されている．患者は，突然，深刻な病気や障害を負い，それを抱え続けているという事実を無意識的に否認することで，心理的なストレスを軽減しようとしている可能性があり，病態失認もその一環であると考えられている．また，病態失認では，障害に対する情動的な反応が欠如していることがある．これは，前頭葉眼窩面や帯状回など，感情の処理に関わる脳領域の機能低下が関連していると考えられている．

 Rule 4　病態失認の評価法について知る

　患者自身が麻痺に対しての病識がないため，自分からこの症状を訴えることはな

い．そのため，診察時に病態失認の存在を疑って問診や評価を行うことが大切である．Bisiach ら[10]による病態失認の評価法［表1］を用いると病態失認をスコア化することができる．実際の診察では，まず「調子が悪いところはあるか」と尋ね，「左手足が動きにくい」と答えることができると病態失認はなしと判定できるが，「ない」と答えた場合には，病態失認の存在を疑う．最初の診察時に「麻痺の調子はどうですか？」や「手足が動きにくいのはわかりますか？」と聞いてしまうと，病態失認の評価が不十分になるため注意する．さらに，このような言語による評価だけでは十分に症状を捉えきれていない可能性があることにも留意する．すなわち，意識的（言語的）な認知と潜在的な認知が乖離している可能性があり，「麻痺はあります」「手足は動きにくいです」などと言うことができても，まるで麻痺がないかのように動こうとしたり，「麻痺はあるけど歩けると思った」など，麻痺に対しての無関心や症状を過少に捉える場合もあり，言語による評価だけでなく，日常生活での様子をしっかりと観察し，意識的な認知と潜在的な認知に乖離がないかを確認することも大切である．

［表1］**片麻痺に対する病態失認の評価法**

段階	質問と反応	スコア
1	自発的に，または，主訴を尋ねた後に，片麻痺に対する訴えがある	0
2	上下肢の筋力について質問すると，片麻痺に対する訴えがある	1
3	目の前に麻痺した手を提示し，動かないことを示した時のみ，それを認めることができる	2
4	目の前に麻痺した手を提示し，動かないことを示しても，それを認めることができない	3

（Babinski MJ: Revue Neurologique. 1914; 1: 845-8[3]）を翻訳・引用）

Rule 5　病態失認のリハビリテーションの概要を理解する

病態失認は基本的には急性期に多く認められる症状であり，発症または受傷1カ月程度で，言語的には麻痺の存在に気づき，改善を認めることが多い．しかし，その後も自己の障害について軽く捉え，能力以上の動作が可能であると考える"病態無関心"の状態は長く残存することが多い．そのため，"家に帰れば，すぐに歩けるようになる"とか，"そんなに頑張って練習しなくても，今すぐ歩けるのに"などと訴える患者も多く，リハビリテーションに対する意欲低下や拒否を認めることも少

5. 病態失認の評価とリハビリテーション

なくない．したがって，リハビリテーションにおいては，患者と相談し，車椅子に座って食事が食べられるようになる，トイレで排泄できるようになる，など具体的な目標を定め，患者のニーズを一つひとつ達成できるよう，短期目標を刻んでいくと良い．

　病態失認そのものに対するアプローチとしては，言語化することだけでなく，注意の向きやすい右側に麻痺肢（左上肢または左下肢）を持っていき，麻痺があることを見せ，自分の思う通りに動かないということを理解させるフィードバックを行うのが基本である[11]が，より体系的に行うためには error-based training がある．error-based training は，片手動作と両手動作について，動作ごとに左手で行えるかを本人に確認し，「はい／いいえ」を答えさせた後に動作を実行させる．そして，「できる」と答えた動作ができなかった場合，その詳細について検討し，治療者と討論を行うという方法である．慢性期の病態失認の患者に対してこの方法を週に5回，4週間以上実施したところ，全例で病識が得られたという報告もある[12]．他にもビデオを撮影し，患者に見せてフィードバックを行う方法[13]や，前庭刺激を行う方法[14]，鏡を用いる方法などが報告されている．最近はバーチャルリアリティ技術やロボット技術などを用いて，麻痺に対する正しい認識を得られるような工夫も行われている．

1 STEP UP

　病態失認の臨床においては Rule 5 で説明したような方法で病態失認の改善を図るが，実際の症例に対するリハビリテーションにおいては，病態失認だけでなく，身体失認や身体パラフレニア，左半側空間無視，運動維持困難症など，複数の右半球症状を合併する患者がほとんどである［図2］．また，心理的要因の部分でも説明したように，病態失認は一種の心理的な防衛反応であるとも考えられている．脳卒中や外傷性脳損傷は突然起こることが多く，患者は，ある時を境に，突然，手足が動かなくなって，日常生活に他者の介助が必要であるという事実を突きつけられることになる．このため，患者の精神状態を無視して無理に病態失認のみを改善させようとするのではなく，左半側空間無視に対する訓練や注意訓練，身体活動を伴う日常生活活動訓練などを積極的に行い，生活の中で，徐々に，かつ包括的に病状を理解させようとする試みが病態失認の改善にも役立つものと考える．また，生活においては周囲の理解も欠かせないため，同居する家族など

に対しても病態失認の理解を促すよう，教育や支援を行うことが大切である．

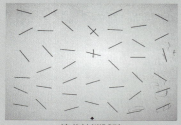
線分抹消試験

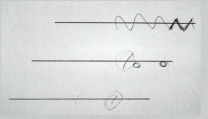
線分二等分試験

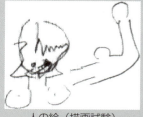
人の絵（描画試験）

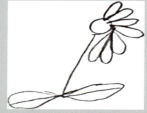
花の絵（模写試験）

[図2] 病態失認を呈した患者のBIT行動性無視検査の結果
いずれの患者も左半側空間無視を認める
(BIT日本語版作製委員会（代表石合純夫）BIT行動性無視検査日本語版（Behavioral Inattention Test）東京: 新興医学出版社，1999．)

■ 文献
1) 大東祥孝．病態失認の捉え方．高次脳機能研究．2009; 29: 295-303．
2) 北林百合之助，他．アルツハイマー病の病態失認．患者属性，精神症状及び認知機能障害との関係について．精神神経学雑誌．2008; 110: 607-12．
3) Babinski MJ. Contribution a l'értude des troubles mentaux dans l'hemiplegie organique cérébrale. Revue Neurologique. 1914; 1: 845-8.
4) 森悦郎．右半球損傷患者における片麻痺の否認（anosognosia）と半身の認知異常（hemiasomatognosia）—脳血管障害急性期での検討．臨床神経．1982; 22: 881-90．
5) 坂本和貴，他．身体パラフレニア．神経心理．2019; 35: 153-60．
6) 峰松一夫．病態失認．右半球の神経心理学，杉下守弘，編．東京: 朝倉書店．1991．p.34-52．

5. 病態失認の評価とリハビリテーション

7) Perren F, Heydrich L, Blanke O, et al. "Crossed" so-matoparaphrenia; An unusual new case and a review of the literature. Exp. Brain Res. 2015; 233: 175-9.

8) 藤田邦子, 他. 身体パラフレニアを呈した左半球損傷の一例. 高次脳機能研究. 2020; 40: 264-71.

9) 森 志乃, 大沢愛子, 前島伸一郎, 他. 身体パラフレニア, 余剰幻肢, 病態失認, 右半側空間無視を呈した両手利き左視床出血の一例. 高次脳機能研究. 2014; 34: 372-80.

10) Bisiach E, Vallar G, Perani D, et al. Unawareness of disease following lesions of the right hemisphere; anosognosia for hemiplegia and anosognosia for hemianopia. Neuropsychologia. 1986; 24: 471-82.

11) 石合純夫. 脳血管障害(右半球損傷)—左半側空間無視と関連症状—. Jpn J Rehabil Med. 2016; 53: 266-72.

12) Moro V, Scandola M, Bulgarelli C, et al. Error-based training and emergent awareness in anosognosia for hemiplegia. Neuropsychol rehabil. 2015; 25: 593-616.

13) Fotopoulou A, Rudd A, Holmes P, et al. Self-observation reinstates motor awareness in anosognosia for hemiplegia. Neuropsychologia. 2009; 47: 1256-60.

14) Cappa S, Sterzi R, Vallar G, et al. Remission of hemineglect and anosognosia during vestibular stiomulation. Neuropsychologia. 1987; 25: 775-82.

5章 右半球症状

6 Bálint症候群の評価法とリハビリテーション

関西医科大学 リハビリテーション学部作業療法学科 助教　砂川耕作

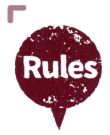

1. Bálint症候群の3徴候を理解し，評価へとつなげる．
2. Bálint症候群とともに関連症状を理解し，日常生活への影響を考慮する．
3. 評価は3徴候や関連症状がどの程度出現しているかに目的をおく．
4. リハビリテーションは直接的・代償的アプローチの2方向から検討する．
5. 家族や周辺の関わる人に対するフォローも欠かさない．

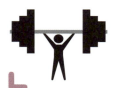

Rule 1　Bálint症候群の3徴候を理解し，評価へとつなげる

　Bálint症候群は両側の頭頂-後頭葉の損傷により，精神性注視麻痺，視覚性運動失調，視覚性注意障害，の3徴候を呈するとされている[1]．これらの症状は視野障害や眼球運動障害，上肢の運動機能・感覚機能の障害，言語障害，意識障害や全般性知能低下が関与しないことが前提である．

1）精神性注視麻痺

　眼球運動の障害がないにもかかわらず，自発的に対象物に視線を動かすことができない症状である．一度1つの対象を注視すると，視線はその対象に固着してしまい，自発的に視線を動かすことができない．

2）視覚性運動失調

　眼球運動や上肢の運動・感覚機能に障害がないにもかかわらず，注視した対象に

6. Bálint症候群の評価法とリハビリテーション

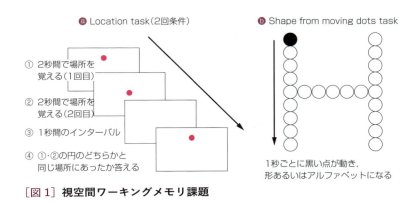

[図1] 視空間ワーキングメモリ課題

手を伸ばそうとしても対象からズレが生じてしまったり，空振りをする．

3) 視覚性注意障害（背側型同時失認）

一度に複数の対象物を注視できなくなる．音を聞いたり，対象に触れたりすれば，複数の対象を認知することができる．見ることができる範囲は対象の数で決まり，対象が1つの図形であれば，小さく描かれても大きく描かれても見ることができる．しかし，図形が2つ以上になると小さくても大きくても1つしかみえない．3徴候の中でも視覚性注意障害は主徴候とされており，障害が残存されやすい[2]．この障害では位置関係を再現させる課題［図1］にて成績低下が生じ[3]，視覚探索課題では同じところを何度も探してしまうといった"revisiting behavior"が認められ，視空間ワーキングメモリの低下と関連していると考えられている[4]．

 Bálint症候群とともに関連症状を理解し，日常生活への影響を考慮する

1) Bálint症候群の関連症状

a. 道順障害

周りの風景がわかり，今いる場所もわかるが，そこから目的地までの道順や方角がわからなくなった状態である．自宅の部屋の位置関係がわからなくなる，病棟での自室やトイレの位置関係がわからなくなる，通い慣れた道がわからなくなるなど道に迷ってしまう．

b. 把握の障害

通常，物を掴む際，意識をしなくとも対象物へのリーチの途中で最大に指が開き，徐々に閉じていき，対象に到達したときには対象の大きさに合わせて指が開いているが，この障害が生じると対象に合わせた指の開きができない．

c. 自己身体定位障害

視覚的に与えられた物体の位置，方向，傾き，動きといった空間情報を把握し，自己の身体の位置や姿勢を定めることができない．そのため，椅子に座る，ベッドに横たわるといった時，背もたれを背に座れず，ベッドに斜めにまたは垂直に横たわることがある．

d. 失運動視症

対象の動きがわからなくなる．道を渡ろうとした際，遠くの車が急に近くにきていたり，カップにそそぐ液体の水面が凍っているように見えるため水面が上がってくることがわからないと訴える．

2) 生活への影響

Bálint 症候群は 3 徴候や関連症状がどの程度出現するかで重症度が異なり，生活への影響も異なる．精神性注視麻痺，視覚性運動失調，視覚性注意障害が伴っている場合，歩行中も周りのものにぶつかってしまうことや，階段を昇ったり降りたりできない，椅子に座ろうとしても座れない，就寝する際も正しい布団の位置に横になることができないといったように，基本的な動作に影響を与える．そのため，自宅内の生活も多くの介助を要することがある．一方，3 徴候のうち視覚性注意障害のみが残存した場合，身辺動作といった自宅内の生活は自立して可能なものの，ものを取ったら元の位置に戻せないことや，アナログの時計では時針・分針・秒針の位置関係を把握できずに時間がわからないことがある．生活環境においては，視覚情報量によって介助量に影響を与えるため，視覚情報量の多いスマートフォンや銀行のATMといった電子機器の使用[5]や，トイレのウォシュレットのボタンやリモコンといった家電製品の使用が制限される［図 2］．

Rule 3 評価は 3 徴候や関連症状がどの程度出現しているかに目的をおく

脳の損傷部位により 3 徴候のすべて出現しないこともあり，不全型 Bálint 症候群と呼ばれる．右半球の一側病変の場合，不全型の症状が生じることがある[5]．また，

6. Bálint症候群の評価法とリハビリテーション

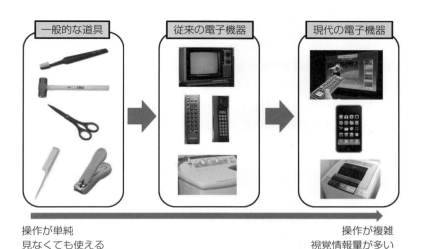

[図2] 現代の家電製品，電子機器における視覚情報量

経過によって症状が消失する場合もある．そのため，アプローチを検討するにあたってはどのような症状が出現しているかを把握する必要がある．

1) 行動観察から他の高次脳機能障害と鑑別

はじめに，意識障害や全般的な知能低下がないかをチェックする．その際はこちらの問いかけに答えるか，一定時間会話を続けられるか，閉眼がみられないか，容易に注意がそれないかなどを観察する．次に，対象者の物体認知や操作に対する行動を観察し，失語，失行，失認，記憶障害，注意障害などの様々な高次脳機能障害と鑑別する．

2) Bálint症候群を疑った場合の検査

スクリーニング検査としては，まず，対象者の目の高さに合わせ約50 cm前でペンを縦に持ち，「目の前に何か見えますか」と尋ねる．対象者がペンをみつけることができず，あらゆる方向を探索するようであれば精神性注視麻痺を疑う．ペンを注視できるようであれば，「これに手を伸ばして握ってください」と指示する．対象者がペンを握ろうとしたとき，ずれてしまう様子や空振りをしてしまう様子が観察された場合は視覚性運動失調を疑う．

視覚性注意障害の場合，標準高次視知覚検査（VPTA）[6]の視知覚の基本機能の下位項目である「数の目測」を用いて評価を行う．白紙の上に●がいくつあるかを答

えさせる課題だが，症状が重度の場合は一度に 1 つしか認知できないことがある[7]．複数対象を同時に把握できないことや位置関係の把握が困難となるため，VPTA の「状況図」では詳細な説明が困難となり，標準高次注意検査（CAT）の tapping span （視覚性スパン）[8]や［図 1］に示した視空間ワーキングメモリの課題にて成績不良となる場合が多い[3]．また，日常生活にどの程度影響を与えているか，実場面での行動観察を通して症状を把握する必要がある．

Rule 4　リハビリテーションは直接的・代償的アプローチの 2 方向から検討する

Bálint 症候群へのアプローチは，多角的な視点からのアプローチが適応されているが，代償的アプローチの方が比較的効果を挙げているとされている[9]．そのため，訓練効果を確認しながら，日常生活上の問題点が改善できているか把握をして，臨機応変に対応することが望まれる．

1）直接的アプローチ

障害されている処理過程そのものに対して働きかけるアプローチであり，眼球運動訓練，一点を注視させる訓練，視空間ワーキングメモリ訓練などが用いられている．例えば，眼球運動訓練の場合，視野の中に入ってきたある対象を素早く視野の中心で捉える衝動性眼球運動の練習や複数のディストラクター（妨害刺激）から特定の標的を探す視覚的探索の練習が挙げられる[10]．狭い視野から開始して徐々に広げていくことや，少ない情報量から開始して徐々に増やすといった考慮が必要である．

2）代償的アプローチ

視覚以外の聴覚や触覚などの他のモダリティを活用することや他の処理過程を活用するアプローチである．他のモダリティの活用では，例えば，椅子への着座が困難だった症例に対して触覚の手がかりから椅子の位置や向きを把握させ，反復訓練を通して手続き記憶を強化する方法をとる[11]．他の処理過程の活用では，Bálint 症候群の場合，背側経路の処理が困難であるため，腹側経路の処理である色や形から判断させる方略をとる．例えば，対象物の位置関係が把握できないため対象物をもとの場所に戻せずに散乱する場合があるが，その際は色分けされた収納を用意して色で収納場所を判断させる．

6. Bálint症候群の評価法とリハビリテーション

Rule 5 家族や周辺の関わる人に対するフォローも欠かさない

　見えにくさの自覚があったとしても，なぜ見えにくいのか症状理解が乏しい症例も多く，周囲の人も症状理解が得られにくい．症例の中には，視覚的な判断が困難な状況でも，慣れた環境であれば触覚や運動覚を利用するとともに手続き記憶を利用して行動できることがある．また，運動麻痺が認められないことが多いため，周囲の人からは生活のやりにくさを認識されない場合がある．しかし，実際は様々な場面で生活障害が生じており，社会参加が制限されていることが多い．そのため，対象者のストレス状況を把握するとともに，周囲の人のストレス状況も把握する必要がある．その上で，症例や周囲の人の症状理解を促すためにどのように伝えるか，どのような環境調整が必要か，医療者として一緒に解決策を検討することが重要である．

症例　**不全型 Bálint 症候群を呈した症例**

　50歳代の右手利き男性で，右側頭頂後頭葉領域の脳出血により不全型の Bálint 症候群を呈した．視野検査では左同名半盲が認められたが，その後消失した．Bálint 症候群としては，精神性注視麻痺は認めず，視覚性運動失調と視覚性注意障害を認めた．日常生活でもっとも困難であったのは，視覚で捉えたものと自分自身の位置関係がわからないことであった．この位置関係の問題は，左空間に限らず右空間でも同様に認められた．退院後も屋外では道に迷ったり，電柱にぶつかったりすることから付き添いが必要であり，週1回での外来リハビリテーションは妻が付き添っていた．症例の訴えとしては，発症前は使用していた銀行 ATM，携帯電話，DVD プレーヤーの使用が困難となったことであり，リハビリテーションの目的はこれらの電子機器操作の再獲得とした．

　訓練は，直接的アプローチとして，視空間ワーキングメモリの課題［図1］である "location task" や "shape from moving dots task"[5] を用いた．これらの課題を週1回の介入にて8週間実施し，再評価を行った．"location task" では，1回条件（記憶する○が1つ）が8/10問⇒9/10問，2回条件（記憶する○が2つ）で4/10問⇒5/10問で若干の改善が得られた．"shape from moving dots task" では2/10問⇒3/10問の正答で，若干の改善が得られた．

代償的アプローチとして，電子機器操作の再獲得を目的に，症例が所有する機器を用いて，操作に必要なボタンに色分けしたポイントシールを貼り付け，操作手順書を作成した［図3］．工程ごとにどの色のボタンを押すか口頭で誘導し，視空間機能以外の処理過程を利用した．DVDプレーヤーの再生など工程数が少ない操作から開始し，その後，電話着信音量の設定や目覚まし時計の設定，メールの作成・送信といった工程数の多い操作を実施した．8週間の介入を通して，誘導がなくとも工程数の少ない操作は効率的に可能となるとともに，妻に対して簡単なメッセージを送ることが可能となった．

　また，リハビリテーション介入時は症例や妻に対しては現状の生活で支障となっている要因を説明するとともに，代償的アプローチを用いた自宅の環境調整の提案を行った．今回は電子機器操作の再獲得が目標であったが，本人や妻のニーズに合わせた目標設定を行うとともに，直接的アプローチだけでなく，代償的アプローチを駆使することで症例の意欲向上につながった．

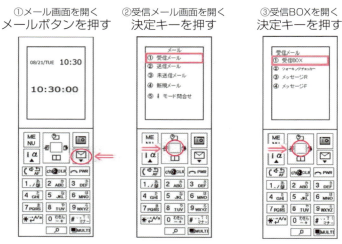

［図3］携帯電話（フリップフォン）の説明書の例：携帯電話にはシールを貼り付ける

6. Bálint 症候群の評価法とリハビリテーション

1 STEP UP

視覚情報量が多い活動＝現代の電子機器操作で困難が生じる

　Bálint 症候群の場合，視覚情報量が多い現代の家電製品や電子機器に対応できない症例が少なくない．また，重症度によっても困難さが質的に異なってくる．Bálint 症候群の対象者にスマートフォンや電卓で数字を入力させると，精神性注視麻痺が残存していると，ボタンを注視できず，視線がボタンからそれていき，1 桁でも押せなくなってしまう．視覚性運動失調が残存していると，ボタンの注視はできるものの，ボタンを押そうとしてもずれてしまい，異なるボタンを押してしまう．視覚性注意障害のみが残存すると，11 桁までの数字入力は可能なものの，ボタン探索で時間を要すことやどこまで入力したかわからなくなり，所要時間の延長が認められることがある[5]．症状が軽度の場合でも，簡易的な電子機器操作に支障をきたしており，その要因はボタンの位置情報を統合できない視空間ワーキングメモリの低下が考えられている[12]．さらに，位置情報を統合できない要因は画面探索時の非効率な注視の軌跡であったことも明らかとなっている[13]．そのため，機器操作の再獲得に向けては，注視しやすい改良や工夫が必要である．現代においては，電子機器の使用が困難になると日常生活や社会参加に多大な影響を与えてしまうため，これらの機器の使用状況についても着目して対応する必要がある．

■ 文献

1) Bálint R. Seelenlähmung des "Schauens", optische Ataxie, räumliche Störung der Aufmerksamkeit. Monatsschr Psychiatr Neurol. 1909; 25: 51-66.

2) Rizzo M, Vecera SP. Psychoanatomical substrates of Bálint's syndrome. Neurol, J Neurosurg, Psychiatry. 2002; 72: 162-78.

3) Funayama M, Nakagawa Y, Sunagawa K. Visuospatial working memory is severely impaired in Bálint syndrome patients. Cortex. 2015; 69: 255-64.

4) Pisella L, Biotti D, Vighetto A. Combination of attentional and spatial working memory deficits in Bálint-Holmes syndrome. Ann N Y Acad of Sci. 2015; 1339: 165-75.

5) Sunagawa K, Nakagawa Y, Funayama M. Effectiveness of use of button-operated electronic devices among persons with Bálint syndrome. Ame J Occupational Ther. 2015; 69: 6902290050p1-9.

6) 日本高次脳機能障害学会（旧日本失語症学会）失認症検査法検討小委員会．標準高次視知覚検査．東京: 新興医学出版社; 1997．

7) 太田久晶．バリント症候群．In: 日本高次脳機能障害学会教育・研修委員会，編．対象認

知・空間認知，病態理解の障害．東京: 新興医学出版社; 2021．p.116-25.

8) 日本高次脳機能障害学会（旧日本失語症学会）失認症検査法検討小委員会．標準注意検査法．新興医学出版社; 2006.

9) Heutink J, Indorf DL, Cordes C. The neuropsychological rehabilitation of visual agnosia and Balint's syndrome. Neuropsychol Rehabil. 2019; 29: 1489-508.

10) Zihl J. Rehabilitation of visual disorders after brain injury. Psychology Press 2000. 平山和美, 監訳．脳損傷による視覚障害のリハビリテーション．東京: 医学書院; 2004．p.157-77.

11) 北潟純子，青木晶子，小嶋知幸，他．両側後頭・頭頂葉病変により水平性下半盲，空間失認，ADL障害を呈した症例―障害メカニズムと訓練法―．認知リハビリテーション．2006; 85-92.

12) Sunagawa K, Funayama M, Nakagawa Y. Numeric input operation on electronic devices among individuals with visuospatial working memory impairment. Neuropsychol Rehabil. 2021; 31: 669-90.

13) 砂川耕作，渡部喬之，佐々木秀一，他．不全型バリント症候群を呈した患者の電子機器の数字入力操作における注視分析．作業療法ジャーナル．2022; 56: 361-7.

6章 ▶ 記憶障害

1 ▶ 健忘症候群の診断

足利赤十字病院 神経精神科 部長　船山道隆

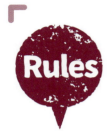

1 ▶ **健忘症候群**: エピソード記憶が障害されている病態である.
2 ▶ **時間軸**: 記憶を時間軸で分類する.
3 ▶ **長期記憶**: 顕在記憶と潜在記憶, エピソード記憶と意味記憶.
4 ▶ **ワーキングメモリ**: 心の作業場.
5 ▶ **作話**: 夢との類似, 過去の記憶痕跡の抑制困難.

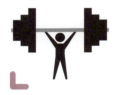

Rule 1　健忘症候群: エピソード記憶が障害されている病態である

　健忘症候群とは, 前向性健忘や逆向性健忘といったエピソード記憶障害が選択的に出現している病態である. エピソード記憶とは, 個人的な出来事や経験を記憶したり思い出したりする場合の記憶のことをいう. 通常の臨床ではエピソード記憶障害が最も記憶障害の中で重要な病態であるため, 記憶障害というとエピソード記憶障害のことを指すことが多い. すなわち, 健忘症候群という言葉は臨床でいう記憶障害を意味するとおおまかに考えていいだろう. もう少し細かく言うと, 健忘症候群とは, 記憶障害があるものの知能や注意機能などの他の認知機能が比較的保存されている病態を指す. 健忘症候群は, 辺縁系脳炎, 脳血管障害, ビタミン B_1 の欠乏によるウェルニッケ脳症, アルツハイマー病に至る前段階の健忘型軽度認知障害 (amnesic mild cognitive impairment) などによって生じる. ただ, 実際の臨床では記憶のみが障害される健忘症候群の例は比較的少ない. 例えばアルツハイマー病であれば, 最も早い段階では記憶障害が主症状であったとしても, 徐々に注意障害など他の認知機能の低下を伴ってくる.

エピソード記憶障害には，発症時点を境にして前向性健忘と逆向性健忘の2つの症候がある．発症後に経験した新しいエピソードの再生ができなくなるのが前向性健忘，発病以前に体験したエピソードを再生できなくなるのが逆向性健忘という．後天性脳損傷の臨床では前向性健忘の方が多く認められ，逆向性健忘を伴う例では前向性健忘を伴うのが一般的である．ところが，何らかのストレスといった心因をきっかけにして明らかな病巣を伴わない解離性健忘あるいは機能性健忘では，逆向性健忘のみが重篤に出現する例が認められる．ときには自分の名前や親の容姿も含めた今までの生活史を全て思い出せない全生活史健忘といった病態も認められる．この機能性健忘は，明らかな病巣を伴わない軽度外傷性脳損傷後にも稀に認められることがある．

Rule 2　時間軸: 記憶を時間軸で分類する

［図1ⓐ］に現在幅広く使用されている記憶の時間軸における分類法を示す．臨床で用いる分類には，過去から並べて，数十年から数年前といったのかなり古い記憶を中心とする遠隔記憶（remote memory），数日から数時間前の最近の記憶を近時記憶（recent memory），現時点のこの場で数十秒以内に覚える記憶を即時記憶（immediate memory），これから行う予定の記憶である未来の記憶を展望記憶（prospective memory）がある．近時記憶など以前の記憶を忘れることはもちろん生活の質を下

ⓐ 臨床で用いる分類

遠隔記憶 (remote memory)	近時記憶 (recent memory)	即時記憶 (immediate memory)	展望記憶 (prospective memory)

過去　　　　　　数日前から数時間前　　　現在　　　　　未来

ⓑ 心理学で用いる分類

長期記憶：遠隔記憶と近時記憶に相当 (long-term memory)	短期記憶：即時記憶に相当 (short-term memory)

［図1］時間軸からみた記憶の分類

1. 健忘症候群の診断

げるが，未来のスケジュールを忘れるといった展望記憶の障害も日常生活の質に大きくマイナスの影響を与える．Rule 1 で述べた逆向性健忘には，遠隔記憶の方が想起され，近時記憶の方が想起されにくいという時間的勾配が認められることが多い．たとえば，アルツハイマー病を持つ人では子供から成人初期の記憶は保たれている中で，最近の出来事を忘れることが一般的である．

一方で心理学では，臨床で用いる即時記憶を短期記憶（short-term memory）と呼び，近時記憶（recent memory）と遠隔記憶（remote memory）を合わせて長期記憶（long-term memory）と呼ぶ ［図1❺］．臨床で用いる分類法と心理学で用いる分類法が異なるのは，それぞれの概念の成り立ちの違いによる．臨床で用いる分類法は，文字通り臨床上適応しやすい分類のために作られたものである．心理学では，厳密な実験結果を元にして短期記憶と長期記憶との記憶の質の違いを元に分類している．短期記憶は「電話番号を聞いて実際にかける際に必要な，一時的にしか持続しない記憶」というように，通常 20〜30 秒以内という短期間の記憶情報の保持能力であり，覚えようとしない限りすぐに消えてしまう．長期記憶は，短期記憶に該当する時間よりも長期にわたる記憶の保持能力のことをいい，一旦覚えると基本的には消えないものである．短期記憶と長期記憶は独立して障害されうる．記憶理論の発展に貢献した健忘症候群の典型的な症例では，長期記憶は障害されているが，短期記憶は基本的に保存されている．一方で失語症や視空間障害を呈する患者のなかには，言語や視空間情報に関する短期記憶が障害されるものの，それらに関する長期記憶は保存されている場合がある．

心理学の記憶研究では，短期記憶からワーキングメモリの概念の構築へと発展した．ワーキングメモリとは，短期記憶のいう短期間の記憶情報の保持に加えて，情報の処理あるいは操作の過程も含む概念である．例えば，数字を復唱する数唱は短期記憶課題であるが，言われた数字を逆から言う逆唱となればワーキングメモリ課題となる．

Rule 3　長期記憶: 顕在記憶と潜在記憶，エピソード記憶と意味記憶

上記の長期記憶には ［図2］ に示す分類法がある．まず，意識的に記憶を想起できるか，すなわち自分が思い出しているという意識を伴うかどうかにより顕在記憶（explicit memory）と潜在記憶（implicit memory）に分類される．顕在記憶と潜在記憶は，陳述できるかできないかという点から，陳述記憶（declarative memory）と

```
                    長期記憶 long-term memory

   顕在記憶 explicit memory              潜在記憶 implicit memory
   （陳述記憶 declarative memory）       （非陳述記憶 non-declarative memory）


     ➤ エピソード記憶 episodic memory       ➤ 手続き記憶 procedural memory
     ➤ 意味記憶 semantic memory            ➤ プライミング priming
```

［図 2］ 長期記憶の分類

非陳述記憶（non-declarative memory）とも呼ばれる．顕在記憶は意識的に言葉や
イメージで表すことができ，エピソード記憶（episodic memory）と意味記憶（seman-
tic memory）に分類される．この分類でいうエピソード記憶とは，「5 年前の夏休み
に妻と子供 2 人と尾瀬に旅行に行き，雷雨にあった」などという，特定の時間と場
所で起こった個人的体験の情報に関する記憶である．通常われわれが用いる記憶と
は，このエピソード記憶を指す．一方で意味記憶は，「犬とは，4 つ足動物で哺乳類
に属し，人間に飼われている」などとエピソード記憶とは異なり，個人的経験や時
間的空間的文脈に依存しない，社会的，文化的に共有された知識や概念のことをい
う．日本語で意味記憶というとかなり限定された概念の印象があるが，英語でいう
意味記憶は通常われわれが用いる知識のレベルも含んでいる．意味記憶の障害は脳
血管障害や外傷性脳損傷といった後天性脳損傷よりは，意味性認知症（semantic
dementia）などの変性疾患で出現しやすい．

　潜在記憶は，体験の反復により何らかの知識が獲得されるが，その知識を自分自
身でもうまく説明できない記憶であり，自転車運転やスポーツの技術など「体でお
ぼえる記憶」である手続き記憶（procedural memory）やプライミング（priming）
が含まれる．プライミングとは，先の刺激が後の刺激の処理に影響を及ぼすことで
あり，無意識に思い出しているという潜在記憶が存在する証拠となる．例えば，前
の刺激である単語リストの中に「りんご」があり，単語完成テストに「○ん○」が
あると，単語リストを提示されていないグループに比べて単語完成テストの成績が
高くなるといったものである．潜在記憶の存在は，認知機能は無意識の状態で活動
していて，行動にも十分に影響することを示唆している．

1. 健忘症候群の診断

Rule 4 ワーキングメモリ: 心の作業場

ワーキングメモリは，上記の短期記憶の概念から Baddeley[1,2]が発展させた，情報の保持と操作の両者を行うとされる認知心理学的概念である．もともとコンピューター用語であり，情報処理に使用する作業的な短期メモリーを指す用語であったが，Baddeley は人間にも同様のワーキングメモリが存在すると仮定した．例えば，暗算を行う際は数字のイメージを保ちながら数の処理をしなくてはならないが，ワーキングメモリの概念からは情報の保持と操作を同時並行で行っていると考えられる．

彼のモデルの優れた点は短期記憶のモデルとは異なり，情報を受動的に循環することに主眼を置くのではなく，情報を一時的に保持しながら，さらに学習した知識や経験を絶えず長期記憶から参照しながら，情報を処理して更新していくという，よりダイナミックで目的志向的で未来志向的な認知機能を想定していることである．一度に覚えられる数字，文字，単語，視覚情報には限りがあるという容量の概念や，こちらを立てればあちらが立たずというトレードオフの関係も知られていたが，この容量とトレードオフの関係もモデル内に取り入れられている．すなわち，情報の処理活動と保持活動の間にはトレードオフが起こり，中央実行系が情報の処理と保持の両者に資源を供給する．このように，中央実行系は制御機能だけではなく，特定の情報に注意を向けたり抑制したり，注意を切り替えたり，情報を更新したりする，いわば心の作業場とされている．実際に会話の際でもワーキングメモリは多用している．相手の話の内容をしばらく覚えておきながら（保持），そこに含まれる会話の理解を（処理）を必要とする．このように，ワーキングメモリは日常生活に大きく関わり，読解力や理解力，問題解決，状況に応じた適応，ひいては創造的な思考力や流動的知性とも深くかかわる．

Rule 5 作話: 夢との類似，過去の記憶痕跡の抑制困難

記憶障害を呈する症例は，時に作話が認められることがある．責任病巣の観点からは，側頭葉内側に損傷部位が限局している例には作話は出現しにくく，前交通動脈瘤の破裂によるクモ膜下出血を代表とする前頭葉眼窩部や前脳基底部の損傷を伴う例には作話が出現しやすい．作話を呈する症例は，記憶障害に加えて現状を把

握する能力が低下していることが多い.

　主要な作話の機序の仮説には，過去の記憶痕跡の抑制が困難であり，直近の記憶と過去の記憶とが混乱するという説がある[3,4]．作話の中でも質問などに誘発されるのではなく自然に出現する作話は自発性作話（spontaneous confabulation）と呼ばれるが，Schnider の研究からは[3,4]，自発性作話を呈する症例では，現在の情報の中に以前の関係のない情報が迷入していることが明らかになった．他にも，自発性作話は夢に内容が似ているという指摘や，作話を呈する症例では，健常者にも認められる自らの願望によって話を肯定的に歪曲する度合いが強く，記憶が再構成されて作話につながるという意見もある[5]．

1 STEP UP
記憶にかかわる神経基盤

　エピソード記憶に限局した健忘症候群は側頭葉内側部を中心とした損傷で出現することが多い［図3ⓐ］．Yoneda ら[6]によると，海馬の残量が減れば減るほど前向性健忘は大きく，一方で，海馬傍回の損傷が強いほど逆向性健忘が強いと報告している．逆向性健忘は側頭葉内側部に加えて若干ではあるが外側も含む損傷であることが多いという報告もある[7]．意味記憶障害はさらに側頭葉の外側の中側頭回や下側頭回やその皮質下の損傷で出現することが多い［図3ⓐ］．健忘症候群の責任病巣は，海馬，海馬傍回，嗅内野，嗅周囲野といった側頭葉内側を中心とするが，それ以外にも視床（背内側核，乳頭体視床路，前核など．詳細は西尾ら[8]を参照），乳頭体，脳弓，脳梁膨大部後方領域，前脳基底部が知られている．作話は前頭葉眼窩部やその後方である前脳基底部の損傷で出現することが多い［図3ⓑ］[9]．展望記憶は側頭葉内側と前頭葉の両者が関係する可能性が報告されている[10]．手続き記憶の中心的な神経基盤には，大脳基底核と小脳が挙げられる．

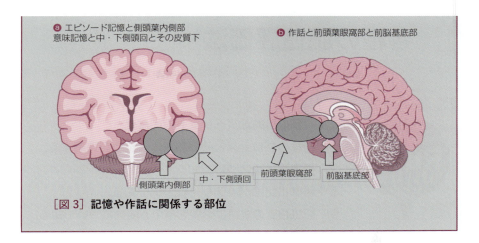

[図3] 記憶や作話に関係する部位

■ 文献
1) Baddeley AD. Working memory. New York: Oxford University Press; 1986.
2) Baddeley AD. The episodic buffer: A new component of working memory? Trends in Cognitive Science. 2000; 4: 417-23.
3) Schnider A, Ptak R. Spontaneous confabulators fail to suppress currently irrelevant memory traces. Nat Neurosci. 1999; 2: 677-81.
4) Schnider A. Spontaneous confabulation and the adaptation of thought to ongoing reality. Nat Rev Neurosci. 2003; 4: 662-71.
5) Fotopoulou A, Conway MA, Solms M, et al. Self-serving confabulation in prose recall. Neuropsychologia. 2008; 46: 1429-41.
6) Yoneda Y, Mori E, Yamashita H, et al. MRI volumetry of medial temporal lobe structures in amnesia following herpes simplex encephalitis. Eur Neurol. 1994; 34: 243-52.
7) Fujii T, Moscovitch M, Nadel L. Memory consolidation, retrograde amnesia, and the temporal lobe, In: Boller F & Grafman J editors. Handbook of Neuropsychology 2nd Edition Volume 2, Elsevier, 2000: 223-250.
8) 西尾慶之, 森 悦朗. 間脳性健忘. 高次脳機能研究. 2011; 31: 294-300.
9) Schnider A, Treyer V, Buck A. Selection of currently relevant memories by the human posterior medial orbitofrontal cortex. J Neurosci. 2000; 20: 5880-4.
10) 黒崎芳子, 梅田 聡, 寺澤悠理, 他. 脳外傷者の展望記憶に関する検討―存在想起と内容想起における側頭葉と前頭葉の関与の違いについて―. 高次脳機能研究. 2010; 30: 317-23.

6章 記憶障害

2 各種の記憶評価法

関西福祉科学大学 教育学部 教授　山下　光

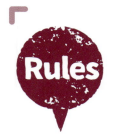

Rules

1. 評価の目的とターゲットの明確化.
2. 記憶のプロセスとその障害の表現型を理解する.
3. 標準化検査について知る.
4. 標準化記憶バッテリーについて知る.
5. 記憶検査の成績に影響を与える変数について知る.

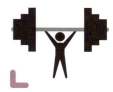

Rule 1　評価の目的とターゲットの明確化

評価を実施する前に，その目的とターゲットになる原因疾患や症状を明確にしておく．

　記憶障害は脳神経疾患や脳外傷の急性期に最も生じやすい症状の一つであり，また回復が難しい症状の一つでもある．記憶は他の多くの認知機能に支えられており，記憶だけを独立して評価することは不可能である．例えば，言語性記憶は聴覚や視覚情報，さらには言語情報の情報処理のプロセスと密接に関連している．記憶障害の独立性を証明するためには，記憶と関連する様々な認知機能を評価する包括的な認知機能評価が必須である．また，記憶そのものが複数のサブシステムや処理様式の総称であり，それぞれの障害の有無について検討する必要がある．実際の記憶障害の評価は，主に①認知症および MCI（軽度認知障害）の診断が目的である場合と，②脳血管障害や脳外傷による高次脳機能障害としての記憶障害の評価が目的の場合がある．①の場合は，物忘れ外来やメモリークリニックで実施されることが多く，MMSE などのスクリーニング検査を中心として比較的短時間で実施する必

要がある．鑑別が必要な状態として，正常加齢による正常範囲内の記憶低下，せん妄，気分障害（うつ）などがある．スクリーニング検査の結果，MCI が疑われる場合はそれが認知症に移行する可能性や経過が問題になる．さらに認知症が疑われる場合は，その原因疾患の特定や，将来的な進行の予測，治療・介入の効果判定などのニーズがあり，より詳細な検査や，期間を開けた再検査が必要になる．②の高次脳機能障害の場合には，脳血管障害や単純ヘルペス脳炎のように，画像診断などによって記憶関連部位の損傷が確認され，記憶障害の存在がある程度予想される場合と，それが明確ではない場合がある．さらに認知機能の障害がほぼ記憶に限定される健忘症候群と，注意障害，遂行（実行）機能障害，言語障害（失語），社会的行動障害など，さまざまな障害が複雑に併存・相互作用している場合がある．高次脳機能障害のアセスメントの場合も記憶障害の有無のスクリーニングから開始するが，記憶の複数のサブシステムや処理様式毎の詳細な検査や，関連する他の高次脳機能のアセスメントが必要になる．それによって，記憶を含む障害が生活に及ぼす影響を予測し，リハビリテーションの方略や支援の方向性を検討する．また，検査を反復することによって，自然回復や治療効果の判定が可能になる．事故による脳外傷の場合などでは保険，補償・賠償，福祉制度の利用などで，検査による障害の数値化や詳細な所見が必要な場合も少なくない．検査の目的とターゲットを把握して検査に臨むことが大切である．

記憶のプロセスとその障害の表現型を理解する

記憶の検査に関連する障害の表現型と用語を理解しておくことが大切である．

　記憶は，過去の経験が保存され，その経験が意識や行為の中に再生されることである，その背景には，①記憶情報をコード化して記憶システムに入力する記銘・登録（registration），②コード化された情報を貯蔵する保持・貯蔵（retention, store），③情報を脱コード化して取り出す検索・再生（retrieval, recall）の3つのプロセスが想定されている．しかし，記憶の検査の成績からどのプロセスの障害かを判断するのは実際には難しい（後から思い出せた場合は検索の失敗と推定される）．

1）短期記憶と長期記憶

　認知心理学の初期の情報処理モデルでは，入力された感覚情報が，その永続的な貯蔵庫である長期記憶（long-term memory: LTM）へ貯えられるまでに，一時的に

保存される短期記憶（short-term memory: STM）というプロセスが想定されていた．短期記憶には，数秒から数十秒という時間的制約と，7±2という容量に関する制約が存在する．それより長い記憶は全て長期記憶であり，時間的制約や容量の制約は想定されていない．

2）即時記憶・近時記憶・遠隔記憶

　短期記憶と長期記憶の二分法に対して，臨床の場面では即時記憶（immediate memory）・近時記憶（recent memory）・遠隔記憶（remote memory）の三分法が使われる場合が多い．この三分法で即時記憶は数秒〜数十秒の記憶，近時記憶は数分・数時間〜数カ月の記憶，遠隔記憶は数年〜数十年の記憶となる．即時記憶は認知心理学における短期記憶に相当し，近時記憶と遠隔記憶は長期記憶に相当する．臨床的に最も問題になるのは近時記憶の障害であり，健忘症候群や認知症の最も特徴的な障害である．

3）ワーキングメモリ（作業記憶）

　イギリスの認知心理学者 Baddeley は，短期記憶を，会話，読み書き，計算，推理，プランニングなど人間の日常生活における複雑な認知活動の遂行に必要な，情報の一時的な保持に使用される作業空間であると仮定したワーキングメモリ（working memory）・モデルを提唱した．短期記憶そのものより，それを用いた注意のコントロール（遂行機能）に注目した理論であり，主に前頭葉機能との関連で議論されている．

4）前向性健忘と逆向性健忘

　記憶障害は，検査を実施している現在と発症の2つを基準点として前向性健忘（anterograde amnesia）と，逆向性健忘（retrograde amnesia）に分けられる．前向性健忘は発症（受傷）以後の出来事が思い出せなくなる場合で，最近の出来事が（症状が重い場合は数分前のことでも）思い出せなくなる．逆向性健忘は発症以前の出来事を思い出せなくなる場合で，脳震盪などでは受傷前数秒の程度の場合もある一方，重度の障害では数十年に及ぶ場合もある．1週間前に脳外傷を受傷した患者が10日前の出来事を思い出せないのは逆向性健忘であるが，3日前の出来事を思い出せないのは前向性健忘のためと解釈される．

2. 各種の記憶評価法

5）陳述記憶と非陳述記憶

陳述記憶（declarative memory）とは，事実，知識，経験，出来事の記憶を取り扱い，その情報の内容を言葉や視覚イメージとして表現可能な複数の下位システムを含むカテゴリーである．それに対して非陳述記憶（non-declarative memory）とは，その情報内容を言葉や視覚イメージとしては表現できないが，行動の変化として示される記憶である．この二分法は健忘症候群の患者の臨床的な研究から生じたもので，非陳述記憶は健忘症候群でも障害されない課題の総称である

6）エピソード記憶と意味記憶

陳述記憶の中でエピソード記憶（episodic memory）は，個人の特定の経験や出来事についての記憶である．いつ，どこでの出来事であったかという時間的・空間的な属性が付随する．意味記憶は知識の記憶であり，単語などの言語性記号，その意味や概念，それが示す視覚的イメージ，文法や算術規則，有名人の顔，教科書的事実などを例にあげることができる（semantic memory）．健忘症候群ではエピソード記憶の障害が主で，すでに獲得されている意味記憶は保たれる．

7）条件づけ，スキル学習（手続き記憶），プライミング

非陳述記憶は主に，①条件づけ（conditioning），②スキル学習（skill learning），③プライミング（priming）に分類される．①の条件づけ（古典的条件づけ）は，当初は反応を誘発する力を持たない中性刺激が，反応を誘発する無条件刺激（US）と繰り返し対提示されることによって，反応を誘発する条件刺激（CS）となる学習である（Pavlov の条件反射）．②のスキル学習（手続き記憶）も繰り返しによってパフォーマンスが向上する学習である．非常に幅広い課題が含まれるが，運動的スキル（motor skill），知覚的スキル（perceptual skill），認知的スキル（cognitive skill）の3つに分類することが多い．運動的スキルは，自動車の運転やタイピングなど，練習によって体で覚えるタイプの記憶である．知覚的スキルは，刺激の分析における速さや，正確さの向上によって表現される記憶である．認知的スキルは，さらに複雑な問題解決過程における，速さや正確さの向上によって表現される記憶である．スキル学習には大脳基底核や小脳が関与していると推定されている．③プライミングとは，同一刺激の先行提示が，その刺激が後に提示された際の処理に影響を与える現象である．その効果は通常は処理の促進（正のプライミング）である．代表的な課題である単語完成課題には単語の文字を一部を隠して，それを穴埋めさせるタイプ（せ□し□か）や，単語の語頭の綴りを与えて，最初に思いついた言葉を

答えさせる（せい□□□）タイプがあるが，いずれもその単語の先行提示（せいしんか）によって，出現（再生）率が向上する．ノイズやグラデーションをかけた線画や単語を同定させる課題もある．健忘症患者では先行刺激やその提示の文脈を想起できないにもかかわらず，プライミングが認められることが報告されている．非陳述記憶の測定については，樫林・数井（2020）を参照されたい．

8）顕在記憶と潜在記憶

情報の取り出しの過程における想起意識（思い出すという感じ）の有無を基準とした二分法では，想起意識が伴うものを顕在記憶（explicit memory），伴わないものを潜在記憶（implicit memory）と呼ぶ．この分類では顕在記憶はエピソード記憶に相当し，意味記憶，スキル学習，プライミング，条件づけは潜在記憶の範疇に含まれる．

9）展望記憶

展望記憶（prospective memory）は未来に実行すべき予定や約束の記憶である．ある行為を意図し，タイミングよく思い出すことが必要であり，生活を送る上で重要な能力である．記憶および遂行機能が関連すると考えられる．

Rule 3　標準化検査について知る

臨床場面では新しい研究的な検査よりも，実施方法がマニュアル化されていて，日本の年齢ごとの健常者や疾患群の基準データが公表されている標準化検査を優先すべきである．

1）数唱とタッピング・スパン

即時記憶の検査法としては言語性の数唱課題（digit span）と視覚性のタッピング・スパン（tapping span）がある．標準注意検査法（CAT-R）のSpan課題が実用的である[4]．数唱の順唱では2桁から9桁の数字を1個1秒の速さで読み上げ，その直後に順序通りに再生させる．1つの桁数について2種類の系列が用意されていて最長桁数を指標とする．その後で逆唱（逆の順序で再生させる）を実施する．健常者が一度に保持できる情報の量は，およそ7±2に限られ，数唱では順唱5-9桁が正常範囲である．加齢変化については20歳代の平均とSDは7.5（0.86）であるのに対し，70歳では5.4（0.75）となっている．順唱に対して逆唱で再生可能な桁数

の正常範囲は5±2桁とされている．これは聴覚情報を一時的に保持しつつ操作する
プロセスが加わるためである．ワーキングメモリ課題として使用される場合もある．20歳代の平均とSDは5.4（0.65）であるが，70歳代では4.1（0.85）となっている．タッピング・スパンは図版上にランダムに配置された9個の正方形を，検査者が順に指し示し，その直後に同じ順序で再生（タッピング）させる（正順）．2個（2桁）から開始し，数唱と同様に最高9個まで検査する．その後で配置を変えた図版を用いて数唱の逆唱と同様に検査者と逆さまの順序でタッピングする逆順試行も実施する．数唱と同程度の成績が期待されるが，正順では20歳代が6.9（1.07），70歳では5.3（0.90）である．逆順では20歳代で6.2（1.33），70歳代で4.9（1.23）である．数唱とタッピングの成績の差や，正順（順唱）と逆順（逆唱）の差，病巣との関係についても検討する．

2）標準言語性対連合検査（SP-A）

SP-Aは戦前の東大脳研（三宅）式記銘力検査をリニューアルした検査である[3]．検査刺激は意味的に関連のある有関連対語（例えば，海-船）10組と，関連のない無関係対語10組が1セットになっている（反復実施による練習効果を排除するため難易度を統制した3セットが用意されている）．検査者は最初に有関係対語10個を聴覚提示し，その後で対の最初の単語を聴覚提示して，被検者に対になった単語を再生させる（対連合法）．このような手続きを有関係の系列で3回繰り返す（系列の効果を統制するため，提示順序は1回毎に変更されている）．続いて無関係対語についても同様に3回繰り返す．有関係対語よりも無関係対語の方が難易度が高い．年齢別の基準データが備えられているが，1回目の再生数と繰り返しによる学習効果の程度（3回目の再生数）に注目して評価する．有関係対語に関しては言語の意味ネットワークの一時的な活性化の影響が大きく，健忘症患者でもある程度高い成績を示す場合があるが，その持続時間は短いことが多い．無関係対語の検査が終了後に付加的に有関係対語の再生を実施すると，顕著な低下が生じる場合がある（健常者ではほぼ低下は生じない）．

3）Rey聴覚性言語学習検査（RAVLT）

単語のリストを提示して，その後に自由な順序で再生させる自由再生法を用いた検査としては，スイスの心理学者ReyによるRey Auditory Verbal Learning Test（RAVLT）が有名である．正式な標準化はされていないが，翻訳されて広く用いられており，基準・参考データが発表されている．この検査では15個の名詞からなる2

つの単語リスト（List A, List B）を使用する．リストも決まったものはないが，List A（雨，学校，太陽，薬，家，時計，風，鉛筆，桜，秋，魚，鏡，顔，船，電話），List B（机，帽子，手紙，山，窓，本，財布，酒，羊，月，車，雷，子供，靴，海）がよく用いられている．最初に検査者が List A を読み上げ，被検査者はそれが終わった直後に再生する．これを5回繰り返す．第5試行が終了したら，同じルールで List B の学習（提示-再生）を1試行だけ実施する（これが干渉課題となる）．list B の学習が終了したら，最初に憶えた単語のリストからできるだけ多くの単語を想い出すように教示する（干渉後再生テスト）．さらに30分後にもう一度想い出せる単語を尋ね遅延再生をみる方法もある．この検査の指標としては，5試行の平均再生数や第5試行の再生数が用いられる事が多いが，1回の提示で憶えられる単語の数，系列位置効果（初頭効果，新近性効果），繰り返しによる学習効果，List B 試行実施による干渉効果，List B の再生における List A の単語の迷入（intrusion），List A の干渉後再生テストにおける List B の迷入なども重要な知見である．また再認課題も用意されている．詳しくは石合（2022）を参照されたい．

4) Rey 複雑図形検査（RCFT）

複雑図形検査（Rey Complex Figure Test）も Rey が開発した検査の一つで，無意味で複雑な図形を提示し，被検者にいったん模写させた後で，時間を置いて再生（描画）させる．模写，3分後遅延再生，30分後遅延再生が最も標準的な実施方法になっている．評価に関しては18個所の採点ポイントに関して，形と位置の正確さを2点満点（正確な形・正確な位置が2点，正確な形・不正確な位置が1点，不正確な形・正確な位置が1点，不正確な形・不正確な位置が0.5点，描かれていないが0点）で採点する36点法が一般的である．模写課題が不完全であったり歪みが認められ，その障害が視空間性障害や構成障害に由来する場合は記憶の検査としての意味は失われる．詳しくは太田（2024）を参照されたい．

5) 日常記憶チェックリスト（EMC）

日常記憶チェックリスト（Everyday Memory Checklist: EMC）は，記憶障害が疑われる被検者と，家族・介護者を対象とした日常記憶についての質問紙である．13項目について4件法（0〜3）で評価し，まったく症状がなければ0，最高で39となる．自己評価だけでなく，家族・介護者の評価とのギャップも重要な知見である．「日本版 RBMT リバーミード行動記憶検査 2023年増補版」[6] に含まれている．

2. 各種の記憶評価法

Rule 4　標準化記憶バッテリーについて知る

標準化記憶バッテリーには多くの指標があり便利だが，決して万能ではない．

　複数の記憶検査を組み合わせて，記憶の各領域に関する総合的な評価を行う日本で標準化された記憶バッテリーとしてはWMS-R（日本版ウエクスラー記憶検査法）と，RBMT（日本版リバーミード行動記憶検査）がある．WMS-Rは主に即時記憶と近時記憶について，言語性と非言語性に分けて評価する（適用年齢は16〜74歳）．記銘直後のテストだけでなく遅延テストが含まれているのも特徴である[6]．①情報と見当識，②精神統制，③図形の記憶，④論理記憶Ⅰ（即時再生），⑤視覚性対連合Ⅰ（即時再認），⑥言語性対連合Ⅰ（即時再生），⑦視覚性再生（即時再生），⑧数唱，⑨視覚性記憶範囲，⑩論理記憶Ⅱ（遅延再生），⑪視覚性対連合（遅延再認），⑫言語性対連合Ⅱ（遅延再生），⑬視覚性再生（遅延再生）の下位検査から構成され，言語性，視覚性，総合，注意・集中の4つのインデックスと，4つの下位検査を遅延後に再テストすることによる遅延インデックスの計5つの指標を求める．現在わが国で使用されているのはWMS-R（Wechsler Memory Scale-Revised）の日本版である[6]．この検査の原版は多くの問題点が指摘されたことから比較的短期間で改訂されており（現在はWMS-IV），日本版も改訂が望まれる．

　RBMT（The Rivermead Behavioural Memory Test）は英国の認知リハビリテーションの大家であるWilsonによって開発された記憶バッテリーで，記憶の障害が患者の日常生活にどのような影響を与えるのか，患者や家族にとってどのような問題が苦痛かを知り，適切なセラピーや対処法を提示するという臨床上のニーズに答えることを目的としている．特に検査の項目や刺激を日常場面に近づけた，つまり生態学的妥当性に配慮した構成になっている．①姓名，②持ち物，③約束，④絵，⑤物語（直後），⑥物語（遅延），⑦顔写真，⑧道順（直後），⑨道順（遅延），⑩用件，⑪見当識，⑫日付，の下位検査項目から構成されており，素点からスクリーニング点，標準プロフィール点を求め，正常，軽度記憶障害，中等度記憶障害，重度記憶障害の4段階に評定する．特に②③⑩は予定についての記憶である展望記憶に関する検査である．この検査は反復実施による学習効果を排除するため難易度を統制した4種類の刺激セットが用意されている．しかし，障害に対する感度という点ではWMS-Rよりも低く，軽度の記憶障害を見逃してしまう可能性も指摘されている．2023年に「日本版RBMTリバーミード行動記憶検査2023年増補版」が公刊された．これらの記憶バッテリーは記憶に関する下位検査の集まりであり，実際に記

憶の障害がある患者にとっては，上手くできないつらい体験が続くことになる（動揺して泣き出したり，怒り出したりする被検者もいる）．心理的な侵襲性に留意し，場合によっては中止することも考慮する．また実施後のフォローも大切である．

Rule 5　記憶検査の成績に影響を与える変数について知る

検査結果を解釈する際には，記憶検査の成績に影響を与える変数についての十分な配慮が必要である．

　記憶検査の成績に影響を与える変数としては①加齢，②教育レベル，③一般知能，④気分，⑤記憶方略などが知られている．①加齢によって記憶の諸側面が減退することは，多くの研究で確認されている．特にエピソード記憶は中年期以降に徐々に減退し，特に60歳以降は急激に低下する．脳の正常加齢による物忘れとよばれる場合があるが，病的な記憶障害との鑑別は容易ではない．特に軽度認知障害（MCI）との鑑別は困難である．②教育レベル（教育歴）も記憶検査の成績に影響を与えることが知られている．高い教育を受けた高齢者は，そうでない高齢者より認知機能検査全般で高い成績を示し，軽度の記憶障害は検出されにくい傾向がある．教育には加齢やアルツハイマー病が脳に変性をもたらしても認知機能を保持する「認知予備能（cognitive reserve）」を高める効果があるという説もある．③ウェクスラー式知能検査の成績と多くの記憶検査の成績の間には有意な正の相関が報告されており，一般知能が高い高齢者では軽度の記憶障害は検出されにくい傾向がある．これも認知予備能との関連が議論されている．④うつ状態で意欲の低下，注意集中の困難の他，記憶力の減退がみられることがある．特に高齢者の場合は認知症による記憶障害との鑑別が問題になる．また，記憶障害の患者にもうつ状態が生じやすく，実際の記憶障害を修飾する場合がある．⑤被検者が記銘時や再生時に使用した記憶方略も，記憶検査の成績に影響を与える可能性がある．方略に関わるメタ認知能力の障害の有無は，リハビリテーションや支援の方略を考える上でも重要である．

1 STEP UP

遠隔記憶をどう検査するか

遠隔記憶（逆向性健忘）の有無や程度（期間）を評価する場合には，家族などから情報を集めておいた上で，子ども時代から順番に居住地，学校，仕事，結婚，子供や孫，旅行，病気，冠婚葬祭などのライフイベントについて質問していく．単なる事実は答えられても，その時の具体的なエピソードや気持ちは思い出せない場合もあるので（個人的意味記憶とエピソード記憶の乖離），それらについても聞いて確認する．家族から写真や日記などの提供があった場合は，それも有効な検査材料になる．ある健忘症患者は発症数年前の旅行の写真を見て，写っている場所や人物を詳しく説明できたが，一緒に写っている自分を見て，「なんで自分が写っているんだろう．行った記憶が一切ない」と不思議な顔をしていた．遠隔記憶の想起を数量化する検査としては，自伝的な記憶の想起を構造化インタビューで評価する形式が考案されている．また社会的出来事や，時代を代表する有名人の顔などを問うクイズ形式の検査も作成されているが，いずれも研究目的の実験的な検査の域を出ない．詳しくは石合（2022）を参照されたい．学業や職業，日常生活に直接重大な影響を及ぼす前向性健忘に対して，逆向性健忘の影響についてはわかりにくい部分が多い．重度のヘルペス脳炎やウェルニッケ・コルサコフ症候群の患者で，結婚（配偶者）や出産（子供）を思い出せず家庭が破綻した症例もあるが，前向性健忘を始め多くの障害が併存するため，それだけが原因であったのかどうかは不明である．阪神・淡路大震災（1995）や東日本大震災（2011）はそれ自体が時代の記憶となったが，被災者やボランティアが倒壊した家屋からアルバムや写真を探して整理・修復する様子が頻繁に報道されていた．最近「生きるという事はきっと『思い出』を作る事なのだ」という人気漫画『ジョジョの奇妙な冒険』のセリフがパワーワードになったが，確かに思い出のない人生を考えることは難しい．失った思い出は損害賠償や保険ではどう評価されるべきだろうか．

■ 文献

1) 石合純夫. 高次脳機能障害学. 第3版. 東京: 医歯薬出版; 2023.
2) 樫林哲雄, 數井裕光. 記憶障害の評価. 田川皓一, 池田　学, 編. 神経心理学への誘い 高次脳機能障害の評価. 東京: 西村書店; 2020. p.181-90.
3) 日本高次脳機能障害学会. 標準言語性対連合学習検査. 東京: 新興医学出版社; 2014.
4) 日本高次脳機能障害学会. 改訂版標準注意検査法・標準意欲評価法 (CAT-R・CAS). 東京: 新興医学出版社; 2022.
5) 太田信子. 検査の実際. In: 武田克彦, 山下光, 編. 神経心理検査ベーシック改訂2版. 東京: 中外医学社; 2024. p.66-76.
6) 杉下守弘(訳). 日本版ウエクスラー記憶検査法(WMS-R). 東京: 日本文化科学社; 2001.
7) 綿森淑子, 原　寛美, 宮森孝史, 他. 日本版RBMTリバーミード行動記憶検査. 2023年増補版. 東京: 千葉テストセンター; 2023.

6章 記憶障害

3 記憶のリハビリテーション

川崎医療福祉大学 リハビリテーション学部 言語聴覚療法学科 准教授　太田信子

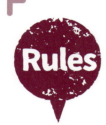

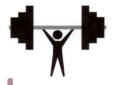

1. リハビリテーションの考え方: 記憶障害による日常生活上の問題点を軽減し，生活の質を高めることを目標にする．
2. 代償手段の利用: 内的記憶方略と外的記憶補助を用いて，機能訓練に並行して実施する．
3. 学習方法: 誤りなし学習と能動的参加が原則である．
4. 環境調整: 記憶に依存した行動を減少させるように周りの環境を調整する．
5. 集団訓練: 記憶障害への病識を高める訓練や心理面の支援に有用である．

 リハビリテーションの考え方: 記憶障害による日常生活上の問題点を軽減し，生活の質を高めることを目標にする[1]

　記憶障害のリハビリテーションでは記憶機能の改善を目指しながらも，能力障害すなわち日常生活上の問題点の軽減に焦点を当てることが望ましい．この理由は記憶障害の改善には限界があるためであり，機能全般の改善よりも，記憶障害患者の日常生活にとって意味がある領域特異的知識の学習が重要である．日常生活に必要な情報が認知行動上の障害を軽減させるという観点から領域特異的知識の学習を目指して，リハビリテーションをすすめる．

　リハビリテーションの計画を立てる前に記憶機能を評価する．記憶検査の実施は十分な動機付けが必要であり，抵抗や拒否があると適切な結果が得られないため，記憶障害患者の協力を得ながら，本人と家族が困っていることを明らかにし，一緒に対応するという態度ですすめる．記憶検査においてWMS-Rは言語性と視覚性，記銘と保持・想起といった記憶領域ごとの比較検討が容易であり，リハビリテーションの計画立案に有用である．リバーミード行動記憶検査は日常生活の視点から，記憶の問題を予測してアプローチできる評価である．質問紙による記憶機能低

下に関する病識や行動観察など多面的に評価も実施する．記憶障害患者が主体となって実現できること，達成までの時期の特定や効果の測定が可能であることなどを考慮して目標を設定する．

Rule 2　代償手段の利用: 内的記憶方略と外的記憶補助を用いて，機能訓練に並行して実施する

　記憶障害へのアプローチ方法には記憶障害の回復を目指す機能再建的アプローチと代償手段の活用をめざす機能代償的アプローチがあり，初期からこれらを並行して実施する．機能再建的アプローチは対連合，物品や物語，トランプなどのゲームなどの人工的な課題を用いて，反復練習により記憶過程の活性化をめざす方法である．機能代償的アプローチとは記憶障害を補うための手段や道具である．このうち内的記憶方略は記憶しやすくするために，記憶障害患者が頭の中で使う一種の記憶術である．内的記憶方略は軽度・中等度例への効果が期待される[2]．言語方略と非言語方略があり，良好な記憶モダリティーを使用して訓練を行う．言語方略には単語をカテゴリー別に覚えるチャンク，覚える情報の意味的関連性を利用して文を作成する言語的媒介もしくは物語作成法，頭文字を並べて覚える頭文字法などがある．PQRST 法は新聞記事やニュース，教科書などまとまった内容を記憶する方法である．Preview（情報をざっと読む），Question（要点をまとめ，質問を作る），Read（じっくりと読む），State（要点を述べる），Test（以前に作った質問を解答して，どれくらいわかっているかを確認する）の順序に従って内容を記憶する．非言語方略はことば以外を用いる記憶術である．視覚イメージ法では情報のイメージ化や描画などがある．この方法には顔-名前連想法があり，人の名前を記憶する際，顔の特徴を選択し，名前をあるイメージに置き換え，顔の特徴とイメージを結びつける．ペグ法は情報と視覚的イメージでペグ（掛け釘）を作り，情報を系列化して覚える．運動符号化は反復練習により動作を手続き記憶として覚える方法である．車椅子への移乗方法や杖のつき方などの学習に用いる．

　外的記憶補助は外部に情報を記憶する方法であり，情報を書き込む方法にはメモリーノート，電子手帳，日記やメモ，カレンダーや手帳などがある．外的記憶補助の使用には情報の書き込みだけでなく，書かれた情報にアクセスするための手がかりの使用も必要となる．これにはタイマーのアラーム付きノート，腕時計のアラーム，コンピュータやスマートフォンのリマインド機能の活用などがある．手がかりが効果的であるためには，行為が必要とされる時間にできるだけ近接して与えられ

ること，行為を想起させる性質を持っていることが望ましい．

　また，代償手段の使用には記憶障害に対するメタ認知が重要である．さらに記憶障害患者は発症前には外的記憶補助の使用経験がなかったことが想定され，代償手段の使用に関する導入が必要である．入院初期からメモの使用や日記の記入などを経験してもらい，スケジュール管理や日常の振り返りに代償手段を使用するよう動機づけていく．

　また，未来に行う予定の記憶である展望記憶では，あるタイミングで自発的に何かすることがあったと思い出すことが求められる．一方，日常生活では別の用事に相当し，展望記憶の課題では予定を覚えてから想起までに背景課題を行う．臨床では注意課題などの認知リハ課題を用いることが多い．展望記憶の過程は，予定を記銘後に背景課題を行いながら，展望記憶のタイミングに気が付く存在想起と背景課題の中断に続いて，何をするかという内容想起に進む．この自発的想起には遂行機能が関連する（Wilson）といわれ，手がかり情報への感受性の高さが重要である．タイマーなど存在想起を引き出すものを active memory aids，メモのように意図を保管し内容想起を促すものを passive aids といい，存在想起と内容想起を別々に訓練する．

学習方法: 誤りなし学習と能動的参加が原則である

　記憶障害の学習方法では試行錯誤を避け，誤りなし学習法[3]，誤りなし学習—労力あり条件（errorless and effortful: 心的労力を負荷して能動的参加を求める条件）による能動的参加[4]が推奨される．誤りなし学習は最初から正解を提示して覚える方法である．この方法が推奨される理由は，記憶障害では修正体験がエピソード記憶に残らないばかりか，誤反応が潜在記憶として強化されるため，試行錯誤後に誤りを修正する学習方法は記憶障害では避けた方がよいからである．誤りなし学習法には全提示と手がかり漸減法がある．全提示は重度例に推奨される．手がかり漸減法は学習に伴い徐々に正解のヒントを消去していく方法であり，この方法で誤りが喚起されない場合には有用である．手がかり漸減法は能動的参加を促し，特定の意味記憶や潜在記憶領域の訓練，記憶情報の精緻化などで学習効果が期待される．

Rule 4　環境調整: 記憶に依存した行動を減少させるように周りの環境を調整する

　環境調整は意図的に認知活動をしなくても必要な情報にアクセスしやすいように環境を整えることである．重症例への援助において最も簡単な方法とされる．ICFでは環境因子へのアプローチにあたり，物理的環境，人的環境，社会的環境に対して調整を行う．物理的環境の調整には引き出しにラベル，チェックリスト，物の置き場所を一定にするなどがある．スケジュール，作業手順や注意事項などを張り出したり，生活パターンや日課を決めて，規則正しい生活を送り，予定変更を最小限にしたりする方法もある．移動に関しては病棟や自分の部屋のドアに目印を付ける，トイレや居室までの導線を矢印で示して道案内をするなどがある．人的環境の調整はスタッフが名札を付ける，コミュニケーション場面で初対面でなくても名前や役割を名乗って話しかける，話題を具体的に提示して話かけ時には繰り返す，代名詞の使用や主語の省略を避ける，説明を書面でも示すなどがある．社会的環境の調整は家族，職場，学校などに対して，スタッフが記憶障害患者の症状や重症度の理解を深めるよう働きかけることである．記憶障害の現状，予想される困難と具体的な対処方法を説明する．また，環境調整の効果を高めるには，記憶障害患者側の協力も重要である．支援を受け入れ，助けられ上手であれば，周囲から受け入れられやすいため，他者からの援助を得ることでうまくいく体験を積んでもらう．社会的環境には医療，福祉，教育のサービスや制度，政策が含まれる．

Rule 5　集団訓練: 記憶障害への病識を高める訓練や心理面の支援に有用である

　記憶障害への病識があることにより代償手段の必要性を理解し，使用が可能になる．記憶障害の「気づき」を維持できなくなる記憶断続症では，小さなメモ帳にエピソードを書き留めたり，頻繁に確認したり，アラームを設定して現在の状況を確認したりするなどの対策が必要である．記憶障害に対する病識が欠如している場合には，リハビリテーションのいずれかの段階でこの気づきを促すはたらきかけが必要である．障害について知識として学んでもらうことから始め，記憶障害による問題が本人の意図や怠惰によるものではなく，障害によって生じていることへの理解を促し，対処法を一緒に考えていく．起こった問題を自ら記憶障害によるものと気づくことはできなくても，問われれば知識として正しく答えたり，他者からの指摘

3. 記憶のリハビリテーション

に耳を傾けたりできれば社会適応が可能となる．また，病識へのアプローチはグループ訓練の中で進めていくと受け入れやすく，効果的である．

　記憶障害患者の心理は情報の喪失に対する「不安」だけでなく，記憶障害による失敗に対する戸惑いやショックから抑うつや自信喪失を経験する．約束や大切な用事のし忘れは信用の喪失や不真面目，やる気のなさなどの誤解を受けやすい．作話や記憶錯誤は周囲の人との距離感が生じさせることもある．病識が保たれている場合は，失敗に対する不安が強くなる傾向があるが，病識が乏しい場合は納得がいかない思いや，周囲からの助言や対応に怒りの感情を抱くこともある．このような心理面の支援には，障害の特性，障害による生活上の問題と対処法をできるだけ早期から本人と家族に理解してもらうことが重要である．

40 歳代　男性，脳室内出血

発症1カ月時の WAIS-Ⅲ　VIQ 109, PIQ 102, 全検査 IQ 107,
　　言語理解 114, 知覚統合 108, 作業記憶 85, 処理速度 81

WMS-R　言語性記憶 86, 視覚性記憶 110, 一般的記憶 93,
　　注意・集中力 92, 遅延再生 86

日本版 RBMT スクリーニング得点　7
減点: 姓名，見当識（知事の名前），「持ち物」「約束」の存在想起
意欲低下，語流暢性低下，注意機能低下（ワーキングメモリ，処理速度）

【記憶障害のまとめ】
　前向性健忘および，軽度の逆向性健忘．言語性記憶低下，保持・再生の障害を認めた．日常記憶では展望記憶において存在想起の障害，軽度見当識障害，人の顔と姓名の記憶が低下し，スケジュール管理が困難であった．

【訓練方法】
ST 訓練では
　・非言語方略（視覚イメージ法）を用いた記銘・保持を反復訓練
　　誤りなし学習と方略使用に関して能動的参加を促す
　・展望記憶訓練
　　視覚イメージ法と気づきを高める訓練（方略的モニタリングの獲得）
　　存在想起の改善をめざす
OT 訓練では

・日常生活への適用に向けた記憶訓練

　複数の作業活動の時間配分と遂行，買い物，移動，スケジュール管理など

・振り返りをとおして気づきを高める

　訓練実施の結果，メモの使用を獲得し，スケジュール管理が可能となり，日常生活上の記憶障害による問題が軽減した．

1 STEP UP

展望記憶訓練における方略的モニタリング

　展望記憶課題は手がかり情報によって，ある出来事の情報をきっかけとして想起する事象ベース課題と，時間や時刻などの手がかりを内的に意識化する時間ベース課題に分けて検討されることが重要とされる．時間ベース課題は自身で時間情報と現在の状況をモニタリングすることから事象ベース課題より認知的処理が深く，高齢者や脳損傷者では低下しやすい．展望記憶の存在想起には，自動的想起と意図的想起があり，事象ベース課題で自動的に手がかりに気が付く課題から始める．この課題では，背景課題である認知リハビリテーションの問題を解き終わることが存在想起となり，続いて展望記憶課題のある行動を実施するというように，自動的に展望記憶課題に取り組めるようになっている．これが可能になれば，背景課題に意図的に気づく必要がある手がかり情報の事象ベース課題に進める．さらに時間ベース課題を用いて，自ら時計の時間情報を確認して，環境の情報をモニタリングし，展望記憶の想起のタイミングとの時間統合を行い，意図的に背景課題を中断して，存在想起に気が付く方略的モニタリングが獲得できるようにコントロールプロセスを訓練していく[5]．

■ 文献

1) 綿森淑子．記憶障害患者のリハビリテーション．神経心理学．1999; 15: 167-71．

2) Cicerone KD, Langenbahn DM, Braden C, et. al. Evidence-based cognitive rehabilitation: updated review of the literature from 2003 through 2008. Arch Phys Med Rehabil. 2011; 92: 519-30.

3) Wilson BA, Baddeley A, Evans J, et al. Errorless learning in the rehabilitation of memory impaired people. Neuropsychol Reh. 1994; 4: 307-26.

4) 三村　將，小松伸一．記憶障害のリハビリテーションのあり方．高次脳機能研究．2003; 23: 181-90．

5) 太田信子．記憶障害におけるリハビリテーションの原点とトピック　展望記憶のリハビリテーションとトピック．高次脳機能研究．2019; 39: 320-5．

7章 注意障害

1 各種注意評価法

京都先端科学大学 健康医療学部言語聴覚学科 学科長・教授　吉村貴子

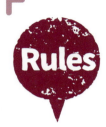

1 ▶ 注意の持続機能の評価: 標的となる特定の刺激や状況に注意を向け続ける評価として，連続7減算，数唱がある．

2 ▶ 注意の選択機能の評価: 複数の刺激の中から標的となるものを選別して注意を向ける評価として，抹消検査，仮名ひろいテスト（無意味文字列），Trail Making Test-AやStroop testがある．

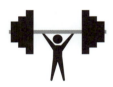

3 ▶ 注意の制御機能の評価: 同時並行の課題を行うときの注意の配分や切り替えについての評価として，符号数字モダリティ検査（Symbol Digit Modality Test: SDMT），仮名ひろいテスト〔有意味文字列（物語文）〕，Trail Making Test-Bがある．

4 ▶ 注意機能に関連するワーキングメモリの評価: 注意の制御機能を評価する検査はワーキングメモリの中央実行系の評価としてもとらえられる．

5 ▶ 注意の総合的評価: さまざまな注意機能の総合的な評価として，標準注意検査法CATがある．

　注意の持続機能の評価: 標的となる特定の刺激や状況に注意を向け続ける評価として，連続7減算，数唱がある

　注意とは特定の対象や状況に気をつけることで，行動の基盤となる機能である．注意にはいくつかの機能があり，そのひとつに注意の持続機能がある．

　行動の標的となる対象に気をつけ続けるという注意の持続機能は，課題を遂行するために必要な強度の注意力を持続することに関わる．時間経過とともに持続が困難になることをtime-on-task effectといい，長時間課題を続けているとそれに必要

[表1] 注意の維持機能に関する評価法の一例

検査名	概要	実施，解釈等の留意点
連続7減算[1]	100から7を引き算し，その後減算した結果からさらに7を引き算し続ける．合計で5回繰り返す．3回以上の誤答や反応の遅延などは異常所見とする場合がある[2]．	「100から順に7を引き算ししつづけてください」と教示し，先の答えからさらに7を引き続けることを5試行行うが，先の答えや引き算する数は都度には明示しない．被検者が計算結果や減算する数にも注意を向けながら，引き算し続けることが重要である．
数唱[3]	2種類の数唱のうち，順唱は聴覚提示された数字列を提示されたとおりに繰り返し，5桁以上が正常で，4桁を下回ると異常と判断される．逆唱は聴覚提示された数字列とは逆に数字を繰り返し，4〜5桁が正常であるが，3桁を下回ると異常と判断される．	数字例の数字は，1秒にひとつの割合で聴覚提示する．数字を言う前にこちらに注意を向けていることを確認する．2桁から始めて各桁は2試行ずつ実施する．そのうち1試行を正答すると桁数を増やすが，何桁の数字列であるかは明示しない．被検者が数字例の終わりを認識しやすいように，数字列の最後の数字を言うときには，声のピッチを低くする．

な注意力が低下する．このような強度の注意力の維持を覚度（vigilance, alertness）ともいい，一定の間対象に向ける注意を怠らない能力をいう．

　さまざまな注意の機能を評価する検査があるが，それぞれの注意の機能は概念としては独立しているが，実際の行動には複数の注意の機能が含まれることが一般的である．例えば，注意の持続機能に関する課題であっても，何に対する注意を持続するか，つまりどの対象に焦点をあてるか，という注意の選択機能（後述）が含まれるため，本稿で示す注意の評価法については，当該の評価に含まれる主な注意の機能という観点で解説する．

　注意の持続機能に関する評価としては，[表1] のような検査がある．連続7減算には，数字や引き算するということに注意を向け続けること以外に，減算した結果を保持しながら7を引き算するという注意の制御機能，あるいはワーキングメモリも関与する．数唱の順唱と逆唱のいずれにも，提示された数字に注意を向け続ける持続機能が必要になるが，逆唱は聞いた数字を保持しながら，逆にするという注意の制御機能，あるいはワーキングメモリも関与する．順唱は提示された数字に注意を向け続けた結果として数字をどれか保持できたかを表す，つまり短期記憶の課題でもある．

1. 各種注意評価法

 注意の選択機能の評価: 複数の刺激の中から標的となるものを選別して注意を向ける評価として，抹消検査，仮名ひろいテスト（無意味文字列），Trail Making Test-A，Stroop test がある

　注意の選択機能とは，標的でない妨害刺激の中から，特定の標的となる刺激に注意を向けて焦点をあてることに関わる．注意の定位（orienting）ともいう．標的の刺激に注意が向かず，標的でない妨害刺激に注意を向くと注意が逸れ，注意が転導した状態となる．

　注意の選択機能に関する評価法として，[表2]のような検査がある．抹消検査はランダムに並んだ複数の刺激の中から，標的刺激と妨害刺激を区別することを求めるが，標的となる刺激は複数あり，それらを見つけ続けるために注意の持続機能も求められる．仮名ひろいテストも抹消検査の一種であるが，注意の選択機能に加えて，

[表2] 注意の選択機能に関する評価法の一例

検査名	概要	実施，解釈等の留意点
抹消検査	幾何学的な図形，数字，字などのカテゴリーにおいて，さまざまな種類の刺激が複数行にわたって示された図版から，標的と設定された刺激を選択して，消し込むことを続ける．	正しく標的刺激を選択する数については年代間の差は少ないが，所要時間は50歳代以上になると長くなる[3]．
仮名ひろいテスト（無意味文字列）[4]	平仮名のみの400字程度の無意味文字列（例 とぐぬや めかふね おさみへ……）から，標的文字（例 あ い う え お）を見つけて，抹消する．	2分間の制限時間で，標的文字全60字のうち，若年群では40文字程度，高齢群は20文字程度抹消することから，制限時間内に処理できる数は加齢とともに減る．
Trail Making Test-A[5]	1から25までの数字がランダムに配置されたA4用紙を見て，昇順に数字を探して，鉛筆で書きつなげる．	数字を結びつける時は，鉛筆を用紙から離さないように指示する．所要時間は，40歳代では30秒程度であるが，80歳代では50秒程度と，加齢により長くなる．
Stroop test	色とは違う語の意味からの妨害下で，正確に色名の呼称ができるかを測定する．（例「みどり」と緑色のインクではなく，赤色インクで視覚提示する．インクの色すなわち「あか」が正答となり，語の意味すなわち「みどり」と回答すると誤答となる）	意味と異なる色で示された字を読むときの方が，黒色で表示された字を読み上げるときよりも読みの時間が長く，困難になる（左の例のように，「みどり」という語の意味の妨害を受けずにインクの「あか」という色の刺激を抑制しづらく読みにくくなる）現象であるストループ効果に基づく課題である．

複数の標的文字を探し続ける点において持続機能も必要となる課題である．Trail Making Test-A は注意の選択機能が主に関与するが，セットの Trail Making Test-B は注意の制御（後述）が関与し，これらはセットで実施することにより，注意機能の全容が明らかになるという．Stroop test では，2つ以上の刺激の間で生じる認知的葛藤において，いずれかの刺激に注意の焦点をあて，いずれかの刺激は妨害として注意を向けずに抑制できるかを評価する．

注意の制御機能の評価: 同時並行の課題を行うときの注意の配分や切り替えについての評価として，符号数字モダリティ検査（Symbol Digit Modality Test: SDMT），仮名ひろいテスト〔有意味文字列（物語文）〕，Trail Making Test-B がある

注意の制御機能とは注意をコントロールすることで，変換機能と分配機能がある．変換機能とは，特定の刺激に対する注意を一時的に中断し，他のより重要な刺激に注意の方向付けを切り替える働きである．分配機能は，2つ以上の刺激に対して注意を分配して，複数の刺激に対して同時に注意を向ける働きである．

注意の制御機能の評価法として，[表3] のような検査がある．SDMT では，数字をみて，その数字に対応する符号を対応表の中から探しだし，探した符号も憶えなが

[表3] 注意の制御機能に関する評価法の一例

検査名	概要	実施，解釈等の留意点
符号数字モダリティ検査（SDMT）	符号（記号）と数字の対応表を参照しながら，数字に対応する符号を制限時間内に記入する．	左から右へと符号に対応する数字を飛ばさずに記入することを求める．加齢とともに制限時間内の正答数が減少する[3]．
仮名ひろいテスト（有意味文字列）[4]	平仮名のみの400字程度の有意味文字列（物語文）（例 むかし ある ところに……）から，標的文字（例 あ い う え お）を見つけて，抹消する．	2分間の制限時間で，標的文字全61字のうち，若年群では38文字程度，高齢群は18文字程度抹消することから，制限時間内に処理できる数が加齢によって減る．無意味文字列に比べ，物語文のほうが標的文字の抹消が減り難易度が高い．健常例では標的文字の抹消と同時に，物語文の理解も比較的可能である[4]．
Trail Making Test-B[5]	1から13までの数字と「あ」から「し」までの平仮名がランダムに配置されたA4用紙を見て，「1→あ→2→い」というように数字と平仮名を交互に昇順で探して，鉛筆で書きつなげる．	Trail Making Test-A と同様に，加齢の影響を受けるが，いずれの年代も Trail Making Test-B は Trail Making Test-A に比べて所要時間が2倍程度長くなり，難易度が高い．

ら注意を向けつつ，数字の下に記入する．仮名ひろいテスト（有意味文字列：物語文）では，抹消の標的となる平仮名がでてきたら消すことを憶えながら注意を向けつつ，読み進める物語の内容も憶える．Trail Making Test-B では，直前の数字や平仮名を憶えながら注意を向けつつ，次に続く数字や平仮名を見つけて結びつける．いずれの課題においても，複数の事柄に対して同時に注意を分配することが求められる．この点はワーキングメモリ（後述）という観点からも解釈できる課題である．

注意機能に関連するワーキングメモリの評価：注意の制御機能を評価する検査はワーキングメモリの中央実行系の評価としてもとらえられる

　ワーキングメモリは，保持のみの短期記憶の概念を拡げ，処理に必要な保持の場として，さまざまな認知活動の遂行に必要不可欠な一時的な記憶というその機能に着目した概念である．ワーキングメモリの構成は，一時的保持機能を担う音韻ループや視空間スケッチパッド，エピソードバッファーという下位システムと，それらを制御する中央実行系からなる．

　中央実行系は下位システムと異なり，記憶の場ではなく，注意の方向付けを行う．中央実行系の注意制御により，高次の認知処理に必要な処理資源を確保し，下位システムを調整や統合でき，複数の課題を同時進行することが可能となる．

　中央実行系による注意制御には，注意の焦点化（注意を向ける），抑制制御（調整する），注意の切替（switching）による連携が欠かせない．注意の焦点化は，自己モニタリング，記憶の更新などに関わり，脳内の神経基盤としては，前頭前野背外側部（DLPFC）がその役割に関与するという．抑制制御（調整する）は，認知的葛藤を対処し，標的刺激以外への注意を抑える．前部帯状回（ACC）が関与する．注意の切替（switching）は，特定の対象から別の対象に注意を向けなおす．上頭頂小葉（SPL）が関与する[6]．

　このように中央実行系はさまざまな注意機能に相応する働きがあり，それらが連携することで効果的なワーキングメモリの機能を発揮できると考えられている．特に注意の機能のなかでも，制御機能あるいは分配機能と同様の役割を中央実行系は担うと考えられている．注意とワーキングメモリは表裏一体ではある[7]ものの，ワーキングメモリでは現在の課題に必要な刺激や情報に注意の焦点をあてて，その情報がいつでも使えるように活性化した状態で一時的に保持しながら効率的に処理する．あるいは目標を達成するために必要な情報に注意の焦点をあてて少しの間だ

け憶えておく，という注意の下の記憶の場という点がワーキングメモリを解釈する上では重要である．

Rule 5　注意の総合的評価: さまざまな注意機能の総合的なテストバッテリーとして，標準注意検査法 CAT がある

　注意には持続機能，選択機能，制御機能などさまざまな側面があり，それぞれに対しての評価法がある．これらを総合的に評価するテストバッテリーとして，標準注意検査法（Clinical Assessment for Attention: CAT）[8]がある．その構成は［表4］のとおりである．

　20歳から79歳まで，各年齢群での平均値と標準偏差が算出でき，加齢により注意機能が変化することも示されている．注意の持続機能，注意の選択機能，注意の制御機能のいずれも加齢の影響を受けるが，特に注意の制御機能のうちの分配機能が加齢の影響を最も強く受けるという[8,9]．

［表4］注意機能に対応した標準注意検査法（CAT）の構成

注意の持続機能		注意の選択機能	注意の制御機能
注意の持続機能	覚度		
⑦持続遂行テスト（CPT）	①記憶範囲数唱/視覚性スパン	②抹消検出課題	③符号数字モダリティ検査 ④記憶更新課題 ⑤PASAT ⑥空間ストループ検査（上中下検査）

（数字は CAT の課題番号）

1 STEP UP

逆唱は注意制御をより必要とする課題なのか？

　数唱において，順唱あるいは逆唱のいずれにも注意の持続機能が必要となる．順唱は提示された数字に注意を向け続け，その瞬間数字をどれだけ保持できたかに関わる短期記憶の課題でもある．一方，逆唱にも注意の持続機能は必要であるが，順唱と異なり数字を逆にするという点においては，注意の制御機能あるいは分配機能が必要となるとされ，この点において逆唱はワーキングメモリの課題とされている．しかし，成人健常若年群を対象とした研究では，逆唱はワーキングメモリよりも短期記憶に関連するという反対の指摘もあり，逆唱には注意の制御

機能は強く関与しない可能性が示された．つまり，逆唱はより注意の制御機能（ワーキングメモリの機能）を反映するという研究もある一方で，順唱と逆唱とは同じような処理方法をとるのだとする研究があり，逆唱の処理に関して，順唱とは異なった機能を測定するのか否かについては議論がある．

このように逆唱の処理に関する解釈が一様でない原因としては，対象を成人とするか，小児とするかによって結果が変わるとの指摘もある．すなわち成人を対象とした研究では逆唱では注意の持続機能を主に要する短期記憶の課題であるとしたのに対し，小児を対象とした研究では，逆唱には注意の制御機能を多く要し，ワーキングメモリを測定する課題と結論づけている．子どもは，聞いた数字を一旦一時的に保持しながら，反応するときに保持した情報を逆にするという処理を行うとすると，注意の分配による制御機能（ワーキングメモリの中央実行系の働き）を要する．一方で成人は，リハーサルやチャンキング等の一時的保持機能における方略をとりながら，注意の分配による制御機能は使わずに，注意の持続機能が主体となるような順唱と同様の処理を行っていることが示唆された．

以上より，成人健常若年群の中には，逆唱の課題で注意の制御機能をさほど要さず，結果的にワーキングメモリ容量が測定されずに，短期記憶を反映した課題になっている可能性がある．

数唱は認知症の評価でもよく用いられるが，認知症において逆唱に注意の制御機能が（ワーキングメモリの中央実行系）が強く関与しているかを調べてみると，逆唱とワーキングメモリの中央実行系が強く関連したことから，認知症高齢群における逆唱には，注意の制御機能が反映し，逆唱でワーキングメモリを測定できる可能性が示されている[10]．

■ 文献

1) 鹿島晴雄．注意障害のリハビリテーション─前頭葉損傷 3 例での経験─．神経心理学．1990; 6: 164-70.
2) 数井裕光，武田雅俊．健忘症状群の診かた．高次脳機能研究．2009; 29: 304-11.
3) 武田景敏．標準注意検査法（CAT）─高齢者における実施や解釈の留意点．老年精神医学雑誌．2020; 31: 613-9.
4) 今村陽子: 臨床高次脳機能評価マニュアル 2000（改訂第 2 版）．東京: 新興医学出版社; 2000.
5) 日本高次脳機能障害学会 Brain Function Test 委員会: Trail Making Test 日本版（TMT-J）．東京: 新興医学出版社; 2019.
6) 苧阪満里子．もの忘れの脳科学．東京: 講談社ブルーバックス; 2014.

7) 大槻美佳: 前頭葉と高次脳機能障害. In: 阿部晶子, 吉村貴子, 編. 標準言語聴覚障害学. 東京: 医学書院; 2021. p.181-98.

8) 日本高次脳機能障害学会 Brain Function Test 委員会. 標準注意検査法・標準意欲評価法. 東京: 新興医学出版社; 2006.

9) 加藤元一郎, 注意・意欲評価法作製小委員会: 標準注意検査法（CAT）と標準意欲評価法（CAS）の開発とその経過. 高次脳機能研究. 2006; 26: 310-9.

10) Yoshimura T, Osaka M, Osawa A, et al. The classical backward digit span task detects changes in working memory but is unsuitable for classifying the severity of dementia. Appl Neuropsychol: Adult. 2021; 528-34.

7章 注意障害

2 注意訓練の技法と適応

東海大学 医学部リハビリテーション科学 客員教授　豊倉 穣

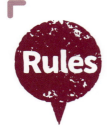

Rules

1. 注意障害に対する認知リハビリテーションには大きく3つのアプローチがある.
2. 「再建・復元」に関する訓練としてAttention Process Training（APT）シリーズがよく知られている.
3. 「代償・再組織化」に関する訓練として作業課題訓練, メタ認知訓練, タイムプレッシャーマネジメントなどがある.
4. 患者自身の訓練とは別に, 家族指導などを含む環境調整や外的補助手段によってもQOLを向上させることができる.
5. 重症度, 発症からの期間, これまでの治療経過, 介入の目的などによって認知リハビリテーションの内容を選択する.

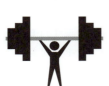

 Rule 1 注意障害に対する認知リハビリテーションには大きく3つのアプローチがある

　患者本人に対するリハビリテーション訓練として2つの方法, すなわち, ①「再建・復元」, ②「代償・再組織化」に関するアプローチ, さらに③「家族指導などを含む環境調整や外的補助手段」が行われる. これら①〜③は高次脳機能障害に対する認知リハビリテーションの一般的な手法といえる.

　「再建・復元」は, 注意障害に対して根本的に損傷機能を修復することである. 刺激を入れて反応を引き出し, これを繰り返して神経回路の再結合を期待する.

　「代償・再組織化」では, 注意障害の遺残を前提に, 残存機能を用いた代償的処理プロセスの確立を目指す. 社会生活の行動レベルに働きかけ, ゴール達成のための戦略を学習することで目的作業のパフォーマンスを向上させる. 「再建・復元」の訓練によって検査上, 注意機能の改善がみられても実生活での行動場面に汎化されに

くいことが指摘されており，「代償・再組織化」に対するアプローチも必須と考えるべきである．

3つ目のアプローチとして家族指導，生活環境の整備，外的補助手段の活用が行われる．十分の訓練効果が得られない重症例でも，これらによって患者の失敗を軽減させ，QOLを高めることができる．

Rule 2 「再建・復元」に関する訓練としてAttention Process Training（APT）シリーズがよく知られている

Sohlbergは認知リハビリテーションの手法としてプロセス特異的アプローチ，全般的刺激アプローチ，機能適応アプローチの3つを挙げている[1]．この中で機能適応アプローチは，「代償・再組織化」の作業課題訓練に相当する（後述）．

プロセス特異的アプローチは背景にある神経認知システムや注意の論理的モデルに基づき，構造化された方法で行われる訓練である．APTシリーズはその代表的なもので，日本ではAPT[1,2]やAPT-2 [表1] が知られている．APT-2はAPTより軽症例を対象としており，課題は難しくなっている．さらにAPT-3も市販されており，これは軽症〜重症例まで幅広く適用可能な，USBドライブで提供されるコンピュータベースの訓練ソフトである．APTシリーズには，どの注意コンポーネント（sustained attention 持続性注意，selective attention 選択性注意，alternating attention 転換性注意，divided attention 分配性注意）に問題があるか踏まえて課題を選択する，易しいものから始めて徐々に難易度を上げる，訓練は繰り返し実施する，作業成績を経時的に記録，分析し課題内容を変更する，患者に課題成績をフィードバックする，効果判定は訓練課題にない注意テスト（PASAT: paced auditory serial addition task など）や日常生活上の変化で行う，などの基本原則がある．次項でAPT-2の実施例を紹介する．

全般的刺激アプローチでは厳格な論理的モデルにこだわらず，認知機能の非特異的賦活課題としてドリル，ゲーム，コンピュータやバーチャルリアリティを用いた訓練などが行われる．この場合も患者一人で行う自主訓練とはせず，実施の指導や成果のフィードバックといった治療者介入が重要である．患者の興味を引きやすい課題を選べば訓練の導入が容易となる．

なお，作動記憶障害に対してはコンピュータあるいはセラピストによる介入訓練の意義が報告されている．神経心理学的検査のみならず日常生活活動での効果もみられている．

2. 注意訓練の技法と適応

［表1］ APT-2 の課題

A　持続性注意: 持続してあるいは繰り返して行われる活動の間，一定の反応行動を維持する．
　(1) Attention tapes: 条件に合う標的語[*1]に反応する．
　(2) Paragraph listening exercise: 物語の文意から最後に続く文として最もふさわしいものを選ぶ．
　(3) Alphabetized sentence exercise: 文を構成する 4〜6 個の単語を語頭字のアルファベット順に並べ替える．
　(4) Reverse sentence exercise: A (3)課題で文を構成する単語順と逆の順番に単語を並べ替える．
　(5) Progressive sentence exercise: A (3)課題でアルファベット数の少ない順に単語を並べ替える．
　(6) Number sequence ascending: 提示された 4〜5 個の数字[*2]を昇順に並べ替える．
　(7) Number sequence descending: A (6)課題で数字を降順に並べ替える．
　(8) Number sequence reverse: A (6)課題で提示された順序の逆順に数字を並べ替える．
　(9) Number sequence every other: A (6)課題で最初の数字およびその 1 つおきの数字を答える．
　(10) Mental math activity: 提示された 4 つの数字に同じ計算処理（「2 倍」「+3」「+4」「-2」のどれか）を行う．

B　選択性注意: 不要な刺激を抑制して，本来の作業に専念する．
　(1) Attention tapes: A (1)と同様だが，背景ノイズ[*3]がミキシング録音されている．
　(2) Sustained attention activity with distractor noise: A の課題を背景ノイズ下[*4]に実施する．
　(3) Sustained attention activity with distractor movement: B (2)と同様だが患者の注意を乱す動作[*5]を行う．

C　転換性注意: 異なった課題や処理を交互に行う柔軟性を維持する．
　一定時間後に反応条件や標的が変化する．前に行っていた方法を抑制して，反応セットを転換する必要がある．
　(1) Attention tapes: 標的単語に反応する[*6]．簡単な操作[*7]を行う．
　(2) Alternating alphabet exercise: 書かれている英文字のアルファベット順に 1 つ前または後の文字を書く．
　(3) Serial number activity: 提示された数字に加算と減算を 2 ステップ（「+9, -4」「-7, +3」など）または 3 ステップ（「+8, -6, +1」「-5, +1, -3」など）で繰り返す[*8]．
　(4) Sentence change exercise: A (3)，A (4)を 1 文ごとに交互に行う．
　(5) Number change exercise: A (6)，A (7)を交互に行う．

D　分配性注意: いくつかの課題や処理を同時に遂行する．
　(1) Attention tapes with simultaneous task: 上記の視覚抹消課題と聴覚抹消課題を組合わせて同時に行う．
　(2) Read and scan task: 物語，記事を読んで内容を把握しながら標的文字を抹消する．
　(3) Time monitoring task: A 課題を施行中，一定時間（1 分，5 分など）が経過したら検者に知らせる．

[*1] 作動記憶を要するなど APT の同課題より標的単語の条件が複雑になっている．例: 一つ前に出てきた都市名の南に位置する都市，4 文字からなる単語，（BAT, PIT のように）逆から読んでも存在する単語，など．
[*2] 提示される数字には難易度別に 3 パターンがある（0〜30 までで 4 数字，0〜100 までの 4 数字，0〜100 の 5 数字）．
[*3] カフェテリア店内の会話や騒音，物語の朗読，アルファベットの読み上げなど．
[*4] 背景ノイズだけが録音された付属のテープを流す，検者自作のテープを流す（ニュース放送，ラジオ放送，スポーツ中継など），訓練している部屋でラジオやテレビをつける，検者がわざと話しかける，など．
[*5] 検者がタイピングする，電話をかける，患者の周囲をうろつく，など．
[*6] 「2 の倍数」⇔「3 の倍数」，「果物」⇔「着物」など．
[*7] 1 か 2 が提示されるので「1 (2) に対して 1 (2) 回ブザーを押す」⇔「1 (2) に対して 2 (1) 回ブザーを押す」．
[*8] 例として「23」が提示され「+6, -2」の操作を行う場合は，「29, 27, 33, 31, 37, 35…」と回答する．

(Sohlberg MM, et al. Attention Process Training. Association for Neuropsychlogical Reseach and Development. Washintin DC, 1986[1].)

「代償・再組織化」に関する訓練として作業課題訓練，メタ認知訓練，タイムプレッシャーマネジメントなどがある

1）作業課題訓練
　日常生活や職場業務の中から目的とする作業を決め（少ない作業量から始める，徐々に作業の難易度を上げる，作業実績を数値化する，など）統制された方法で課題を遂行する．作業を繰り返すことでそのパフォーマンスが向上する．

2）メタ認知訓練
　メタ認知訓練では自己の障害を認識し，正しい目標や動作の選択，困難の予測，必要な援助の要請など，行うべき行動の的確な管理を目指す．予測した内容と実際の作業成果を照合させ，自己評価したうえで次の作業を修正する．これによって実生活での実行能力が向上する．特に脳外傷でその効果が報告されている．一方，障害の自己認識が全くできない重症例には適応とならない．

3）タイムプレッシャーマネジメント[3,4]
　前述のメタ認知訓練の一手法である．「再建・復元」の訓練と並行して行われることも多い．脳の損傷でしばしば情報処理速度の低下が生じる．タイムプレッシャーマネジメントはその補償手技を獲得する訓練である．作業を行う際の時間的制約を自覚したうえで何をすべきか調整し，時間を十分確保できるように練習する．これによって時間に余裕を持った適切な作業の実施が可能となり，種々の日常行動に応用することで生活上の問題が軽減する．

患者自身の訓練とは別に，家族指導などを含む環境調整や外的補助手段によっても QOL を向上させることができる

患者への接し方としては以下のことを心がけるとよい．
- 予想される失敗に注意しながら，可能なことは積極的に実施を促して社会的役割を担ってもらう．
- 1対1の会話，1つのテーマなど情報を絞ったコミュニケーション方法が望ましい．
- 患者への指示は簡潔，明確に伝え，理解できているか確認する．
- 物事の同時処理を避け，ひとつずつ，あるいは交互に対処させる．

・患者が試行錯誤しないで正しく作業できる手順を優先する．
・必要に応じて手がかりや休息を与える．
・処理速度が遅いので時間に余裕をもって計画する．

　生活環境の工夫としては，見ていないテレビを消す，ドアを閉める，物を散らかさずに整理整頓する，などにより過剰な刺激を避ける．スケジュール表，マニュアル，指示書，チェックリストなどを駆使した行動管理を試みるのもよい．

重症度，発症からの期間，これまでの治療経過，介入の目的などによって認知リハビリテーションの内容を選択する

　注意障害に対する認知リハビリテーションをどのように展開してゆくかは，主に重症度，発症からの期間などに左右される．亜急性期・回復期早期には「再建・復元」のアプローチが中心となるが，この時期から「代償・再組織化」のアプローチも行われる．APTシリーズでは並行して作業課題訓練を行うことが推奨されている．「代償・再組織化」訓練は回復期後期〜慢性期でも行われる．発症から長期経過していても効果が期待できる場合があり，特にそれまで認知リハビリテーションを受けていない症例には試みてみる価値がある[5]．具体的な訓練方法については，特に改善したい特定の業務があれば作業課題訓練，自己の障害をある程度認識できている軽〜中等症にはメタ認知訓練，情報処理速度の低下があればタイムプレッシャーマネジメント，二重課題のパフォーマンスを向上させたいなら二重課題訓練（後述）など注意障害の内容やリハビリテーションの目的も考慮して選択する．

　「再建・復元」「代償・再組織化」の訓練で回復が期待できない重症例や訓練後にも障害が残存した生活期の症例には介助者や環境への働きかけが中心となる．

　脳外傷では否定的な見解もあるが，直接的注意訓練の治療効果については一定の意義が指摘されている[6,7]．なお，脳卒中治療ガイドライン2021[8]では，「注意障害に対してコンピュータを用いた訓練，attention process training，代償法の指導，身体活動や余暇活動を行うことは妥当である」（推奨度B：中等度の推奨）とされている．

50歳代　男性，脳外傷
　交通事故により両側前頭葉脳挫傷，両側急性硬膜下血腫，外傷性くも膜下出血をきたした症例である．会話，コミュニケーションは正常で，粗大麻痺はなく歩行，ADLは自立した．しかし，注

意障害，遂行機能障害，記憶障害などの高次脳機能障害が残存した．会社員として復職したが，注意集中力に欠ける，業務遂行能力に乏しいなどの理由から退職となった．外来通院で注意障害に対する認知リハビリテーションを実施した．訓練前のWAIS-RはVIQ: 88, PIQ: 100, IQ: 93, PASAT-1秒，2秒の正答率は38.3%，46.6%であった．注意障害に対して転換性注意，分配性注意の課題を中心にAPT-2を実施した．

図はAlternating alphabet exercise〔表1中C(2)〕における課題遂行パフォーマンスの推移である．若干だが所要時間が減少した上に誤答数も減少した．また，同課題実施後の疲労の自覚も著減した．神経心理学的検査成績の変化として，WAIS-RはVIQ: 84, PIQ: 96, IQ: 89とほぼ不変だったが，PASAT-1秒，2秒の正答率は53.3%，78.3%へとアップした．

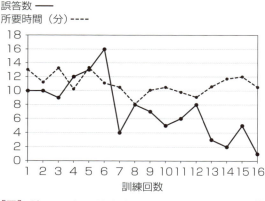

[図] Alternating Alphabet Exerciseにおける誤答数と所要時間の変化（8週間）

1 STEP UP
分配性注意の障害と二重課題

脳損傷の結果，多くの患者は「複数のことが同時に処理できなくなった」と訴える．しかし，この症状のみで「分配性注意障害がある」と短絡的に診断するのは正しくない．確かに分配性注意の障害があれば，二重課題処理に困難をきたす．しかし，脳損傷によって単一課題においてもしばしば情報処理速度が低下し，（分

2. 注意訓練の技法と適応

配性注意障害がなくとも）複数同時作業のパフォーマンスが大きく低下するからである．情報処理速度，分配性注意は独立して障害され，併存することも多い．

理論的には次の3つ，すなわち①分配性注意に関連する生活上の問題がある，②（二重課題のサブタスクを含めた）単一課題の施行において情報処理速度の低下や他の注意障害がみられない，③分配性注意に関連する神経心理学的検査（二重課題が多い）で異常がみられる，が満たされれば（選択的）分配性注意障害があるといえる[9]．しかし，このような症例は軽症例のごく一部と考えられる．

通常，③の判定には二重課題コストが用いられる．二重課題コストとは複数課題の同時遂行では単一課題施行時より処理能力が低下することを指し，健常者でもみられる．健常者が示す範囲を超えた二重課題コストは異常と判断される．しかし，脳損傷者では（上記②に関連して）すでに単一課題でも成績が低下していることが多い．そこで健常群と同等の単一課題成績が得られるように課題難易度が調整される（要求される処理速度を遅くする，作動記憶負荷や処理容量を緩和するなど）．通常，この操作を経た課題で得られた二重課題コストから分配性注意障害を診断する．しかし，（難易度補正をしたのだから）同一とはいえない課題の二重課題コストを単純比較してよいのか，その妥当性は十分に検証されていない．二重課題コストによらない二重課題パフォーマンスの評価も報告されているが，情報処理速度の低下が併存する分配性注意障害を的確に診断する方法は複雑で更なる検討が必要であろう[10,11]．

なお，脳機能画像のメタアナリシスによると，単一課題と比較してマルチタスク施行時には両側の背側前運動野，頭頂間溝，前頭弁蓋（特に右前頭弁蓋は島前部にかけて）と左側の下前頭溝〜中前頭回，下前頭回〜上側頭回の前部が活性化していた[12]．これらが二重課題処理要求の増大に対処する資源共有モデルの能動的，機能的適応プロセスを反映していると考えられた．背側前運動野の活性化は視覚性刺激の検出を促通する役割，頭頂間溝は背側前運動野への線維連絡があり刺激-反応マッピングへの関与が想定されている．また，前頭弁蓋〜島前部の賦活は二重課題条件で作動記憶情報の処理，選択性に関してその機能が亢進した結果と考えられている．

ERABI（Evidence-Based Review of Moderate-to-Severe Acquired Brain Injury）（https://erabi.ca/）のアルゴリズムでも推奨されているように，分配性注意障害に対するリハビリテーションとして二重課題が注目されている．Stablum らは注意，遂行機能障害の訴えはあるが，多くの机上検査が正常範囲にある

回復良好な脳外傷患者で二重課題によるリハビリテーションの効果を検討した[13]．訓練後，脳外傷群の成績が著明に改善し，訓練開始前に有意な増大を示した二重課題コストは健常者と差が見られなくなった．Couillet らの研究でも，分配性注意障害に対する 6 週間の二重課題訓練は単一課題訓練では得られない特異的効果を示した[14]．さらに行動観察評価でも分配性注意に関するスコアが改善していた．

■ 文献

1) Sohlberg MM, Mateer CA. Attention Process Training. Association for Neuropsychlogical Reseach and Development. Washintin DC. 1986.

2) 豊倉 穣，本田哲三，石田 暉，他．注意障害に対する Attention process training の紹介とその有用性．リハ医学．1992; 29: 153-8.

3) Fasotti L, Kovacs F, Eling P, et al. Time pressure management as a compensatory strategy training after closed head injury. Neuropsychol Rehabil. 2000; 10: 47-65.

4) Winkens I, Van Heugten C, Wade DC, et al. Efficacy of time pressure management in stroke patients with slowed information processing: a randomized control trial. Arch Phys Med Rehabil. 2009; 90: 1672-9.

5) 伊佐治友梨，豊倉 穣，上間貴史．軽度外傷性脳損傷後 8 年経過した症例に対する認知リハビリテーションの効果について．認知リハビリテーション．2020; 25: 30-7.

6) Cicerone KD, Goldin Y, Ganci K, et al. Evidence-based cognitive rehabilitation: systematic review of the literature from 2009 through 2014. Arch Phys Med Rehabil. 2019; 100: 1515-33.

7) Sohlberg MM, Avery J, Kennedy M, et al. Practice guidelines for direct attention training. J Med Speech-Language Path. 2003; 11: 19-39.

8) 日本脳卒中学会 脳卒中ガイドライン委員会，編．脳卒中治療ガイドライン 2021．東京: 協和企画; 2021.

9) Toyokura M. Selective deficit of divided attention following traumatic brain injury: case reports. Tokai J Exp Clin Med. 2012; 37: 19-24.

10) 豊倉 穣: 注意障害．In: 本田哲三，編．高次脳機能障害のリハビリテーション 実践的アプローチ．3 版．東京: 医学書院; 2016．p.64-94.

11) Toyokura M, Nishimura Y, Akutsu I, et al. Clinical significance of an easy-to-use dual task for assessing inattention. Disability Rehabil. 2017; 39: 503-10.

12) Worringer B, Langner R, Koch I, et al. Common and distinct neural correlates of dual-tasking and task-switching: a meta-analytic review and a neuro-cognitive processing model of human multitasking. Brain Structure and Function. 2019; 224: 1845-69.

13) Stablum F, Umiltà C, Mogentale C, et al. Rehabilitation of executive deficit in closed head injury and anterior communicating artery aneurysm patients. Psychol Res. 2000; 63: 265-78.

14) Couillet J, Soury S, Lebornec G, et al. Rehabilitation of divided attention after severe traumatic brain injury: a randomized trial. Neuropsycol Rehabil. 2010; 20: 321-39.

8章 ▶ 遂行機能障害，前頭葉機能障害

1 ▶ 各種の前頭葉機能および遂行機能の評価

森ノ宮医療大学 総合リハビリテーション学部言語聴覚学科 准教授　戸田淳氏

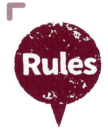

1 ▶ 前頭葉機能に関わる認知機能を整理する．
2 ▶ 複雑な前頭葉機能のスクリーニング検査を知る．
3 ▶ Wisconsin Card Sorting Test は，注意や概念の転換をみる指標となる．
4 ▶ 遂行機能によって生じる日常生活上の問題を評価する．
5 ▶ さまざまな前頭葉機能検査: 流暢性検査，ハノイの塔，ティンカートイテスト，迷路テスト．

 前頭葉機能に関わる認知機能を整理する

　前頭葉の機能は，大きく3つの領域に分けて論じられることが多い．すなわち，①背外側部，②内側部，③眼窩部である．背外側部は，ワーキングメモリや注意機能の制御に，内側部は自発的な行為・行動の開始，抑制，選択に，眼窩部は，意思決定や情動により大きく関わっているとされる．これらと関連が深い認知機能の1つに遂行機能がある．遂行機能は，日常生活場面で何らかの問題に遭遇し，それを解決するために動員される，一連の複雑な認知・行動機能の総称である．遂行機能が障害されると，物事を効率よく行うことが困難となり，家事，買い物，仕事など，日常生活のさまざまな場面で問題が生じる．この遂行機能には，①意思あるいは目標の設定，②計画の立案，③目的のある行動もしくは計画の実行，④効果的に行動するといった要素が含まれる．認知機能の階層性をわかりやすく示した神経心理ピラミッドでは，下の階層にある機能は，その上にある階層すべての機能に影響を及ぼしていると解釈される[1]．この仮説に従えば，遂行機能は，より上位に位置し，

効率的に機能するためには，その下位にある情報処理や注意，抑制，発動性といった多くの前頭葉機能と密接に関わっていると考えられる．

Rule 2　複雑な前頭葉機能のスクリーニング検査を知る

　前頭葉の機能は，思考，判断，計画，創造，注意，抑制，コミュニケーションと人間の高次の活動に大きく関わっている．この複雑な前頭葉機能を調べるスクリーニングに Frontal Assessment Battery（FAB）がある．FAB は，①類似性の理解（概念化），②語の流暢性（思考の柔軟性），③運動系列（運動のプログラミング），④葛藤指示（干渉刺激に対する敏感さ），⑤Go/No-Go 課題（抑制コントロール），⑥把握行動（環境に対する被影響性）の 6 つの下位検査から構成されている．18 点満点で，点数が低いほど障害が重度となる．施行が簡便で所要時間も 15 分以内で済むことから，臨床現場で広く用いられている．

Rule 3　Wisconsin Card Sorting Testは，注意や概念の転換をみる指標となる

　Wisconsin Card Sorting Test（WCST）は，前頭葉背外側部の障害でカテゴリー変換に困難が生じた症例が報告され[2]，前頭葉機能の評価法として注目されるようになった．いったん形成された概念や心の構え（セット）から他の概念や心の構えに移ることが困難になることを概念またはセットの転換障害という．WCST は，この側面の代表的な検査法とされ，思考の柔軟性を調べる検査ともいわれる．本邦では，鹿島，加藤らが開発した WCST Keio Version（KWCST）が使用されている[3]．WCSTは，赤・青・黄・緑の 4 色の「色」，三角・星・十字・円の 4 種類の「図形」，1～4の 4 つの「数」のいずれかの属性によって分類する課題である［図 1］．被検者は，この「色」「形」「数」の 3 つのカテゴリーのいずれかに従って，検者の「正しいです」「違います」のフィードバックを手掛かりに決められた枚数を分類していく．決められた枚数の分類が終了すると，予告なしに次の分類カテゴリーに移っていく．48 枚のカードが置かれるまで行い，達成されたカテゴリー（Categories Achieved: CA），直前の誤反応と同じカテゴリーへの分類を続けるネルソン型保続（Perseverative errors of Nelson: PEN），2 枚以上 5 枚以下の連続正答の後に誤反応が認められるセットの維持困難（Difficulties of Maintaining Set: DMS）などを採点し評価する．

1. 各種の前頭葉機能および遂行機能の評価

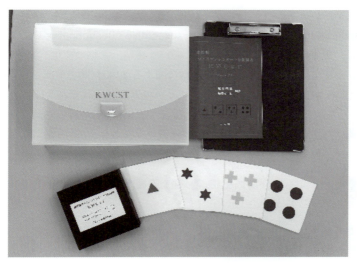

［図1］ KWCST

Rule 4　遂行機能によって生じる日常生活上の問題を評価する

　遂行機能障害症候群の行動評価法（Behavioural Assessment of the Dysexecutive Syndrome: BADS）は遂行機能によって生じる日常生活上の問題を評価するための検査である．実生活の活動に類似した6種類の下位検査と遂行機能障害に関する質問表（The dysexecutive questionnaire: DEX）から構成されている．BADSは，遂行機能障害を定量的に評価できる検査バッテリーである．規則変換カード検査は，トランプの分類検査であり，思考の柔軟性を評価する．行為計画検査は，水を入れて蓋をしたビーカー，底にコルクの入った試験管，L字型の針金などを提示して，試験管の底にあるコルクをいくつかの道具を用いて，規則を破ることなく取り出す課題である．この課題では，問題解決過程の手順を評価する．かぎ探し検査は，紙に描かれた正方形の中で，鍵を落としたと仮定して，かぎを探し出す手順を描いてもらう．これは，解決策が複数に存在する自由な問題解決能力を評価する．動物園地図検査では，規則に従いながら，動物園内の目的地を訪れる道順を考える課題であり，問題解決における計画能力やフィードバックを利用する能力を評価する．修正6要素検査では，口述課題，呼称課題，計算課題をそれぞれ2種類，合計6つの課題を10分間で，すべてに手をつけることが求められる．計画能力や注意の分配能力

などを評価する.

・遂行機能障害に関する質問表（The dysexecutive questionnaire: DEX）

DEX は，患者用と家族用の質問紙があり，「感情，人格の変化」「動機づけの変化」「行動の変化」「認知の変化」の 4 領域に関する 20 の質問で構成されている．日常生活上の行動評価を詳細に分析することができる．それぞれ 5 段階の評価尺度（「まったくない」から「ほとんどいつも」までを 0〜4 点に対応させる）で採点され，80 満点で評価する．得点が高いほど障害が重度となる.

Rule 5　さまざまな前頭葉機能検査: 流暢性検査，ハノイの塔，ティンカートイテスト，迷路テスト

1）流暢性検査

流暢性課題は，発散性思考を測定する課題とされ，言語流暢性課題，デザイン流暢性課題，アイデア流暢課題がよく知られている．言語流暢性課題には，文字流暢性課題と意味カテゴリー流暢性課題がある．文字流暢性課題は，指定された文字から始まる単語を，意味カテゴリー流暢性課題では指定されたカテゴリーに属する単語をそれぞれ 1 分間にできるだけ多く表出する課題である．これらの言語流暢性課題は，特別な器具を必要とせず比較的短時間に施行できる検査であり，認知症や高次脳機能障害のスクリーニングとしてよく用いられる[4]．デザイン流暢性課題では，無意味な抽象図形をできるだけ多く描くことが求められる．課題には，自由に描かせる第 1 施行と，画数が 4 画と制限される第 2 施行とがある．アイデア流暢性課題は，使用済みのペットボトルの再利用の方法など，できるだけ多くのアイデアを考えることが求められる．ペットボトルの本来の用途からかけ離れた発想が，どの程度多く表出されるかを評価する.

2）ハノイの塔 ［図 2］

ハノイの塔とは，3 本の棒に配置された大きさの異なる円盤を指示された位置に動かす課題である．その際，①円盤を別の棒に移す，②円盤は，1 回に 1 枚ずつしか動かせない，③小さい円盤の上に大きい円盤を置くことはできない，の規則に従って課題を行う．最小移動回数は，2 の n（円盤の数）乗－1 回で求めることができる．被検者は，できるだけ少ない移動回数で円盤を別の棒に移すことが求められる．この課題は，プランニング，計画の実行，フィードバックなどの機能を要する.

1. 各種の前頭葉機能および遂行機能の評価

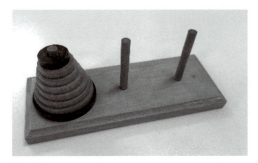

［図2］ハノイの塔

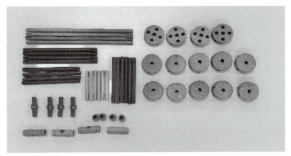

［図3］ティンカートイテスト

3) ティンカートイテスト［図3］

　ティンカートイテストは，流暢性課題と同様に発散性思考を評価する目的で考えられた検査である．ティンカートイは，米国では街の玩具店で購入できる一般的な子供の玩具である．課題の内容としては，ホイール，スティック，コネクターなど形の異なる部品を組み合わせて作品をつくる．ティンカートイテストでは，所定の50ピース（スティック24本，ホイール14個，コネクター4個，ポイント4個，キャップ4個）の部品を使用し，制限時間なしに，好きなものを自由に作ってもらう．課題の説明や操作方法も行いやすく，遂行機能をある程度定量化して示せるなどの利点がある．つまり①自分で目標を決め（何を作るか），②計画を立て（どの部品を使うか），③実際に課題を遂行し（組み立てる），さらに④効果的に行動する（失敗の修正）能力などの遂行機能に関わる側面を評価することができる．

4）迷路テスト

迷路は計画性と先を予測する能力の評価に適しており，様々なタイプの迷路課題が考案されている．被検者には，迷路のスタート地点から鉛筆を離さないように，できるだけ早く正確にゴール地点にたどり着くことが求められる[5]．評価は，誤り数と所要時間の測定により行う．課題の特性より，プランニングや予測の能力のほかに，注意機能や視空間認知能力も要する．

1 STEP UP

アルツハイマー型認知症の特徴的な症状は健忘症状であるが，遂行機能障害も疾患過程のごく初期から認められるとされている．米国精神医学会の診断であるDSM-5-TR（精神疾患の診断・統計マニュアル第5版改訂版）では，認知症の診断基準の項目に遂行機能障害が含まれ，健常群と軽度認知障害（MCI）の鑑別においても遂行機能障害は注目されている．遂行機能は，高次の認知機能であり，日常生活と密接に関連した機能である．認知症を含め遂行機能評価においては，日々の行動評価も適切に行い，総合的に評価していくことが求められる．

■ 文献

1) 立神粧子，大橋正洋．治療体験記 ニューヨーク大学医療センター・ラスク研究所における脳損傷者通院プログラム―「脳損傷者通院プログラム」における前頭葉障害の補填戦略（前編）．総合リハ．2006; 34: 1000-5.
2) Milner B. Effects of different brain lesions on card sorting. Arch Neurol 1963; 9: 90-100.
3) 鹿島晴雄，加藤元一郎．前頭葉機能検査: 障害の形式と評価法．神経研究の進歩．1993; 37: 93-110.
4) 戸田淳氏，藤田郁代．アルツハイマー型認知症患者における言語流暢性と意味処理の関連性の検討．言語聴覚研究．2021; 18: 16-23.
5) 三村 將．遂行機能．In: 鹿島晴雄，種村 純，編．よくわかる失語症と高次脳機能障害．大阪: 永井書店; 2003．p.387-95.

8章 遂行機能障害，前頭葉機能障害

2 高次脳機能障害者に対する包括的プログラム

国立障害者リハビリテーションセンター病院 第三診療部長　浦上裕子

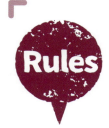

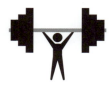

1▶ 神経心理学的リハビリテーションの原理①：高次脳機能障害によって生じる活動の制約を改善し，社会への再統合を目標とする．複数の専門職でチームを編成し，連携してアプローチを行う．

2▶ 認知神経心理学的理論：高次脳機能には階層性がある．基盤となる機能から要素的神経機能，要素的高次脳機能を評価し，全体を統合する機能を判断する．

3▶ 神経心理学的リハビリテーションの原理②：プログラム後のコンプライアンスを高めるために自己効力感に働きかける．

4▶ 行動変容理論：「障害に対する自己意識の欠損」に焦点をあてたグループ訓練を導入する．

5▶ 神経心理学的リハビリテーションの原理③：家族の不安や孤立感を軽減し，自尊意識を高めるために，教育的支援と心理的支援を行う．

 神経心理学的リハビリテーションの原理①
高次脳機能障害によって生じる活動の制約を改善し，社会への再統合を目標とする．複数の専門職でチームを編成し，連携してアプローチを行う

　人間が日常生活を送る上では，社会も含めたさまざまな「機能」が必要になる．これらの機能は双方向（相互に作用するもの）であり，脳損傷によって心身機能や身体構造に変化が生じると，活動や参加にも制約が生じる．国際生活機能分類（International Classification of Functioning, Disability and Health: ICF）では，生活機能は「心身機能・身体構造」「活動」「参加」に分類され，それぞれが「健康状態」

と密接な関係がある．リハビリテーションでは，疾病によって生じた機能障害による活動の低下，参加の制約を評価し，生活歴や社会経済的環境・家庭環境を配慮したうえで，目標をたてる．活動の向上をはかり，参加の制約を最小限として目標を実現するための訓練プログラムを実施する．一定期間後に再評価し，結果に応じて目標・プログラムに修正を加える．これを繰り返すことで，社会への再統合に到達する[1]．

リハビリテーション介入は，複数の専門職（理学療法士，作業療法士，言語聴覚士，臨床心理士，運動療法士，医療ソーシャルワーカー）でチームを組む．必ずしも全ての職種がそろっている必要はないが，できるだけ多くの職種の関与を促す．高次脳機能障害は複数の機能が関与しているために，分担して評価を行い，チームで定期的なカンファレンスを行い，評価結果を参考として目標を設定し，機能回復，代償手段の導入，環境調整などのリハビリテーション介入を行う．さまざまな視点から，参加の制約を改善できる支援策（たとえば記憶障害のために単独での移動が困難な場合，移動支援などを利用して通所施設を利用するなど）を整備していく[2]．

認知神経心理学的理論
高次脳機能には階層性がある．基盤となる機能から要素的神経機能，要素的高次脳機能を評価し，全体を統合する機能を判断する

高次脳機能には階層性があり[3]，基盤となる機能（全般性注意，情動など），要素的な機能（言語，記憶など），それらを統合する機能（遂行機能）からなる．下位の機能が大きく障害されている場合にはそれより上位の機能を細かく評価することが難しいため，高次脳機能評価は，基盤となる機能（意識・全般性注意・情動）から評価することが原則である．

全般性注意機能は，見当識，順唱，100-7課題で評価できる．見当識は，おおまかな日付・季節，自分がいる場所，周囲の人を認識できているかで評価する．順唱は，数字を1秒に1つずつ言い，直後に繰り返してもらう．健常者では7桁，高齢者では4，5桁はできる．それ以下の場合は注意障害を疑う．100-7課題は，100から7ずつ暗算で引いていく．注意機能が著しく障害されている場合は，刺激を加え，注意機能の向上を目的とした介入から始める．

情動も基盤となる機能であり，障害が強い場合には，それより上位の機能を評価することができない．情動には，活動性が高まる場合（多弁・興奮・多幸的・脱抑

制的など）と，活動性が低下する場合（アパシー・うつなど）がある．感情のコントロールができず，急に怒り出したり泣き出したりする場合もある．情動は，行動観察でも評価することができる．

　要素的な機能としての言語は，自発語・聴覚的理解・呼称・復唱・読み書きの能力を評価する．記憶の評価には，記銘させ，直後に想起させる，時間がたってから想起させる課題がある．想起できない場合，選択肢があれば想起できるかどうかも評価する．

　これらの個々の高次脳機能に問題がなくても，それらを統合して目的にあった行動をとれないことがある．統合する機能の障害（遂行機能障害）は生活や社会の場面で顕著にあらわれる．

　生活の場面で問題となる社会的行動障害の代表的な症状として，「周囲の状況に応じて自分の行動や発言をコントロールすることができない，その場にふさわしい行動がとれない，自己中心的となり，行動を修正できない」などがあげられる．

　遂行機能障害や社会的行動障害は，訓練場面や検査結果だけではその全体を評価できないため，日常生活や就労の中であらわれる症状を評価し，対応策を考えることが必要となる．

 神経心理学的リハビリテーションの原理②　プログラム後のコンプライアンスを高めるために自己効力感に働きかける

　訓練プログラムを成功させる重要な要素はプログラム後のコンプライアンスである．コンプライアンスとは与えられた治療や指示を患者がどれだけ遵守するかを示す用語であるが，リハビリテーションにおいては，患者が医療者の「指示に従う」ことではなく，「自発的に」訓練に参加できるように指導することが，プログラムの成功につながる[4]．

　患者が自己効力感を高め，自分がプログラムの主体であるという感覚をもって参加できるように，医療従事者は以下に配慮する．①患者が目的をもって自発的にプログラムに参加し，続けるモチベーションをサポートする，②患者と訓練スタッフとの結びつきを強める．

　プログラム開始早期の段階では誤りなし学習を用いて患者が成功体験を経験し，そのタスクができるという確信をもてるようにする．訓練処方は，中等度以上の記憶障害患者には，誤りなし学習が有効であり，初期の段階からエラーを最小にする

307

形でプログラムを進め，これから改善する潜在的な能力があることを実感させる．一方で日常生活に支障があることに気がつき，それを補って「復職したい」などの具体的な目的をもてるように介入する．患者と似たケースの成功例を提示することも方法である．

　治療者と患者の良好な人間関係を築くことが，患者のプログラム参加に大きく影響する．治療者と患者でリハビリテーションの方法とゴールに合意することであるが，そのためには，患者の話を傾聴し，共感し，認め，どうすればよいかを一緒に考える．その中で，患者の意志を確認し，患者自身からゴールと回復へのポジテイブな言葉を引き出し，リハビリテーションの目標につなげていく．

　通院しやすい施設で，家族や友人，職場などが，協同してプログラムの計画に積極的かつ対等の立場で参加できるよう環境調整することも必要である．

　訓練頻度は，一定の回数のセッションを比較的短い期間に行う集中訓練（休まずに10回）と，比較的長い期間にわたって分散させて行う分散訓練（2分の休憩をはさんで10回連続）がある．複雑な認知機能のタスクでは，学習の初期には集中訓練を行う方が効果的とも言われている．

 行動変容理論
「障害に対する自己意識の欠損」に焦点をあてたグループ訓練を導入する

　脳損傷後に生じる自己意識性の障害や自尊心の低下は，自己の脳損傷を理解することによって改善する．少人数のグループで脳損傷に対する理解を深めるグループ訓練を経験することによって，認知障害に対する不安や孤立感が減少し，相手の立場に立った言動が増える[5]．

　高次脳機能障害者に対するグループ訓練に期待される効果には以下の3つがある．
① 安心できる環境を保障することで，モチベーションを高めてリハビリテーションに参加できるようになる．グループ訓練では，当事者間，当事者とスタッフ間で共感的な雰囲気を作りやすい．自己の障害（遂行機能障害やコミュニュケーション障害，情動制御困難など）を他者に開示し，他者と共有し，肯定される機会を持つことで障害認識が向上し，リハビリテーションに対するモチベーションが得られ，グループへの帰属感が高まる．
② 課題に対して参加者の意見交換や役割分担，計画・実行・反省を経験することで対人技能の向上につながる．他人の行動をみることで，集団の中での自己の振る

2. 高次脳機能障害者に対する包括的プログラム

舞い（脱抑制的言動など）の問題について認識が深まることがある．
③障害への気づきから対処行動を獲得しようという行動変容につながる．そのためには現実に近い，実際の体験の中で出された結果を本人にフィードバックして，現実検討をすすめる．高く評価できる側面をさがし，否定的なフレーズを使わずに伝える「ポジテイブ・フィードバック」が効果的である．失敗を許容するのではなく，失敗体験を繰り返さないように指導することが対処行動につながっていく．

作業療法士と言語聴覚士によるグループ訓練と個別訓練を併用し，「障害の自己認識が深まった」症例を提示する[6]．

症例: 外傷性脳損傷（両側前頭〜側頭葉）による記憶障害・注意障害あり，受傷から38日目で転院となり，リハビリテーションを開始した．

症状: 記憶障害（記銘力・作動記憶の障害）から予定を忘れ，予定どおりに行動できないが，代償手段を活用することができない．注意障害によるケアレスミス・拙速さ・信号の見落としがあるも，それに本人が，気が付かず，障害の自己認識が低下していた．

個別訓練: 個別訓練で，「予定時間を忘れる」ことに対して，メモリーノート導入指導を開始した．出来事の記載も促したが，「今書かないとだめですか？」と必要性を感じない発言が認められた．それでも「その場で記載するように」繰り返し促すことで，障害認識の向上に働きかけた．

グループ訓練: 64病日目からグループ訓練（週1日80分，障害の自己認識改善と対人関係技能向上を目的とし，復職・復学を目標とする高次脳機能障害者3〜4名に対して作業療法士3名，言語聴覚士2名で対応）を並行して開始した．

① メモ取り課題

　患者は文章を聞きながらメモをとり，内容についてのスタッフからの質問にメモをみて答える．自分と他の参加者の回答を比較することで，自分の聞き逃しを確認することができる（自他のパフォーマンスの比較からミスへの気づきが深まる）．参加者同士で受傷前後を比較した体験や対処方法の意見交換を行う中で，受傷後の自分の変化（自分ではできたと思っていたが違った，聞き逃しが多い，ほかの人はもっとできている）に気づき，その思いをスタッフと共有することができた．

② 問題解決型ゲーム（単語ビンゴ）

このゲームは，テーマに沿った語（例えば都道府県名）をビンゴシートに書き出す．順番に1つずつ答えを言い，ビンゴの要領で列が完成した方が勝ちである．「ビンゴシートに同じ県名を重複して書かない，「リーチ」と忘れずに言うという行動」を目標とし，その達成度を自己予測し，ゲームの中で実際の達成度を自己評価する．予測と実際の達成度を比較し，その差について参加者同士で意見交換する中でお互いの対策を取り入れていく．

このグループ訓練を通して体験的気づき（メモ取り課題で抜け落ちてしまう）から，自発的な対策（職場用にメモ帳を準備し，必要なことをその場でメモする）が実行できるまでに行動が変化し，試験出社から復職となった［図1］．

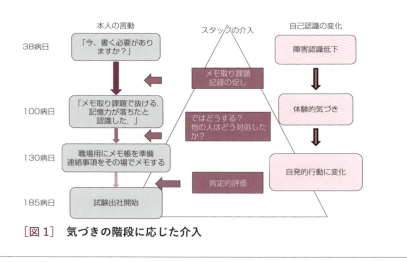

［図1］ 気づきの階段に応じた介入

　神経心理学的リハビリテーションの原理③
Rule 5　家族の不安や孤立感を軽減し，自尊意識を高めるために，教育的支援と心理的支援を行う

高次脳機能障害者の家族は，長い時間さらされるストレス状況から，混乱し，喪失感を抱き，不安が大きくなる．従来の役割に加えて日々の対応をしながら，代弁・交渉役を担うなどいくつもの役割が課される．入院生活では体験の機会が限られるため，問題が見えづらく，家族ですら問題に気がつかず，適切な支援につながらないことが多い．

2. 高次脳機能障害者に対する包括的プログラム

家族への心理教育には，教育的支援（情報提供や問題への対処能力を高めるための学習支援）と心理的支援（ストレスや孤立感の軽減，自尊意識の回復）の2つの側面がある．

教育的支援には，高次脳機能障害についての医学的知識，リハビリテーションの内容とその意義，コミュニュケーションのとり方，社会福祉制度などについて家族に講義を行う方法がある．

心理的支援には，少人数の家族でグループを形成し，問題点や解決方法を話し合う方法がある．このグループ討議では，リハビリテーションにかかわる療法士がファシリテーターとなってプログラムを進行させる．参加する家族の中には，高次脳機能障害に対する理解が深い家族もいれば混乱している家族もいる．ファシリテーターは，参加者の主体性を引き出し，話しやすい雰囲気を作り，聞き手としての役割（うなづく，共感する）につとめ，知識と体験が結びつき，体験からの気づきを促していく．歩んで来た道やこれから進む道を前向きに相談しあえる場を提供し，その中で家族の気持ちが楽になり，何とかやっていけそうだと思い，家族がもつ力を最大限発揮できるよう，エンパワメントすることが重要である．

1 STEP UP

高次脳機能障害に推奨される治療モデル

高次脳機能障害は，受傷・発症からの時間経過で変化するが，特に発症から6カ月の間の回復が著しい．症状は生活の中では目立たなくなることはあっても，社会的な場面や環境，周囲との対人関係の中で顕著となり適応障害をきたす場合がある．高次脳機能障害に対応するための治療モデルは，急性期治療，回復期リハビリテーション，生活訓練，就労移行支援，職業リハビリテーション，地域生活と，受傷・発症から，途切れることなくリハビリテーション治療や支援を連続させて社会復帰まで支援することが理想である．これを1つの施設で完遂することは不可能なため，医療から福祉へと支援が途切れないように橋渡しをする支援コーデイネーターの役割が重要となる．復職支援においては，本人と職場と医療機関，就労支援事業所，障害者職業センターとの間の連携や調整を円滑に行うために，医療ソーシャルワーカーが両立支援コーデイネーターの役割を果たすことが望ましい．

高次脳機能障害プログラム

　脳外傷者に対する環境志向（milieu-oriented）的アプローチである包括的デイトリートメント（Comprehensive Day Treatment: CDT）は，米国ニューヨーク大学（NYU）ラスク研究所の Ben-Yishay と Prigatano によって提唱された脳損傷によって生じた「障害に対する自己意識の欠損」に焦点をあてたプログラム（The Brain Injury Day Treatment Program）である．訓練プログラムは，以下の 6 つが原則である[7]．

　①認知機能（メタ認知・神経行動的障害），対人関係，心理社会的，情動的問題に着目し，焦点をあてた訓練を行う．②統合された学識のある専門職による（transdisciplinary team）チームを組む．③自己意識，受容，そして社会的技能に焦点をあてる．④家族や大切な人を加える．⑤職業訓練や独居に挑戦する．⑥系統的に帰結を評価する．

　脳損傷によって生じる壊滅的な反応を防ぎ，学習環境への挑戦を避ける生体防御反応を克服する．参加が制約されると保たれている能力を活用する機会をも失う．個々の欠損を最適に補いながら，再び生産的活動ができるように支援する．患者が自己尊厳を取り戻し，リハビリテーションが終了した後の人生における意義を獲得することが包括的リハビリテーションのゴールである．

■ 文献

1) 国立障害者リハビリテーションセンター高次脳機能障害情報支援センター．高次脳機能障害の標準的リハビリテーションプログラム．〈http://www.rehab.go.jp/brain_fukyu/how04/rehab/〉（2023 年 8 月 31 日閲覧）

2) 浦上裕子．第 5 章 リハビリテーション（回復期）．In: 飛松好子，浦上裕子，編．国立障害者リハビリテーションセンター　社会復帰をめざす高次脳機能障害リハビリテーション．東京: 南江堂．2016．p107-16．

3) 森 悦朗，三谷洋子，山鳥 重．神経疾患患者における日本語版 Mini-Mental State テストの有用性．神経心理学．1985; 1: 82-90．

4) Lemoncello R, Leer EV．第 3 章 訓練効果を左右する要因．In: Sohlberg MM, Turkstra LS. 村松太郎，監訳．認知リハビリテーション実践ガイド．東京: 医学書院; 2015．p.58-72．

5) 山本正浩，浦上裕子．青年期にある高次脳機能障害者に対するリハビリテーション．作業療法ジャーナル．2021; 55: 1025-9．

6) 百瀬瑞穂，小野久里子，山本正浩，他．作業療法士・言語聴覚士協働による高次脳機能障害に対するグループ訓練と個別リハビリテーションを併用し障害の自己認識が深まった例．言語聴覚研究．2021; 18: 198-9．

7) Malec JF. Impact of comprehensive day treatment on societal participation for persons with acquired brain injury. Arch Phys Med Rehabil. 2001; 82: 885-95.

9章 ▶ 行動障害

1 ▶ 意欲・発動性障害の評価方法・標準意欲評価法

川崎医療福祉大学 リハビリテーション学部言語聴覚療法学科 助教　小浜尚也

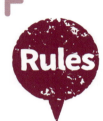

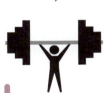

1 ▶ アパシーを理解する：意欲障害が一次的に生じる病態で，うつ病や認知症とは異なる症状である．

2 ▶ アパシーの3型分類：情動感情処理障害，認知処理障害，自己賦活障害のタイプがある．

3 ▶ アパシーの評価：日常生活場面の行動評価と既存の評価法を用いる．

4 ▶ 日常生活場面の行動評価：病棟生活や面接からの行動評価，家族情報が重要である．

5 ▶ アパシーの評価法：詳細な評価は標準意欲評価法，簡易的な評価はやる気スコアを用いる．

　意欲・発動性障害を理解するために，まず，用語の整理を行いたい．本邦には「意欲の障害」，「発動性の障害」，「自発性の障害」という用語がある．厳密には，「意欲の障害」は心理的側面，「発動性の障害」は身体的側面を含む心身の駆動力，「自発性の障害」は意欲も発動性も含む中間的概念の意味合いを有している[1]．国際的には，意欲・発動性障害の用語として「アパシー」が一般的であり，近年はわが国でも普及しつつある．そこで本章では，意欲・発動性障害を「アパシー（Apathy）」と称し，その定義と評価法を中心に解説する．

Rule 1　アパシーを理解する：意欲障害が一次的に生じる病態で，うつ病や認知症とは異なる症状である

　アパシーは脳損傷患者の約1/3にみられ，高い有病率を示す症状である[2]．また，リハビリテーションへの参加[3]，認知機能低下[4]，患者のQOLにも深刻な影響を及ぼす可能性がある[5]．したがって，脳損傷患者のアパシーの評価および治療は非常

に重要である．しかし，アパシーの定義や診断基準には未だ混乱がみられ，国際疾病分類（ICD-10）においてもアパシーの項目はない．複雑なアパシーの理解のためには，アパシーの定義を押さえることが重要である．アパシーは，主に認知的，行動的，感情的な変化を伴う，意欲の低下や目標指向行動の障害と定義される[6]．重要なことは，アパシーはうつ病や認知症による意欲障害とは区別される病態である．つまり，意欲障害が他の原因から二次的に生じるのでなく，一次的に生じる場合のみがアパシーと定義される．また，アパシーは自分の障害に対し病識が欠如し，悲観的な反応を示さないことも大きな特徴である．

Rule 2　アパシーの3型分類: 情動感情処理障害，認知処理障害，自己賦活障害のタイプがある

　アパシーの分類において最も影響力があるのは Levy and Dubois（2006）[7]の3型分類である．第1のタイプは情動感情処理障害によるアパシーである．このタイプは，情動と行動を結びつけることができないために目標指向行動が減少する．第2のタイプは，認知処理障害によるアパシーである．このタイプは，認知機能の障害により行動計画が立てられず，結果的に目標指向行動が減少する．第3のタイプは，自己賦活障害によるアパシーである．このタイプは最も重度のアパシーを呈し，そもそもの思考や行動を開始することが困難なタイプである．残念ながら，実臨床ではアパシーの病変部位は不均一に分布しているため，この理論を支持する根拠は未だ乏しい．しかし，アパシーの症状理解を促すうえでは大変有用な分類である[表1]．

[表1] Levy and Dubois（2006）のアパシー3型分類

	機序	障害部位	特徴
情動感情処理障害によるアパシー	情緒的感情的な情報による行動制御の障害	眼窩部・内側前頭前野	感情鈍麻，興味喪失
認知処理障害によるアパシー	行動計画を立てるのに必要な認知機能の障害	背外側前頭前野，尾状核背側部	遂行機能障害
自己賦活障害によるアパシー	行動完遂に必要な思考や行動の自己賦活の障害によるアパシー	両側尾状核，両側淡蒼球内側部，視床背内側部，背内側前頭前野，帯状回前部，前頭葉深部白質	自己賦活は低下しているが，外的刺激による反応は良好

(Levy R, et al. Cereb Cortex. 2006; 16: 916-28[7].)

1. 意欲・発動性障害の評価方法・標準意欲評価法

Rule 3　アパシーの評価: 日常生活場面の行動評価と既存の評価法を用いる

　アパシーは目標指向行動の減少として現れる意欲の障害である[7]．目標指向行動の減少は，患者の生活歴，病前の社会的環境を考慮する必要があるため，患者の以前の機能レベルとの関係で定義される．例えば，元々外向的な性格で趣味活動を活発に行っていた人が，受傷後は会話に興味を示さず趣味活動への興味喪失を示す場合，アパシーを疑う．しかし，病前から内向的な性格で活動性が低い生活歴の患者の場合は，たとえリハビリテーションに興味を示さないとしても判断が難しい．実際に筆者は，リハビリテーションは勿論，食事や入浴などの日常生活動作（ADL）にも興味を示さない患者を経験した．その背景要因としてアパシーを疑ったが，実は（身体・認知機能は正常にも関わらず）病前から全て妻が食事や入浴介助をしていた例であった．このように，基本的には病棟生活での目標指向行動の減少で診断が可能だが，病前の機能レベルの情報収集も重要である．

　アパシーの定義は国際的に統一されていないため，アパシーの診断基準には混乱が見られる．しかし，アパシーの症状理解のためには客観的評価が必須である．特に，日常生活場面の評価ではアパシーの診断が難しい場合，アパシーの症状を客観的，量的に捉えたい場合は，客観的評価法が有用である．ここでは，現在の主要なアパシーの評価法を紹介する ［表2］．

Rule 4　日常生活場面の行動評価: 病棟生活や面接からの行動評価，家族情報が重要である

　アパシーは基本的に日常生活行動の中から診断可能である．そのためには，病棟生活およびリハビリテーション時の両方から判断することが重要である．これは，筆者の経験から，リハビリテーション中は集中して意欲的に課題に取り組むものの，病棟生活では目標指向行動が極端に減少する例が少なくないためである．いずれにしても，病前の生活歴との比較が必要なため，家族情報は必須である．以下に，日常生活行動での観察 Point を場面別に解説する ［図1］．

1）面接場面

　アパシーは感情が生じにくい（主観的感情生起の障害）ため，感情の変化が乏しくなる（感情の平板化）．これは面接時の表情変化の乏しさとして観察される．会話中

[表2] アパシーの評価法

	作成者	評価形式	内容	特徴
Apathy Evaluation Scale (AES)[9]	Marinら (1991)	本人への質問紙	18項目（英語）	介護者評価版，自己評価版など様々なVersionがあり，国際的に最も広く使用されている
Apathy Evaluation Scale 介護者評価の日本語版（AES-I-J）[10]	葛西ら (2014)	介護者による行動評価	18項目（日本語）	AESの介護者評価版（AES-I）の日本語版
Apathy Scale[11]	Starksteinら (1992)	本人への質問紙	14項目（英語）	AESの短縮版
やる気スコア[12]	岡田ら (1998)	本人への質問紙	14項目（日本語）	Apathy Scaleの日本語版
標準意欲評価法（CAS）[13]	日本高次脳機能障害学会 (2006)	面接，質問紙，行動評価	面接，観察項目など5つの側面から評価（日本語）	わが国で作成された評価法であり，包括的評価が可能
Neuropsychiatric Inventory (NPI)[14]	Cummingsら (1994)	介護者による行動評価	「無為・無関心」の項目のみに相当（日本語）	認知症の周辺症状（BPSD）の包括的評価法

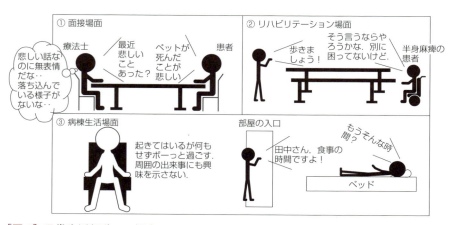

[図1] 日常生活行動での観察 Point

1. 意欲・発動性障害の評価方法・標準意欲評価法

に不自然なほど無表情で話し続ける場合，アパシーを疑う．また，自身の障害に対して，必要な悲観的反応（落胆や悲しみ）があるかを確認することが重要である．例えば片麻痺患者では，身体麻痺に対する最低限の病識や悲観的反応の有無を観察する．

アパシーと混同されやすい病態失認との鑑別も重要である．病態失認は「自分の障害を認識できない」状態を指すため，障害を認識できない結果として，障害に対する悲観的反応が生じない．一方，アパシーは「自分の障害を最低限認識しているが，その障害に対する適切な感情反応が生じない」状態を指す．例えば，病態失認の患者は片麻痺があるにもかかわらず，自分は麻痺していないと主張する．一方で，アパシーの患者は片麻痺を認識しつつも，「退院後も普通の生活が送れる」や「特に気にしていないし困っていない」といった非現実的な態度を示すことがある．このような症状の違いを見極めることで，適切な診断と治療方針を立てることが可能となる．

2）リハビリテーション場面

多くの入院患者の場合，第1の目標は退院である．つまり，患者の目標指向行動は「退院に向けた治療（リハビリテーション）への取り組み姿勢」から観察できる．元の生活と異なり様々な制限がある病棟生活は，患者に大きなストレスを与える．そのため，いち早く元の生活に戻るために，通常は入院の原因である機能障害の改善に努めるものである（例外もある）．アパシーの場合，自身の機能障害を認識しているものの，それがなぜ困るのか，なぜ悲しいのかがわからず，リハビリテーションに意欲的に取り組めない．「いま興味を持っていることはありますか？」「自分の健康状態に興味がありますか？」の質問からも確認できる．

3）病棟生活場面

病棟生活内の日課に対する管理能力や興味・関心事項の有無から確認する．病棟での様子を多職種から収集し，寝たきりで何もしない，何もせず空虚に過ごしている，入浴や食事の準備が自らできない，テレビが好きだったのに見ない，などの行動所見があればアパシーを疑う．

アパシーの評価法: 詳細な評価は標準意欲評価法，簡易的な評価はやる気スコアを用いる

アパシーの評価法は複数存在し，［表2］に示した評価法一覧はその一部である．

患者の認知機能や言語機能によっては実施困難な評価法があるため，患者の状態や用途に合わせて選択することを推奨する．その中でも，標準意欲評価法（Clinical Assessment for Spontaneity: CAS）は現段階で最も客観性に優れた包括的評価法といえる[8]．CAS の大きな特徴は，他覚的，自覚的（主観的），行動観察的な視点での評価や，「意欲の障害」と「発動性の障害」の両方の側面の評価が可能なことである．加藤ら（2006）の報告に基づき，CAS の評価項目を以下に解説する[13]．

①面接による意欲評価スケール: 患者との面接を通して意欲を評価する．患者の表情や仕草，患者の関心事項，反応の仕方など，多数のチェック項目から構成されている．

②質問紙による意欲評価スケール: 患者が主観的に自己の意欲評価を行う．質問項目は 33 項目で構成され，「よくある」「少しある」「あまりない」「ない」で回答する．

③日常生活行動の意欲評価スケール: 評価者が患者の意欲を日常生活の行動項目別に観察評価する．食事，排泄，整容動作，テレビ・新聞を見る，挨拶をするなど，16 項目の日常生活行動を評価する．

④自由時間の日常行動観察: リハビリテーション以外の時間などの患者の自由行動を，具体的に記録・観察する．その行為を，1; 意欲的・能動的・生産的行為，自発的問題解決行為，2; 自発的行為，習慣的行為，3; 依存的生活，4; 無動，の 4 段階で質的に評価する．

⑤臨床的総合評価: 臨床場面における総合的印象に基づき評価する．0; 通常の意欲がある，1; 軽度の意欲低下，2; 中程度の意欲低下，3; 著しい意欲低下，4; ほとんど意欲がない，の 5 段階評価を行う．

1 STEP UP

アパシーの治療法: rTMS，行動療法，認知療法が効果的である．

アパシーの治療法における質の高いエビデンスはない[15]．しかし，これまでに多くの研究者がアパシーの治療を重視し取り組んできた．ここでは，これまでに示されたアパシーの治療法について，非薬物療法に焦点をあて解説する．

反復経頭蓋磁気刺激（rTMS）: rTMS はアパシーの治療法として最も効果がある．前部帯状回と内側前頭前野に対する高周波 rTMS は，5 日後にアパシーの改善をもたらした[16]．また，アパシーの非薬物療法の論文におけるメタ解析から，

rTMS，認知療法，音楽療法，行動療法のうち，rTMS が最も高い有効性を示している[17]．

行動療法: 行動療法では，動機づけ面接，目標指向行動に基づく個別プログラムの設定，報酬戦略が代表的である．報酬戦略として Zhou ら（2023）は，患者の自主的な行動を評価し，外在的なご褒美を与える 21 日間のプログラムを行った[18]．具体的には，整容動作や自主トレーニングを行った回数に応じポイントを付与し，溜まったポイントに応じ商品（チョコレート，靴下，洗剤など）を交換するプログラムを設定した［図 2］．この取り組みにより，患者の目標指向行動に一致する意思決定や行動をサポートし，リハビリテーション意欲を効果的に高めることができるとした．

認知療法: 認知療法では，紙，鉛筆，パソコンなどを用いて様々な認知訓練をすることが多い．認知的介入（主に視覚走査課題，単語流暢性課題，図形模写・分類課題）は注意・記憶力を改善することができるため，患者の認知・社会的機能を改善し，アパシー症状の軽減に寄与する可能性がある[17]．

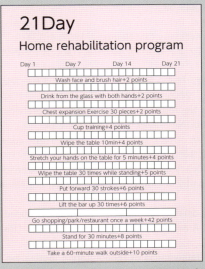 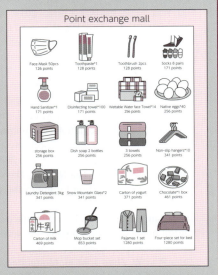

[図 2] **Zhou ら（2023）の報酬戦略プログラム**
(Zhou P, et al. Front Neurol. 2023; 14: 1200741. を参考に作成[18])

■ 文献

1）大東祥孝．意欲の新しい捉え方．In: 日本高次脳機能障害学会教育・研修委員会，編．注意と意欲の神経機構．東京: 新興医学出版社; 2014．p.13-26．

2）Caeiro L, Ferro JM, Costa J. Apathy secondary to stroke: a systematic review and meta-analysis. Cerebrovasc Dis. 2013; 35: 23-39.

3）Mayo NE, Fellows LK, Scott SC, et al. A longitudinal view of apathy and its impact after stroke. Stroke. 2009; 40: 3299-307.

4）Ma L. Depression, anxiety, and apathy in mild cognitive impairment: current perspectives. Front Aging Neurosci. 2020; 12: 9.

5）Tang WK, Lau CG, Mok V, et al. Apathy and health-related quality of life in stroke. Arch Phys Med Rehabil. 2014; 95: 857-61.

6）Robert P, Lanctôt KL, Agüera-Ortiz L, et al. Is it time to revise the diagnostic criteria for apathy in brain disorders? The 2018 international consensus group. Eur Psychiatry. 2018; 54: 71-6.

7）Levy R, Dubois B. Apathy and the functional anatomy of the prefrontal cortex-basal ganglia circuits. Cereb Cortex. 2006; 16: 916-28.

8）蜂須賀研二．リハビリテーション医療におけるアパシーとその対策．高次脳機能研究．2014; 34: 184-92．

9）Marin RS, Biedrzycki RC, Firinciogullari S. Reliability and validity of the Apathy Evaluation Scale. Psychiatry Res. 1991; 38: 143-62.

10）葛西真理，目黒謙一，中村　馨．Apathy Evaluation Scale 介護者評価の日本語版（AES-I-J）作成．日本老年医学会雑誌．2014; 51: 445-52．

11）Starkstein SE, Mayberg HS, Preziosi TJ, et al. Reliability, validity, and clinical correlates of apathy in Parkinson's disease. J Neuropsychiatry Clin Neurosci. 1992; 4: 134-9.

12）岡田和悟，小林祥泰，青木　耕，他．やる気スコアを用いた脳卒中後の意欲低下の評価．脳卒中．1998; 20: 318-23．

13）加藤元一郎，注意・意欲評価法作製小委員会．標準注意検査法（CAT）と標準意欲評価法（CAS）の開発とその経過．高次脳機能研究．2006; 26: 310-9．

14）Cummings JL, Mega M, Gray K, et al. The Neuropsychiatric Inventory: comprehensive assessment of psychopathology in dementia. Neurology. 1994; 44: 2308-14.

15）Tay J, Morris RG, Markus HS. Apathy after stroke: Diagnosis, mechanisms, consequences, and treatment. Int J Stroke. 2021; 16: 510-8.

16）Sasaki N, Hara T, Yamada N, et al. The efficacy of high-frequency repetitive transcranial magnetic stimulation for improving apathy in chronic stroke patients. Eur Neurol. 2017; 78: 28-32.

17）Tan S, Lin X, Liu Z, et al. Non-pharmacological intervention effects on apathy caused by central nervous system organic diseases: A network meta-analysis. Medicine (Baltimore). 2022; 101: e30467.

18）Zhou P, Li W, Zhao J, et al. Modulated effectiveness of rehabilitation motivation by reward strategies combined with tDCS in stroke: study protocol for a randomized controlled trial. Front Neurol. 2023; 14: 1200741.

9章 ▶ 行動障害

2 ▶ 社会的行動障害に対する認知行動療法，行動療法，生活技能訓練（SST）

国立障害者リハビリテーションセンター
高次脳機能障害情報・支援センター　　今橋久美子

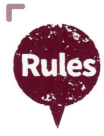

1 ▶ 行動を観察する．
2 ▶ 行動が起きるきっかけを探る・起きた結果を考える．
3 ▶ 対応方法の選択肢を挙げる．
4 ▶ 対応方法を選ぶ・身につける．
5 ▶ 今後の見通しを立てる．

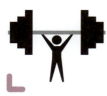

Rule 1　行動を観察する

　交通事故や脳出血などで脳を損傷すると，その後遺症として，記憶や注意などの認知機能が低下するほかに，「感情や欲求がおさえられない」「すぐ怒る」「何もやる気がない」など，社会生活に影響するような行動を生じることがある．脳損傷によって生じるこのような行動障害を「社会的行動障害」とよぶ．社会的行動障害は，家族を含む周囲の人々との関係に持続的な影響を及ぼす点に特徴がある．
　社会的行動障害を含め，脳損傷の後遺症は，求められる認知機能が高くなるにつれて顕著になる．つまり入院中などさまざまな人の援助がある環境では気づかれないことが，退院して家庭や職場・学校など自力で過ごすようになって明らかになることがある．そのため，早期から行動をよく観察し，支援や介入の必要性に留意す

る.

　よく見られるのは「感情コントロールの障害，易怒性」「金銭管理が困難」「対人技能の拙劣」「意欲・発動性の低下，アパシー」「固執性」「暴言・大声」などである．また頻度は決して多くはないものの，社会生活を困難にするのは，暴力・他害行為や万引き，ストーカー行為など触法行為や反社会的な行動にいたるときである．これらの行動は，受傷後，地域生活に移行する初期の段階から，適切な治療や生活訓練あるいは継続した支援を受けていないために起きている可能性もある．まず本人の話を聞き行動を観察する．それが難しい場合は家族や身近な支援者などから状況を詳しく聞く．

Rule 2　行動が起きるきっかけを探る・起きた結果を考える

　「社会的行動障害がある」といっても，いつも同じ状態とは限らない．また，ひとつひとつの行動は切り離せず，相互に関連していることもある．行動を観察する際に，「感情: どういう気持ちで行動したのか」，「認知: できごとをどのように捉えているか」，「身体: 行動とともにあらわれる変化」なども確認し，行動が起きるきっかけと起きた結果を整理するとよい[1]．

　1）きっかけとなるできごと（トラブルの前の様子や直接の原因）
　2）行動（どのようなトラブルが起こったか）
　3）結果（誰がどのように対応して，どのような反応があったか）

　この3つを記録し，トラブルの原因を検討する．直接のきっかけだけでなく，周囲の状況やそれまでの経過などもあわせて要因を整理する．人に対する行動は，対象となる人がはっきりしている場合と不特定の場合がある．特定の人が対象の場合は，その人からも情報を得られるとよいが，その人が「行動の原因である」とならないように配慮する．

　社会的行動障害は，本人以外からみて「障害」であっても本人は何とも思っていない場合と，本人も課題として認識している場合がある．ある行動について，本人の考えや気持ちを聞き取る時に，聞き手の評価や考えを伝えるかどうかは，本人との関係性による．最初から善悪や正誤の判断だけを伝えるよりも，「人とうまくやっていけるようにするため」などの目的を本人と共有する，あるいは「相談を受けている者は，仲裁人ではなく支援者の立場である」ということを態度で明らかにするなどして，関係性の構築に努める．また，行動の結果について，あいまいな立場や

2. 社会的行動障害に対する認知行動療法, 行動療法, 生活技能訓練（SST）

態度を示すと, さらに混乱が増すこともあるので, 不適切な行動には毅然とした態度も必要である. 担当者が一人で抱え込まずに, 複数で対応できるように日頃からの連携が重要といえる.

Rule 3　対応方法の選択肢を挙げる

　社会的行動障害は, 注意してもおさまらないことが多く, むしろ増長することが多い. 本人ができるだけ静かな場所に身をおいたり, 話題を変えたりするとよい. また原因や状況を観察して, きっかけとなる相手や話題, 環境などを探り, それを回避する.「すぐ怒る」「大声で怒鳴る」というケースについて, 本人や家族に話を聞くと, 行動の前後で「思い違い」や「道に迷う」なども起きていることがある. 約束やできごとを忘れてしまうと,「どうしてこうなったか」経過や理由がわからなかったり, それに対する失望や焦り, 不安が怒りとなって表れたりする. 記憶, 注意, 遂行機能などの認知機能について, 過去に評価を受けたことがない場合は, 専門医療機関で詳しく評価を受け, 認知機能の改善を図ることも有用である. 例えば「すぐ忘れてしまう」という認識があったとしても, その内容や程度を具体化した上で代償方法を獲得することで, 忘れることによる混乱や不安に伴う行動を減らすことができる. このように, 本人の認知機能に応じた方法を考え, 状況を説明することで安心につながることもある. ほかにも, 行動の背景として, 他人の動きや音が気になって（注意障害）, ついカッとなる, 物を盗っても全く覚えていない（記憶障害）などがある. 環境調整[2]も有効であり, 例えば医療機関においては, 医療者は予約時間をできるだけ守り, 音や光, 人の出入りなどに過敏な人には, 静かな待合場所を用意するなどの配慮をする. なお, 興奮している時にあれこれ聞くと逆効果になることがある. 時間や場所を変えて, 本人が冷静になった時に振り返るとよい. また自己の認識が正しくできていないことが, 社会的行動障害に影響を与えている際に, 自己の認識を高めるための訓練（気づきの回復）として,「集団リハビリテーション・集団認知行動療法」が有効な場合がある[3].

Rule 4　対応方法を選ぶ・身につける

　ケースにもよるが, 急性期を脱して他者の話を比較的落ち着いて聞ける程度に回

復すると，不適切な行動をする場面における本人の考えや判断が，ほかの能力に比べて落ちているように思われる場合がある．そこで，どのようなことが起きているのか，状態や課題をわかりやすく整理するとよい．最初は支援者が手伝いながら「どういう理由で自分が大声を出すか」「大声を出すと周囲はどう感じるか」などを認識するにつれて，自分で原因を避けたり，減らしたりできるようになる[4]．直接や間接の原因について仮に本人が認識していても，それに見合った行動がとれない場合は，その行動ができるように援助する．例えば「疲れていると怒りやすい」のであれば，「あなたは自分が疲れていることに気づいていないかもしれません．疲れを感じたら休む，ではなく，2時間ごとに必ず休憩をとりましょう」というように具体的に提案する．本人が疲れの自覚やそれに応じた行動をとるのが難しいときは，「1時間ごとに休憩する」など，できそうな行動を具体化する．

　また以前できていたことができなくなったことで，混乱したり不安になったり，自信を失っていることも少なくない．そのうえ他者からの否定や注意が続くと，自身の防御のために攻撃的な言動になる場合もある．怒りや興奮の背景に不安や混乱があれば，それを引き起こす状態を減らしたり本人が対応できるようにしたりすることでやわらげる[5]．不適切な行動を減らすようにしていくとともに，適応行動に対しては適切に評価して，引き出せるとよい．できないことを指摘するより「〜はよいですね，〜はこうするといいのではないでしょうか」というように，具体的に何をしたらよいのかを，わかりやすい形で伝える．内容だけでなく，程度や頻度について減少や改善ができた行動様式・対処法にも視点を向ける．本人の気づきのレベルや抑制コントロールに合わせてアプローチの形を変えていき，自らコーピングの案出に至った例[6]も参考にされたい．

Rule 5　今後の見通しを立てる

　Rule 4で述べたように，一人ひとり対応方法はさまざまである．不適切な行動は，即座に消えるというよりは，徐々に減っていくことが多い．本人が課題認識を持つ段階にきていれば，場面や状況・頻度が減っている状況を共有して，目標を設定していくのもよい．現実逃避や防御のために行動をとっている場合は，行動を引き起こす原因を単純に突然なくしてしまうと，拠り所をなくして，一時的に行動が激しくなったり，別の攻撃的な行動があらわれたりすることもある．まず家庭や支援施設で可能な範囲で調整できることから始める．自発性の低下は，周囲からは「やる

2. 社会的行動障害に対する認知行動療法，行動療法，生活技能訓練（SST）

気がない」「さぼっている」などと思われやすく，理解されにくいので「行動を起こせない状況」であることを支援者が周囲に伝える．

また先の見通しが立たないことへの不安や混乱を，行動で周囲に示すことがある．金銭的な保障がなされると，安心してイライラが軽減することも多い．支援制度を積極的に活用し，本人の希望や不安を把握して，ニーズに合う障害福祉サービスを探したり，受給手続きを支援したりすることにより，気持ちの安定を図る．状況が改善し，長期的に維持できるよう，関係機関と連携して，地域で支えあう体制を目指す．

就労継続支援事業所を利用するAさんの行動に着目し，前後の出来事を記録する．そこから行動の要因を探り，対応方法を考える．

行動観察記録の例

日時	きっかけ	行動	結果	要因
5/8 11:00	Aさんが作った完成品をBさんが他のテーブルに移した．	Aさんが B さんを叩いた．	場が落ち着かず，作業が途絶えた．	Aさんは見本にしていた完成品が急に目の前からなくなり混乱した．

【対応】完成品を移動させるときは，必ず見本を残すようにした．Aさんは落ち着いて作業ができるようになった．

1 STEP UP

社会的行動障害の表れ方は，大きく3つに分けることができる[7]．1つ目は主に前頭葉損傷に伴って社会的行動が直接障害されている場合，2つ目は他の認知機能障害から生じていると考えられる場合，3つ目は社会・心理的因子が複雑に絡んでいる場合である．

1つ目の「前頭葉損傷に伴って生じる社会的行動障害」は，背外側前頭前野損

傷で主に生じる遂行機能障害と関連した症状，腹内側前頭前野損傷で主に生じるアパシーと関連した症状，眼窩前頭前野損傷で主に生じる脱抑制と関連した症状，に分けられる．認知機能が比較的保たれている場合は，振り返りを重ねることにより，少しずつ衝動を抑える方法を身につけていくことができる．無気力な場合は，以前の興味や外からのはたらきかけを工夫する．ただし，外傷性脳損傷では，これらが重複していることが多いので，注意が必要である．

　２つ目の「他の認知機能障害から生じる社会的行動障害」では，原因となる認知機能障害そのものへの対処が有効になる．認知障害のためにいろいろなことがうまくいかずに，イライラしている場合は，認知機能を補う方法を考える．

　３つ目の「社会・心理的因子が絡んで二次的に社会的行動障害が出現している場合」では，適切な治療や継続した支援が受けられないまま，アルコール依存も加わるなど，より複雑になり重度化している可能性がある．重度化すると，対応が一層困難になるので，早期から当事者・家族に対する支援が必要である．特に大量飲酒がやめられない場合は，アルコール依存症の専門医療機関の受診を考える．

　また，重度化しそうな事例や精神症状が強いために社会生活が困難になっている事例については，単独の医療機関や施設での対応は難しいので，各都道府県に設置されている高次脳機能障害支援拠点機関[8]，医療機関や施設，精神科の協力医療機関や保健所などと連携体制を築くことも必要である．

■ 文献

1) 橋本優花里．頭部外傷後の心理症状への支援．認知リハビリテーション．2019; 24: 15-21.
2) 渡邉　修．高次脳機能障害に対するリハビリテーション治療　患者・家族会との連携．The Japanese Journal of Rehabilitation Medicine．2021; 58: 418-27.
3) 岡村陽子，大塚恵美子．社会的行動障害の改善を目的とした SST グループ訓練．高次脳機能研究．2010; 30: 67-76.
4) 宗　未来，三村　將．後天性脳損傷患者における激しい怒りの制御困難が，修飾型認知行動療法により消退した 6 症例．認知リハビリテーション．2019; 24: 22-30.
5) 上田幸彦．心理社会的行動障害を持つ高次脳機能障害者への認知行動療法．行動療法研究．2017; 43: 49-60.
6) 野村　心，甲斐祥吾，吉川公正，他．脳損傷後の anger burst に対する認知・行動的アプローチ．高次脳機能研究．2017; 37: 347-52.
7) 村井俊哉，生方志浦，上田敬太．社会的行動障害のリハビリテーションの原点とトピック．高次脳機能研究．2019; 39: 5-9.
8) 高次脳機能障害相談窓口．〈http://www.rehab.go.jp/brain_fukyu/soudan/〉

9章 行動障害

3 社会的行動障害に対する薬物療法

東京福祉大学 社会福祉学部 教授
埼玉県総合リハビリテーションセンター 神経科　先崎　章

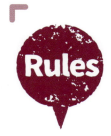

1. 社会的行動障害の基盤にある神経心理学的障害を把握する．
2. まずは感情調節作用のある薬剤を投与，あるいは処方薬を整理．
3. 非定型抗精神病薬をごく少量投与，せん妄の治療薬が使用しやすい．
4. 精神科を受診させたほうがよい状態，認知行動的アプローチが無効なケースを見極める．
5. どうしても対応が困難な場合には他の社会資源に．

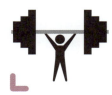

Rule 1　社会的行動障害の基盤にある神経心理学的障害を把握する

　突発的に怒る，行動や感情の抑制が効かない，周囲が困る行動さらには触法行為が繰り返しみられる．このような者では社会的行動障害が，周囲の人たちや支援者にとって最大の関心事となり他の事柄は話題にのぼらなくなる．しかしながら，同時に存在する神経心理学的障害の特徴を，常に念頭におくことが大切である．なぜなら，本人が直面している困難の種類や程度を関係者が理解することが，関係者と本人両方の陰性感情を和らげ，治療関係を継続させることにつながるからである．それは同時に，障害の程度に応じた環境設定や対応をすることになり，結果的に，過剰な量の向精神薬の投薬や精神科病棟への医療保護入院，行動制限に至らなくてすむ．

　通常，社会的行動障害が観察される者では，程度の差こそあれ，①全般性注意力が低下し易疲労性がある（ため容易に疲労し不機嫌になる），②記憶障害があり指示

[表1] 高次脳機能障害（神経心理学的障害）から直接現われる「精神症状」例

精神症状	神経心理学的症状
● 否認	病態失認（障害へのアウェアネスの欠如）
● 怒りや易怒性	欲求不満，破局反応，情報処理速度低下
● 抑うつ	発動性の欠如，情動表出の障害，泣くことの閾値低下，疲労
● 強迫的	2つ以上の課題を同時に処理できない
● 情動の不安定さ	情動表出の不安定さ（根底にある感情状態とは必ずしも一致しない）
● 社会的ひきこもり	発動性の欠如
● 未来の喪失感	計画性の障害
● 思考障害	失語，失名詞，作話，混乱
● パーソナリティ障害，行為障害	衝動性，社会的抑制障害

(Sohlberg MM, et al. Cognitive Rehabilitation and Neuropsychological Approach（2001）尾関誠，上田幸彦　監訳，高次脳機能障害のための認知リハビリテーション　協同医書出版社. 2013. p.316.)

や約束事が保持されない（ことによる失敗に対する叱責，あるいは信頼関係の破綻を繰り返し経験している），③遂行機能障害がある（ため参加や活動に難がある），④失語によるコミュニケーション障害，意思疎通能力の低下（による疎外感・もどかしさがある），⑤同時処理の困難さ，切り替えの悪さ，あるいはこだわりや確認強迫がある（ため周囲に奇異な印象を与える），⑥論理を組み立てて考えを収束させていくことができない（ため自己本位にみえる），⑦自分の行動の帰結に無関心（で周囲と軋轢が生じる），といった問題が生じている．脳画像所見とこれまでの経過も参考に，①〜⑦のどの障害がどの程度あるのか鑑別したい．

　社会的行動障害の種類や程度は，当然ながら診察室内の様子のみでは把握できない．発動性が低下していて，いつもは無言・無為な者でも，意に反する事柄があると，突発的に攻撃的になり，あるいは器物損壊や暴力に至ることは珍しくない．病理の重さを把握するためには，その行動がいかなる人に対しても生じるのか，それとも特定の人に対してだけなのか，同居人や関係者からの情報収集が大切である．

　薬物療法の効果を期待しつつも，定型だった高次脳機能障害への非薬物療法を併用する．相乗効果を期待する．向精神薬は，脳損傷に由来する神経心理学的症状（高次脳機能障害）の治療というよりは，外に現れている「精神症状」を呈する精神疾患の治療薬を投与する現状がある．「精神症状」が器質性の神経心理学的症状と説明がつく場合，向精神薬の治療効果は乏しい．神経心理学的症状が非器質性（内因性）精神障害の「精神症状」にみえる例を，[表1] に挙げた[1]．

まずは感情調節作用のある薬剤を投与，あるいは処方薬を整理

　情動障害に投与する薬剤として，まず抗てんかん薬であるカルバマゼピン，バルプロ酸，あるいは感情調節剤である炭酸リチウムがある．かつてはRCT（randomized controlled trial，ランダム化比較試験）で効果が証明されていなくても，症例報告などの積み重ねで有効性が成書に掲載される時代があった．拙著[2]でも「これらの治療薬は，脳卒中治療ガイドライン2004でエビデンスレベルⅡ（RCTではないが，よくデザインされた比較研究で効果あり）として取り上げられた．カルバマゼピンやバルプロ酸は，神経細胞膜を安定させ，脳損傷後の苛々感や攻撃性，衝動性を緩和する．情動の安定化に対しては，けいれんの抑制のための有効血中濃度まで血中濃度を上げなくても効果がみられる．また炭酸リチウムは，有効血中濃度域内では，眠気や脱力や認知面の障害を引き起こすことはない．」と紹介した．

　そかしその後，RCTで有意差を示さないと治療効果を言及はできない，というエビデンス至上主義の波が，感情や気分，心理的状態のような数値化がしにくい分野にも押し寄せた．厳密なRCTで情動障害に投与する薬剤の有効性を証明した研究は今に至るまでない．改訂により「脳卒中治療ガイドライン」からは，「脳卒中後うつを除く精神症状に関する治療推奨の項目」は削除された．そして「脳卒中治療ガイドライン2021」[3]の改訂で精神症状（脳卒中後うつを除く）に関する推奨文が追加されたものの，「脳卒中後にみられる，せん妄・妄想，感情障害などの精神症状に対して，定期的な評価を行うことは妥当である（推奨度B; 中等度の推奨）」とし，精神症状に対する薬物療法の有効性は確立していない，と総括した．したがって，カルバマゼピン，バルプロ酸の投与は治療者の判断によることになる．

　なお著者の経験では，特に高齢者の脳器質疾患あるいは認知症の場合には，不穏や不機嫌あるいは幻覚が，本人の困惑や不安，焦燥を基盤とはしているものの，それまで漫然と処方されていた処方薬，たとえばSSRI，抗認知症薬，抗パーキンソン薬，ベンゾジアゼピン系薬剤，の副反応であることはめずらしくない．これらの薬剤を一度中止してみる．この時，ベンゾジアゼピン系治療薬が年単位で長期間投与されていた場合には，離脱症状が出現しないよう月単位で慎重に減薬していく．

非定型抗精神病薬をごく少量投与，せん妄の治療薬が使用しやすい

　抗てんかん薬や感情調節薬で改善がない場合，あるいは時間単位で比較的早急に沈静が必要な場合にはハロペリドールなどの抗精神病薬を少量，あるいは（これも保険適用外となるが）錐体外路症状の出現の少ないリスパダールなどの非定型抗精神病薬を少量（最小用量錠1錠ないし半錠を1日1回夕など）処方する．脳損傷者や高齢者の場合には転倒や効果作用遷延のリスクを避けるため，血中半減期や最大血中濃度時間が短いものを選択する．また脳器質疾患では錐体外路症状が出現しやすいので，セロトニン受容体への親和性が「相対的に」高い薬を選択する．一方鎮静を期待する場合には，ヒスタミン受容体への親和性が「相対的に」高い，眠気の生じる薬を選択する[4]．

　ふらつきや眠気，パーキンソン症状，脱力，薬の効果の過剰遷延を最小限に抑えるためには10種類以上ある非定型抗精神病薬のどの薬を処方すべきであろうか．成人健常者での詳細な薬剤別のデータ（血中半減期，セロトニン受容体への親和性，ヒスタミン受容体への親和）があり，適した薬剤が選択できる[4]．欧米の脳外傷の標準的なテキスト Textbook of Traumatic Brain Injury において，2011年改訂第2版から抗精神病薬の項目が追加され[5]，薬剤としてはオランザピン，クエチアピン，リスペリドンが記載された．これら非定型抗精神病薬は，不安焦燥や精神病症状，情動障害の緩和，あるいはせん妄のような意識障害が併存している場合も想定している．現在日本においても，せん妄の治療に対して非定型抗精神病薬を投与することを内科や外科，リハビリテーション科で日常的に行っている．このような，医療機関で使用に慣れた治療薬を使用するのが実際的である．

　意識障害の一種であるせん妄の治療の原則は，原因の検索と除去である．薬物療法はあくまでも「対症」治療である．しかし医療機関でのせん妄はしばしば比較的急激に激しく出現するため，治療として［図1］[6]のようにリスペリドン，クエチアピン（ただしクエチアピンは糖尿病の場合は使用できない）を投与する（ペロスピロンは世界標準ではないのでここでは省く）．これらの薬剤を最少用量錠あるいはその半錠を1日1回，あるいは2日に1回夕から開始し，易怒興奮の頻度や程度の減少を期待する．

3. 社会的行動障害に対する薬物療法

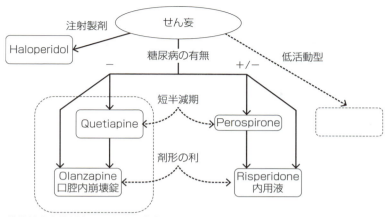

[図1] せん妄に対する薬物療法アルゴリズム
総合病院精神医学会専門医 154 名（該当者 560 名の 27.5％）からの回答により 50％以上の専門医が第一選択薬として推奨している治療薬
（日本総合病院精神医学会，編．せん妄の治療指針第 2 版　星和書店; 2015. p.100[6]）なお低活動型のせん妄の治療薬が空欄なのは，推奨する治療薬がないことを意味している．

 Rule 4　精神科を受診させたほうがよい状態，認知行動的アプローチが無効なケースを見極める

　精神科を受診させれば問題のすべてが解決するわけではない．精神科は精神症状の改善を任務とする科である．したがって，明らかな精神症状が存在する場合は診て治療を目指す．治療困難な場合は診断のみになる．具体的には，幻覚や被害関係妄想，うつ症状（抑うつ気分，精神運動抑制，厭世感，自殺願望），不安焦燥，不眠，精神運動興奮が存在する場合は，本来業務であり診る．一方，怒りっぽい人，パーソナリティ障害，精神病状態にない人，すなわち「高次脳機能障害」者にはしばしばタッチしない．治療（薬物療法）の効果があまり期待できないから，あるいは，本人が受診の意図がないことが多く，治療関係まで至らないから，である．一方 [表2] は，精神科に受診させたほうがよい（精神科の助けが必要）と著者が考える状態である．

　気づきのレベルによる認知行動的アプローチの方向性がある [図2][2]．知的にある程度保たれていれば，内省を期待しうる場合には，内的な洞察も含めた気づきをうながしていく方向で介入する．著者の経験では，直截的な専門用語を避け，日常

[表2] **精神科に受診させたほうがよい状態（精神科の助けが必要な状態）**

- 周囲の働きかけに被害的になっている
- どの場面でも突然の興奮が起こる
- 重度の不眠やうつがあり本人の苦痛が大きい．
- 焦燥感がひどく自分の行動を制御できない．
- 自傷他害をほのめかす言動が持続している．
- 前頭葉症状とみなされる行動上の問題（意欲・発動性の低下も含む）が顕著である．

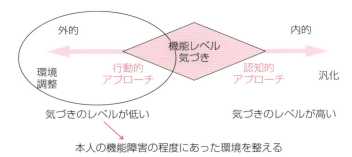

[図2] **気づきのレベルによる認知行動的アプローチの方向性**
（三村 2009）

一般でよく用いられるわかり易いことばで本人の納得を得ながら，話し合いを進めると良い．また「正しいか否かで行動するのではなく，損か得かで行動してみたらどうだろうか」との提案が，本人の自尊心を保ち，受け入れられやすい．

しかし一方，知的低下が重度な場合，記憶障害が非常に重篤な場合には，残念ながら内省に至ることが難しい．内省が期待できない場合，気づきのレベルが低い場合には環境調整が主となる．また薬物療法による全般的な鎮静がしばしば必要である．余計な刺激を入れない．毎日同じ日課としルーチン化することが必要である．さらなる二次的な不適応を予防することが重要である

Rule 5　どうしても対応が困難な場合には他の社会資源に

成書には薬物療法併用による成功例のみが記載される．結果的に過鎮静となり本人の生活の質を低下させてしまった例は紹介されない．そして，対応が困難なケースも残念ながらしばしば経験する．薬物療法は極端な言い方をしてしまえば，鎮静効果しか期待できない．それでも興奮や易怒となる回数や程度を和らげ，結果とし

3. 社会的行動障害に対する薬物療法

て様々な非薬物的介入が可能となることで家族や関係者にとって，いや当事者にとっても大きな利益がある．

著者が時々対応や相談を求められる，①触法行為（万引き，無銭飲食，性的逸脱行動，威嚇など）を繰り返す者，②こだわりが年々増強し家族や関係者への暴力がある者，③記憶障害が重度で指示や教示が全く学習されない者（前回の失敗とフィードバックの積み上げがまったくなされない者），④アルコール依存症や認知症を合併している者，に残念ながら薬物療法は，鎮静効果による行動抑制を期待するに留まる．当事者を隔離することなく地域で対応していくのであれば，地域住民や関係者を広く巻き込み，多職種チームによる社会資源の利用・創設を試行錯誤していく．

■ 文献

1) Sohlberg MM, Mateer CA. Cognitive Rehabilitation and Neuropsychological Approach (2001) 尾関　誠，上田幸彦　監訳: 高次脳機能障害のための認知リハビリテーション．東京: 協同医書出版社; 2013．p316．
2) 先崎　章．高次脳機能障害　精神医学・心理学的対応ポケットマニュアル．東京: 医歯薬出版; 2009．
3) 日本脳卒中学会　脳卒中ガイドライン委員会: 脳卒中治療ガイドライン 2021　亜急性期以後の障害に対するリハビリテーション診療　精神症状（脳卒中後うつを除く）．協和企画; 2021　p288-9．
4) 先崎　章．リハビリテーション医療における精神症状への薬物療法，せん妄．Jpn J Rehabil Med．2012; 49: 903-8．
5) Silver JM, McAllister TW, Yudofsky SC, et al. edited: Textbook of Traumatic Brain Injury 2ed, American Psychiatric Publishing Inc. 2011.
6) 日本総合病院精神医学会．せん妄の臨床指針第 2 版．東京: 星和書店; 2015．p.100．

9章 行動障害

4 脳卒中後に見られるうつ状態

志學館大学 学長・人間関係学部心理臨床学科 教授　飯干紀代子

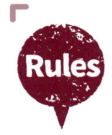

1▶ 脳卒中後にみられる気分障害の代表は，「うつ病/うつ状態」と「アパシー」である．

2▶ PSDの有病率は，約10〜40%，アパシーは20%．メタアナリシスでは特定の病巣部位とPSDの関連は示されていない．

3▶ PSDの代表的な評価は，「CESD」「HAM-D」「PHQ-9」，アパシーは「やる気スコア」．

4▶ PSDは生命予後を悪化させ，機能やADLの回復を制限する．

5▶ PSDは，一般的なうつ病の治療に加え，適切なリハビリテーションが重要．

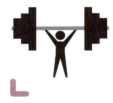

Rule 1　脳卒中後にみられる気分障害の代表は，「うつ病/うつ状態」と「アパシー」である

　脳卒中後うつ病（post stroke depression: PSD）は，脳卒中患者の30%程度にみられるとされ，生命予後やADLの予後を低下させる合併症状として臨床上重要である．その診断は，①脳梗塞や脳出血などの脳血管障害が先行してあること，②Diagnostic and Statistical Manual of Mental Disorders-5（DSM-5）の「うつ病」の診断基準に合致する状態であると専門家が判断すること，により確定される．その後，重症度が分類される．

　DSM-5の診断基準では，2週間の間に，①抑うつ気分，②興味や喜びの喪失，③食欲または体重の減少，④不眠または過眠，⑤精神運動焦燥または制止，⑥易疲労感または気力の減退，⑦無価値感や罪責感，⑧思考や集中・決断の困難，⑨死についての反復思考や自殺念慮，のうち5つ以上が当てはまり，そのうち1つは①抑うつ気分，②興味または喜びの喪失，であることと定められている．

　PSDでは，意欲や自発性の低下，食欲低下や睡眠障害や易疲労感などといった身体症状が主となっていることが多く，脳卒中患者においてこうした身体症状は一般

的な後遺症ともいえ，その症状がPSDによるものかを判断することは難しい．また，主要症状があったとしても，高次脳機能障害や失語症などで，「抑うつ気分」のような心理状態を言葉で表現するのが困難であったり，「興味や喜びが喪失している」ことの自覚が持ちにくかったりする．PSDの診断は精神科領域の専門家が行うものであるが，リハビリテーションにかかわる者は，このようなコミュニケーションの問題を踏まえて問題点を整理したうえで，専門家に説明することも重要である．

　PSDと混同されやすい病態として，脳卒中後に起こる自発性の低下を主体としたアパシー（無感情）という状態がある．アパシーとは，目的指向性の行動や認知，情動の減退であり，意識障害，認知障害，情動障害によらない，感情，情動，興味，関心が欠如した状態であると定義されている．アパシーはうつ症状の一部，とみなすこともできようが，近年では，責任病巣や薬物への反応性，予後などを踏まえ，PSDとアパシーを別々に捉えて対応することが病態的にも臨床的にも有益という報告が積まれている．

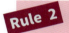 **PSDの有病率は約10〜40％，アパシーは20％．メタアナリシスでは特定の病巣部位とPSDの関連は示されていない**

　欧米の医療機関で実施されたPSDの有病率についての調査によると，脳卒中後の大うつ病は11〜40％で平均約20％，小うつ病は8〜44％で平均約20％とされる．経過月数を追った研究では，脳血管障害発症から3カ月後にPSDの有病率は31％でピークとなり，経過とともに徐々に減少したのち，3年後には再び30％近くまで上昇する2峰性を示すことが報告されている．急性期から慢性期にかけて，いずれの時期でも多くみられる病態と括ることもできよう．

　ただし，PSDは過少診断されやすい．脳卒中後の認知障害，運動麻痺，失語などさまざまな症状が影響して，うつ症状がつかみにくいためである．また，意欲や活動性の低下，食欲不振，易疲労感，不眠などの症状は，脳卒中後に一般的にみられる身体症状として捉えられがちである．加えて，脳卒中後の落ち込みは当然な反応であるとして，良かれと思ってそっとしておくなどの配慮も含めて，治療対象とみなされず看過されてしまうことも多い．

　PSDとアパシーの有病率については，リハビリテーション中の患者を対象にした本邦の調査で，抑うつ気分のみが12.1％，アパシーのみが19.7％，両者を認めた症列が20.6％であったと報告されている．つまり，脳卒中後は51.9％の人に抑うつ気分，あるいはアパシーのいずれかが認められるということになる．

脳血管障害の病巣部位と PSD 発症の関係については，左背外側前頭前野と基底核を含む腹外側辺縁系回路が従来指摘されてきた．しかし，その後のメタアナリシスにおいて特定の病巣部位と PSD の関連は示されず，現時点で「この部位が障害されていたら，PSD を発症する」というような局在診断・予測はできない．ただ，遺伝的要因，うつ病の既往症，脳腫瘍の大きさは，発症のリスクファクターであると考えられている．

Rule 3 PSD の代表的な評価は，「CESD」「HAM-D」「PHQ-9」，アパシーは「やる気スコア」

PSD の評価には，［表 1］に示すように自己記入式と聞き取り評価がある．自己記入式は，いずれも 5～10 分程度で記入することができ，簡便に病態把握ができる．ただし，認知機能の低下や失語症などで読解力に問題がある場合，自己を客観的に捉えることができない場合などは，自己記入した内容の妥当性が低くなる．

聞き取り評価は，検査者が対面で面接しながらスコアリングしていくもので，20分程度かかる．自己記入式に比べ，検査者は時間を拘束されるが，問診の役割も兼ねて患者の様子を詳細に把握することができる．

PSD のスクリーニングにどの評価が適しているかについてはいくつかの報告があり，メタアナリシスでは，CESD，HAM-D，PHQ-9 は感度・特異度が良好であり，実施が勧められている．

アパシーについては，Apathy Evaluation Scale（AES），AES 修正版，がある．本邦では岡田らが，修正版 AES の日本語版「Apathy Scale: やる気スコア」を作成しており，脳卒中データバンクからダウンロードして使うことができる．

［表 1］ 代表的な PSD とアパシーの評価方法

自記記入式	聞き取り評価
Zung Self-rating Depression Scale（SDS） Center of EpIdemiological Studies–Depression Scale（CESD） Beck Depression Inventory（BDI） Patient Health Questionnaire（PHQ）-9	Hamilton Depression Rating Scale（HAM-D） Montgomery and Asberg DepresSion Rating Scale（MADRS）

4. 脳卒中後に見られるうつ状態

Rule 4　PSD は生命予後を悪化させ，機能や ADL の回復を制限する

　PSD が治りにくいことを示した報告は多い．本邦の研究では，うつ病で入院した患者に標準的な治療を行って，入院時，2 週間後，退院時に評価して経過を追ったところ，高齢で潜在性脳梗塞のある群，アパシーのある群，PSD とアパシーが併存する群はうつ症状が改善しにくい，という結果が得られている．多変量解析では，うつ病スコアとは関連がなく，アパシースコアの点数と強い負の相関が認められている．

　また，入院時 PSD があった患者は 2 年後の身体活動・言語機能の回復が悪いこと，ADL 自立を 6 カ月後までに達成する割合が 52％と低いことなどが報告され，PSD 発症やその重症度は ADL 低下の予測因子であることが指摘されている．

　PSD の長期間の予後に関するメタアナリシスでは，脳卒中の急性期に PSD を発症した患者は，2〜5 年後の死亡リスクが 1.22 であった．PSD により生活習慣病などのコントロールが悪くなりやすいこと，免疫機能，凝固能，血管内皮機能の低下により癌や心血管の異常などを起こしやすくなることなどが生命予後悪化の原因として考えられている．

Rule 5　PSD は，一般的なうつ病の治療に加え，適切なリハビリテーションが重要

　PSD の治療は，薬物療法や心理療法，社会的介入などの一般的なうつ病の治療に加えて，リハビリテーションの方向性が大きく病態に影響する．一般的なうつ病であれば休養させることが重要だが，PSD では個別の患者に合った実現可能な目標を患者と一緒に考え，自宅あるいは社会で適応する状態へ少しずつ導くことが重要である．「ここまでしかできなかった」というどちらかというと否定的な認知を緩和し，「ここまでできた」と肯定的に認知できるように誘導するといった対応とも言える．なお，過度に「頑張れ」と励ますことは，「期待に応えられない」と自責的になる恐れがあるため避けるようにする．また，うつ病がある程度良くなるまでは，大きな決断をすることを避けるように指導することも大切である．

　これらの関わり方は，PSD の予防的な対応としても機能する．急性期から慢性期にかけて心理的健康を維持できるよう，近くで接するリハビリテーション関連職が支援できる可能性は大きい．

JCOPY　498-42820

337

アパシーについては，アパシー自体の治療は困難であることが多い．特にアパシーが強い患者では，リハビリテーションを患者のペースに任せていると機能が改善しにくい．また，それほど強くないアパシーであっても，治療者側がスケジュールを定めないと，生活が自律できずに停滞してしまうこともある．

アパシーのある患者に対しては，本人が自由に動けるような環境を提供しつつ，治療者側から促しながら積極的に患者を動かすことが重要である．休養ではなく，むしろレクリエーションを含めた行動療法的・活動療法的なアプローチが必要とも言えよう．医療用に開発されたトレーニングマシンを使用し，低負荷によるトレーニングによって，普段使われていない神経筋システムの活性化を図るパワーリハビリテーションも有用である．

1 STEP UP

薬物療法

PSD 患者は，脳の脆弱性のため副作用が起こりやすく，どの薬剤も低用量から開始し，増量も緩徐に行うことが原則である．第一選択薬としては，選択的セロトニン再取込み阻害薬やセロトニン・ノルアドレナリン再取込み阻害薬，ノルアドレナリン作動性/特異的セロトニン作動性抗うつ薬などがあげられる．

アパシーが強い場合は抗うつ薬の反応性は不良であり，メチルフェニデート，アマンタジン，プロモクリプチン，ロピニロールなどのドパミン作動薬のほか，ノルアドレナリン・ドパミンの再取込み阻害薬であるオランザピンなどの非定型抗精神病薬の有用性が報告されているが，いずれも症例報告程度の検討であり，今後 RCT を用いた多数例によるエビデンスの検証が必要である．

■ 文献

1) 木村真人．脳卒中後のうつ病とアパシー．J Jpn Cong Neurol Emerg．2012; 24: 71-7.
2) 濱 聖司．脳卒中後うつと意欲低下．高次脳機能研究．2010; 30: 285-98.
3) 村岡香織．脳卒中後うつ．Jpn J Rehabil Med．2020; 57: 545-51.
4) 船山道隆．うつとアパシーを見極める．高次脳機能研究，2022; 42: 326-30.

10章 ▶ 認知症

1 ▶ 認知症の診断と評価

かわさき記念病院 副院長　長濱康弘

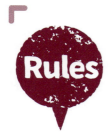

Rules

1 ▶ 認知機能検査結果で認知症の有無は診断できない．
2 ▶ "認知症もどき"を見逃さないことが重要である．
3 ▶ 疾患診断がすべての治療プランの基礎になる．
4 ▶ 軽度認知障害に対する適切な診断とフォローが必要である．
5 ▶ BPSD と ADL は生活障害評価に直結するが，必ずしも認知症重症度とは並行しない．

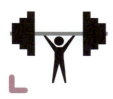

Rule 1　認知機能検査結果で認知症の有無は診断できない

　認知症とは，後天的な脳の器質的障害により，一旦正常に発達した知的機能が不可逆的に低下した状態の総称である．以前の診断基準では記憶障害が必須であったが，必ずしも記憶障害で始まらない認知症もあることから，現在は「複雑性注意，遂行機能，学習と記憶，言語，知覚‐運動，社会認知の6つの認知ドメインの1つまたはそれ以上に障害をきたしているもの」となっている[1]．

　認知症を診断・評価する際に，認知機能検査が必要である．一般的にはMini-Mental State Examination（MMSE）や改訂長谷川式簡易知能スケール（HDS-R）などがスクリーニングとしてよく使用される．施設によっては更に複雑で時間がかかる認知機能検査をルーチンで行っている病院もある．

　ここで留意すべき点は，「認知機能検査の結果によって認知症を診断することはできない」という事である．MMSEやHDS-Rがカットオフ以下なので認知症，カットオフ以上なので認知症でない，という判断はしてはならない．MMSE 30点の認知症患者がいれば，MMSE 20点でも認知症ではない患者もいる．認知機能検

査は「診断」ツールではなく，あくまで「状態評価」のためのツールである．

　もう一つ重要なことは，「全ての認知機能検査は不完全なツールである」ということである．目的とする認知機能を純粋に評価できる心理検査は存在しない．例えば"記憶検査"や"遂行機能検査"とされるテストが，純粋に記憶や遂行機能だけを反映している訳ではなく，必ずその他の機能（言語，注意，視空間認知，運動など）の関与があることを忘れてはならない．検査結果は得点だけでなくその質的内容まで考慮し，結果の「解釈」を行って初めて正しく活用できる．

　認知症を評価する際は，複数の認知機能領域を含む検査が必要である．記憶障害が主体のアルツハイマー型認知症（Alzheimer disease: AD）でさえ，記憶評価だけで全体像がわかる訳ではない．認知症の評価には最低限，記憶，視空間認知，言語，遂行機能を含んだ評価が必要である．例えば MMSE を用いる場合は，総得点だけではなく下位項目の障害パターンに着目する必要があるし，視空間機能項目（五角形模写）や遂行機能項目は弱いので，検査の追加を考慮すると良い．

Rule 2　"認知症もどき"を見逃さないことが重要である

　本来の認知症疾患以外の原因でも，一見認知症らしい症状を呈することがある．これらは二次性認知症といわれ，いわゆる「治療可能な認知症」を含む．そのため，認知症を疑う場合，二次性認知症を見逃さないことがとても大切である．二次性認知症の原因は多く，すべてを挙げることはできないが，特に留意すべき疾患を以下に述べる．

1) **脳外科疾患**: 頭蓋内占拠性病変（脳腫瘍，慢性硬膜下血腫）や正常圧水頭症によって認知機能低下を生じていることがある．したがって認知症を診断する際，頭部 CT か MRI の撮影は必須である．

2) **うつ病**: 高齢者では若年患者に比べて抑うつ気分が目立たないことも多く，物忘れや意欲低下の訴えが主訴になり，認知症と誤診されることがある．本人に病識がある点や，不眠，食欲低下を伴う点などが鑑別のヒントになる．

3) **老年期精神障害**: 老年期にみられる妄想性障害では物盗られ妄想，嫉妬妄想，被害妄想などがみられるが，認知機能障害は明らかでない．若年発症の統合失調症に比べると，老年期の妄想の主題は現実的，具体的であることが特徴である．老年期精神病の幻覚は幻聴が多く，患者は幻聴に行動を左右される．

4) **内科的疾患**: 代謝性脳症（ビタミン B_1 欠乏，甲状腺機能低下症，肝性脳症な

ど），感染症（ヘルペス脳炎など）などにより認知症類似の症状を呈することがある．特に門脈-体循環シャントに起因する肝性脳症は肝機能が正常でも生じるため注意が必要である．

5）**薬剤性**: アルコール，抗コリン薬，ベンゾジアゼピン，抗てんかん薬などにより，記憶力や注意力が低下して認知症のような症状を呈することがある．

Rule 3　疾患診断がすべての治療プランの基礎になる

　認知症は多様な原因で生じる症候群であり，原因疾患や臨床症状は多岐にわたる．妄想，幻覚，徘徊など認知症でみられる行動心理症状（behavioral and psychological symptoms of dementia: BPSD）についても疾患が違えばその性質や治療・ケアの対応が異なってくる．したがって認知症疾患を臨床的にきちんと診断することは，治療やケアの方針を立てる上で基礎となる重要な作業である．

　認知症の診断は，最初に認知症かどうかを判断し，ついでその原因疾患を鑑別していく．そのために，問診，神経学的診察，神経心理学的診察，血液検査，画像検査，脳波検査，髄液検査などを実施していく．問診は認知症の診断においては特に重要である．認知症かどうかは画像検査や心理検査だけでは判断できず，問診と本人の診察によって鑑別診断に必要な情報を集めることが必須である．

　認知症疾患診療ガイドラインに沿った診断フローチャートを［図1］に示した[2]．まず加齢変化の範囲内かどうかを判断し，次に軽度認知障害かどうかを判断する．さらに Rule 2 で挙げた"認知症もどき"を鑑別する．以上が除外できれば，狭義の認知症を鑑別していく．

　血管性認知症については脳血管障害病変と認知機能障害に有意な関連があると想定されることが基本となる．両者に明確な時間的関連があればよいが，小血管病性認知症（多発性ラクナ梗塞，Binswanger 病）では緩徐進行性で時間的関連は不明瞭である．視床や内包膝部，前脳基底部など単一病変で認知症を生じうる部位についての知識も必要となる．また，AD などの変性型認知症に脳血管障害を合併することは珍しくない．画像検査で脳血管障害を認めても，認知症症状の主因が AD と考えられる場合，臨床診断は「脳血管障害を伴った AD」とすべきである．

　典型的な AD では近時記憶障害で始まり，その後，見当識障害，遂行機能障害，視空間認知障害，言語障害などが緩徐に表れていく．しかし症例によっては，記憶障害よりも視空間認知障害や言語障害，遂行機能障害が初期から目立つタイプもあ

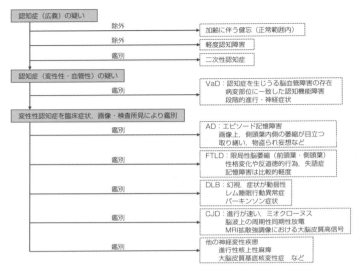

[図1] 認知症診断のフローチャート（認知症の診断と鑑別はどのように行うか．In:「認知症疾患診療ガイドライン」作成委員会，編，日本神経学会，監修．認知症疾患診療ガイドライン2017. 医学書院; 2017. p.36-7[2]．）

VaD: 血管性認知症，AD: アルツハイマー型認知症，FTLD: 前頭側頭葉変性症，DLB: レビー小体型認知症，CJD: クロイツフェルト・ヤコブ病

るので注意を要する[3]．頭部CT/MRIでは側頭葉内側や頭頂葉の萎縮が，脳血流画像では頭頂側頭葉，後部帯状回の血流低下が診断の参考になる．

レビー小体型認知症（dementia with Lewy bodies: DLB）は進行性の認知機能低下に加えて，リアルな幻視，パーキンソン症状，覚醒度・認知機能の変動，レム睡眠行動異常症（REM sleep behavior disorder: RBD）の4つを中核的特徴とする疾患であり，4つの症状のうち2つが確認できれば臨床的にほぼ確実なDLBと診断できる[4]．画像検査ではMIBG心筋シンチグラフィーの取り込み低下や，大脳基底核ドパミントランスポーターの結合低下が診断の補助となる．

前頭側頭葉変性症は，前頭葉萎縮を中心とする行動障害型前頭側頭型認知症（behavioral variant of frontotemporal dementia: bvFTD），側頭極から中・下側頭回中心の萎縮を呈する意味性認知症（semantic dementia: SD），左優位のシルビウス裂周囲の限局性萎縮を呈する進行性非流暢性失語（progressive nonfluent aphasia: PNFA）の3つの臨床型に分類される[5]．bvFTDは経過全体を通して性格・行動変化や社会的不適切行動が目立つ一方で記憶，視空間認知，行為，知覚といった道具

的な機能は比較的後期まで保たれる．よくある誤解としては，「万引きを繰り返すから bvFTD」ではない．万引きを繰り返す AD は珍しくない．また「易怒性が顕著なので bvFTD」でもない．典型的な bvFTD は子供っぽい印象で，"にやにや，へらへら"しながら困った行動をする．SD の言語症状の特徴は「単語に関する記憶の喪失」であり，発語は流暢だが物品呼称の障害および単語理解の障害がみられる．PNFA では SD と対照的に，発話は努力性でつっかえ，歪んでいて，速度が低下している．

神経学的所見なしには認知症の正しい鑑別診断はできない．完全な神経所見はとれなくても，眼球運動障害，構音・言語障害，麻痺，感覚障害，歩行障害，不随意運動，パーキンソニズムなどの評価は最小限必要である．PNFA，大脳皮質基底核変性症などの鑑別には更に観念運動失行，複合性知覚障害，口部顔面失行などの評価が必要となる．

Rule 4　軽度認知障害に対する適切な診断とフォローが必要である

軽度認知障害（mild cognitive impairment: MCI）は正常加齢と認知症の中間に相当する状態であり，認知症の前段階，またはごく初期の認知症を含む概念である．MCI は予防や早期介入の観点から注目されており，今後 AD や DLB に対する疾患修飾薬が開発されると，MCI の正しい診断がさらに重要になると予測される．MCI の有病率は 60 歳以上高齢者で約 12〜18%，MCI から認知症への移行率は 8〜15%/年とされる[6]．

MCI の定義としては Petersen らによるものが有名で，ポイントは以下の 3 点である．①本人や家族から認知機能低下の訴えがある，②認知機能は正常とはいえないが認知症の診断基準も満たさない，③複雑な日常生活動作に最低限の障害はあっても，基本的な日常生活機能は正常である．さらに記憶障害の有無とその他の認知機能障害の有無により，4 つのサブタイプに分類される［図 2］[6]．

MCI から認知症へ進行しやすい背景病理としては AD が最多だが，すべての MCI が AD の前段階という訳ではない．バイオマーカーが AD 病理の存在を示唆する患者（髄液 Aβ42 低下，髄液リン酸化タウ上昇，アミロイド PET 陽性，FDG-PET で後部帯状回・頭頂側頭葉の代謝低下など）では AD に進行しやすいことが知られている．MCI でパーキンソニズム，RBD，幻視を伴ったり，MIBG 心筋シンチグラフィーや大脳基底核ドパミントランスポーターの取り込み異常を伴う場合は DLB

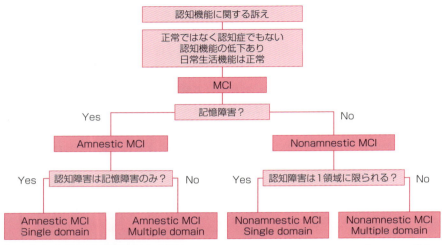

[図2] **軽度認知障害の診断と分類** (Petersen RC. Mild cognitive impairment. Continuum (Minneap Minn). 2016; 22 (2 Dementia): 404-18[6])を参考に作成)

の前段階が疑われる[7].

　MCIを検出する認知機能検査として，HDS-RやMMSEは単独では感度，特異度とも十分ではない．MMSEを使用する場合，論理的記憶や展望記憶の検査を加えたり，視空間認知機能，遂行機能の検査を加えるなどの工夫が必要であろう．Montreal Cognitive Assessment- Japanese version（MoCA-J）はMCIに対する感度，特異度が高いとの報告があり，MCIのスクリーニング検査として推奨されている[8].

　MCIから認知症への進行を予防する方法として，非薬物療法，薬物療法，危険因子への介入が考えられる．非薬物療法としては有酸素運動，地中海式食事などで有効性が示唆されているが，十分なエビデンスはない．薬物療法ではコリンエステラーゼ阻害薬をはじめ，進行予防効果が確認された薬物はなかったが，2023年，抗Aβ抗体薬でアルツハイマー病によるMCIに対して一定の進行遅延効果が示された[9]．そのため，患者や家族の希望によっては，薬物治療の適応を検討，精査するべき状況となった．とはいえ，その効果は限定的であり，またすべてのMCIが適応とはならない．抗Aβ抗体薬の適応とならないMCI患者については，高血圧や糖尿病，脳血管障害リスクなどの管理を行い，適度な運動を続けることなどを推奨しつつ，経過をフォローするのが望ましい．

BPSDとADLは生活障害評価に直結するが，必ずしも認知症重症度とは並行しない

　認知症では精神病症状（幻覚，誤認，妄想），易怒性，易刺激性，アパシー，徘徊，抑うつ，不安，食行動変化，社会的不適切行動など，様々なBPSDがみられる．疾患によってみられやすいBPSDがあり，その知識は鑑別診断の一助になる．特にFTDでは記憶や視空間認知などの道具的認知機能は初期には保たれており，人格・行動変化が主要な症状であるため，BPSDの評価が診断に直結する．またBPSDは患者と介護者にとって，苦しみをもたらし，施設入所を早め，費用を増大させ，Quality of Lifeを大きく損なう．

　症状を漏れなく聴取するためには質問票を利用することが望ましい．有名なものではBEHAVE-ADやNeuropsychiatric Inventory（NPI）[10]などがあり，日本ではNPIの使用頻度が高い．ただし，質問票はすべてのBPSDをカバーしている訳ではないので，疑う疾患に応じて，BPSDに関する質問をさらに追加する必要がある．

　認知症の状態を把握するうえで日常生活でみられる不自由を知ることは大切である．基本的な情報として，仕事，調理などの家事，自動車運転，買い物，通帳や財布の管理，服薬管理，着替え，トイレ，入浴，睡眠がどの程度できているかを情報提供者に確認する．ADL障害の程度は必ずしも認知機能障害の程度と並行せず，MMSE 10/30程度の認知機能障害があっても基本ADLは自立している患者もいる．リハビリテーションやケアのプランを作成する際には，認知機能，BPSD，ADLのそれぞれの障害を考慮しなくてはならない．

　精神病症状は幻覚，誤認，妄想に大別される[11]．幻覚で多いのは幻視，幻聴である．初期ADに幻視はほとんどみられないが，DLBでは初期から幻視がみられる頻度が高い．ADでも中期以降には幻視を生じることがあるが，それらの症例ではLewy病理を合併している可能性が指摘されている．実体意識性，通過幻覚はDLBやパーキンソン病で比較的よくみられ，患者本人に問診することで明らかになることが多い．幻聴は「人の話声が聞こえる」など単純な内容が多く，DLBだけでなくADでも初期からみられることがある．幻臭，幻触，セネストパチー，皮膚寄生虫妄想などはまれな幻覚であるが，DLBでみられることがある．錯視はDLBの30〜50％にみられ，錯視を誘発する視覚課題（パレイドリア・テスト）を用いて，DLBではADに比べて高頻度に錯視を生じることが示されている．

　妄想で頻度が高いのは被害妄想群で，物盗られ妄想，迫害妄想，嫉妬妄想，見捨てられ妄想，被毒妄想などがある．その他，心気妄想，妊娠妄想，恋愛妄想などが

みられることもある．被害妄想は AD，DLB とも初期からみられることが珍しくない．FTD で幻覚妄想がみられることは一般的にはまれであるが，近年遺伝性 FTD を中心として幻覚妄想がみられ得ると報告されている．

　認知症でみられる誤認には単純人物誤認，Capgras 症状，幻の同居人，亡くなった身内が生きている，場所誤認，重複記憶錯誤など多彩な症状がある．DLB では初期でも約 20％の症例で何らかの誤認症状がみられ，幻視が明らかでなくても DLB を疑う一助となる．DLB 全体では約 50％に何らかの誤認症状がみられ，人物誤認症状（単純人物誤認，幻の同居人，人物の重複記憶錯誤，Capgras 症状など）が多く，次いで場所誤認，"いない身内が家に居る"，TV 徴候などである．AD でもまれに初期から誤認がみられるが，基本的には中期以降に増えてくる．

■ 文献

1) 日本精神神経学会（日本語版用語監修），高橋三郎，大野　裕，監訳．DSM-5 精神疾患の診断・統計マニュアル．医学書院，2014.
2) 認知症の診断と鑑別はどのように行うか．In:「認知症疾患診療ガイドライン」作成委員会．編，日本神経学会，監修．認知症疾患診療ガイドライン 2017．医学書院; 2017, p.36-7.
3) McKhann GM, Knopman DS, Chertkow H, et al. The diagnosis of dementia due to Alzheimer's disease: recommendations from the National Institute on Aging-Alzheimer's Association workgroups on diagnostic guidelines for Alzheimer's disease. Alzheimers Dement. 2011; 7: 263-9.
4) McKeith IG, Boeve BF, Dickson DW, et al. Diagnosis and management of dementia with Lewy bodies: Fourth consensus report of the DLB Consortium. Neurology. 2017; 89: 88-100.
5) 前頭側頭葉変性症 frontotemporal lobar degeneration（FTLD）の診断のポイントと診断基準は何か．In:「認知症疾患診療ガイドライン」作成委員会，編．日本神経学会，監修．認知症疾患診療ガイドライン 2017，医学書院; 2017, p.266-70.
6) Petersen RC. Mild Cognitive Impairment. Continuum（Minneap Minn）. 2016; 22（2 Dementia）: 404-18.
7) McKeith IG, Ferman TJ, Thomas AJ. et al; prodromal DLB Diagnostic Study Group. Research criteria for the diagnosis of prodromal dementia with Lewy bodies. Neurology. 2020; 94: 743-55.
8) Fujiwara Y, Suzuki H, Yasunaga M, et al. Brief screening tool for mild cognitive impairment in older Japanese: validation of the Japanese version of the Montreal Cognitive Assessment. Geriatr Gerontol Int. 2010; 10: 225-32.
9) van Dyck CH, Swanson CJ, Aisen P, et al. Lecanemab in Early Alzheimer's Disease. N Engl J Med. 2023; 388: 9-21.
10) Cummings JL. The neuropsychiatric inventory: assessing psychopathology in dementia patients. Neurology. 1997; 48（5 Suppl 6）: S10-6.
11) 長濱康弘．認知症疾患の症候学．脳神経内科．2023; 98: 147-54.

10章 認知症

2 認知症者に対する治療介入

浅香山病院 精神科　繁信和恵

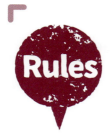

Rules

1. 認知機能に悪影響を与える可能性のある薬剤の使用の有無を評価する．
2. 治療介入は多職種で生活の基盤を整えることから始める．
3. 行動・心理症状の治療の第一選択は非薬物療法である．
4. 適切な症状改善薬を選択する．
5. 支援者（家族介護者等）への介入も認知症者の治療である．

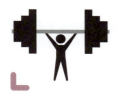

Rule 1　認知機能に悪影響を与える可能性のある薬剤の使用の有無を評価する

　高齢者の認知機能障害には多くの原因がある．その原因の一つとして薬剤が挙げられる．薬剤性の認知障害には急性に出現するせん妄に加えて，慢性的に持続する認知症様状態もある．認知機能障害の一因として薬剤の影響を常に念頭におく必要がある．薬剤性認知障害をきたしやすい患者側の要因として高齢・慢性疾患の存在・脳器質性疾患や認知症疾患の存在がある．アルツハイマー型認知症やレビー小体型認知症では脳内のアセチルコリン伝達系が強く障害されているため，抗コリン性薬剤の影響が大きくなる．薬剤側の要因としては，服薬量・処方薬剤数・血液脳関門の透過性・認知機能障害をきたしやすい薬理作用などが挙げられる．

　認知障害をきたしやすい薬理作用としては抗コリン作用，鎮静作用，神経細胞毒性が代表的である．抗コリン作用を有する薬剤はアトロピン・鎮痙薬・抗潰瘍薬・抗パーキンソン薬・過活動性膀胱治療薬・気管支拡張薬・三環系抗うつ薬・フェノチアジン系薬剤・ベンゾジアゼピン系薬剤・H_1受容体阻害薬（抗ヒスタミン薬）・H_2受容体阻害薬など多岐にわたる．

最近では比較的副作用の少ない薬剤が開発されているが，何らかの認知症と診断された後に治療介入を開始する場合には，まず認知機能低下や精神症状に悪影響を及ぼしている可能性の薬剤を服用していないかを確認し，他科とも協力し減量あるいは中止できる薬剤がないか考えるべきである．

Rule 2　治療介入は多職種で生活の基盤を整えることから始める

何らかの認知症と診断された後に行う治療介入は，認知機能低下によって社会生活や日常生活に生じている支障を評価し，生活基盤を整えることから始まる．

後に述べるアルツハイマー病の症状改善薬や脳血管性認知症の危険因子である生活習慣病などの治療を開始するにあっては，服薬管理ができているか，できていないのであれば，確実で安全な服薬を行うにはどうしたらよいか検討し介入する必要がある．認知症の生活障害として服薬管理は最も早くから支障をきたす事象である．それまでに長年服用していた血圧や糖尿病の治療薬の服用が不規則になったことで認知症に気づかれることも多い．家族への服薬協力依頼もさることながら，単身生活者であれば症状改善薬の開始に備えて訪問看護を導入し薬カレンダーなど本人にあった服薬管理方法の検討と，副作用の早期発見に努めること環境調整は重要な初期の治療介入である．

栄養状態にも注意が必要である．患者が単身生活者であったり，これまで料理などの家事を担ってきた者であれば，食事が不規則になったり，惣菜などが中心になり栄養に偏りが目立つことが多い．それによりビタミンや甲状腺ホルモンの低下に繋がり認知機能に影響を及ぼす場合もある．本人の残存能力を活用する目的であれば，ヘルパーや作業療法士と一緒に調理を行い，苦手になっている部分を援助する，あるいは本人が一人でも調理可能なミールキットの使用などを検討する方法もある．

生活環境の状態を評価することも初期の治療介入として重要である．レビー小体型認知症であれば，転倒の危険性に備えて自宅でのつまづきやすい場所を改善したり，床に置いている物を整理したりする介入が必要である．幻視や錯視の出現を防ぐために，カーテンやカーペット，布団カバーなどを無地にしたり，影ができずらい物の配置や照明の工夫も必要である．これらについては訪問での作業療法士や看護師の活用が有効である．

行動・心理症状の治療の第一選択は非薬物療法である

　認知症の症状には認知症の行動・心理症状（behavioral and psychological symptoms of dementia: BPSD）があり，本邦では周辺症状や随伴症状とよばれることもある．BPSDは行動症状と心理症状の2つに分けられ，行動症状には攻撃性，不穏，焦燥性興奮，徘徊，文化的に不適切な行為，性的脱抑制，収集癖，罵る，つきまといなどが含まれる．心理症状には，不安，抑うつ症状，幻覚，妄想がある．

　認知症に伴うBPSDは全ての認知症患者に出現するわけではなく，また認知症の進行に比例して増悪するものではない．早期に診断し，初期から進行期に至るまでそれぞれの病期で出現する可能性が高いBPSDに対して，出現を予防する観点で介入していく必要がある．特に本人にとって苦痛や負担になっている場合，介護者や家族の負担になっている場合は，治療・介入が必須な状態である．

1）BPSDの原因の検索

　まず第一にBPSDの原因になる要因がないかを検索しその改善を試みることが重要である．要因には以下のようなことが考えられる．①併発症の治療薬が，特に多剤併用されている場合はBPSDの悪化の原因になっている可能性がある．これらの使用は必要最小限とする必要がある（Rule 1）．②身体疾患の悪化　③睡眠覚醒リズムの悪化　④環境要因; 家族関係や家族の不適切な対応（Rule 5）．

2）BPSDに対する非薬物治療

a．睡眠覚醒リズムの改善

　日中の活動性の低下から睡眠覚醒リズムが乱れ，BPSDが悪化している場合が多い．そのため規則的な生活を行い，デイサービスなどを利用したりし，日中の活動性を維持することが大切である．

b．被害妄想の対象との距離の確保

　物盗られ妄想や嫉妬妄想の対象になる人物は，最も身近にいる介護者である場合が多い．そのためデイサービスなどを利用して，妄想の対象となっている介護者との接触時間を減らすことで妄想が軽減する場合もある．また嫉妬妄想には本人と介護者の身体機能の差が要因であることが多いといわれている．介護者の社会活動などを本人のデイサービス利用中に行うなどの工夫も有効である．

c. 初期からの心理教育

特にレビー小体型認知症患者では初期から，幻視は病気により出現する幻であり，危害を加えたりはしないため安心してよいことを保証し説明していく．幻視がみられればすぐに介護者に伝えてもらうにし，介護者が幻であることを確認し本人に安心を促す．

d. 家族側への介入

患者の訴えに対して，怒ったり強く否定したりすることは，不快な感情の記憶のみが残り，BPSD の増悪をまねく場合があるため避けるよう指導する．介護家族の負担の軽減のために適切な介護保険サービスの利用を勧める．

2）BPSD に対する薬物療法

非薬物療法で改善がみられなかった場合に検討する．年齢や体重，BPSD の種類や重症度，身体合併症，治療環境（服薬管理や副作用出現の確認が介護者によって可能か）などを考慮し，効果が副作用を上回るメリットがあると判断される場合に行う．初期からの多量使用，多剤併用は避け，増量や薬剤変更は慎重に行う．日中の傾眠，過鎮静，錐体外路症状，脱力による転倒傾向，嚥下障害などの副作用が出現した場合は，減量・中止を検討する．抗コリン薬（一部の抗パーキンソン薬）は使用しない．また非定型抗精神病薬は適用外使用であり，本人と家族に十分に説明し有害事象に留意する．

a. **暴力・興奮・不穏**: 非定型抗精神病薬であるリスペリドン 0.5〜1.5 mg/日，オランザピン 2.5〜7.5 mg/日，クエチアピン 12.5〜75 mg/日，アリプラゾール 4〜10 mg/日の使用が推奨される．

b. **妄想・幻覚**: 非定型抗精神病薬であるリスペリドン 0.5〜1.5 mg/日，オランザピン 2.5〜7.5 mg/日，クエチアピン 12.5〜75 mg/日，アリプラゾール 4〜10 mg/日の使用が推奨される．

c. **うつ症状**: セロトニン・ノルエピネフリン再取り込み阻害薬（serotonin-norepinephrine reuptake inhibitor: SNRI），選択的セロトニン再取り込み阻害薬（selective serotonin reuptake inhibitor: SSRI）などの抗うつ薬，ドネペジルの使用を顧慮してもよい．

d. **睡眠障害**: 一般の睡眠障害にはベンゾジアゼピン系薬物が多く使用されているが，鎮静作用や筋弛緩作用から高齢の認知症患者には推奨されない．メラトニン受容体作動薬やオレキシン受容体拮抗薬が推奨される．

e. **徘徊**: 徘徊だけに限って有効性が報告されている薬剤はない．リスペリドンで

2. 認知症者に対する治療介入

様々な周辺症状の改善がみられた中で，徘徊が減少したという報告はある．

Rule 4　適切な症状改善薬を選択する

　アルツハイマー病ではコリン作動系ニューロンの起始核である全脳基底部が高度に障害されるため，投射先である大脳皮質や海馬でアセチルコリンの活性低下が見られると，学習や記憶の障害につながる．そのためその分解酵素であるコリンエステラーゼ阻害薬は一時的な認知機能の改善や進行抑制効果がみられる．現在ドネペジル，ガランタミン，リバスチグミンが使用されている．さらにグルタミン酸による N-メチル-D-アスパラギン酸受容体の活性化を抑制し神経保護作用効果が期待されるメマンチンも使用されている．これらは症状改善薬とよばれ，一時的な認知機能の改善または進行抑制効果が期待できるが，1 STEP UP で述べる疾患の病理過程を修飾する薬剤（疾患修飾薬）ではない．そのため進行を止める作用はない．

　いずれの薬剤も副作用に注意しながら漸増する．重度のアルツハイマー病にはドネペジル 10 mg までの増量が認められている．メマンチンは中等度～重度のアルツハイマー病で適応が認められており，コリエステラーゼ阻害薬との併用もできる．

　副作用について認知機能の低下のために，副作用が出現しても自らそれに気がつかず，報告できない場合もあるため，周囲が副作用に気づくことが大切である．コリンエステラーゼ阻害薬では嘔気，食欲不振，下痢，徐脈の出現に注意が必要である．リバスチグミンは貼付剤のため貼付部位のかぶれや瘙痒感が出現する場合がある．メマンチンではめまいや頭痛，眠気といった副作用を認める．またメマンチンは腎排泄のため腎機能低下がある場合は投与量の調整が必要である．

　易怒性や興奮，物盗られ妄想がある場合はコリンエステラーゼ阻害薬の使用によってそれらが賦活され悪化する場合もあるので注意が必要である．一方でメマンチンはそれらの精神症状に対して効果的であるという報告がされている．

Rule 5　支援者（家族介護者等）への介入も認知症者の治療である

　家族の感情表出（Expressed Emotion: EE）は，家族が本人に接する際の感情表現の仕方のことである．家族の感情表出は，感情的になりすぎる状態が続くと，本人に対して「批判的コメント」，「敵意」，「感情的巻き込まれ」を示すことがある．こ

れは，認知症者や家族に悪影響を及ぼす可能性があり，在宅生活継続が破綻することにもつながるため，感情表出は最適化する必要がある．このような過度な感情表出を Expressed Emotion（高 EE）といい，海外研究では概念化されている．高 EE家族介護者に対しての効果的な介入方法報告は，病院などでの心理療法という報告があるのみで，家族介護者の感情表出が問題になったときの効果的な介入方法は確立していない．『自己肯定感の低い者やうつ状態にある介護者には心理的介入プログラムを用いる．孤立が強い者には，ピアサポートプログラムとして作成した「みんなで認知症とくらすヒント集」より家族介護者からのピアサポートを受けられるようする．認知症の理解が不足している際には，認知症者の立場を理解するためにプログラムを使用する．介護内容，とりわけ排泄に関する悩みを抱えている際には，既に約 5900 人の被介護者が登録し，介護の工夫を共有するポータルサイト「認知症ちえのわネット」を使用する』などの介入の研究が進んでいる．さらに，ケアマネジャーを通じて医療職あるいは介護職による家族の心理面の支援を実施できるようにケアプランを調整する必要もある．

1 STEP UP

　ちょうどこの原稿を作成している 2023 年 8 月 21 日に厚生労働省の薬事・食品衛生審議会医薬品第一部会は早期，軽度の患者に対するアルツハイマー病治療薬「レケンビ® 点滴静注」（一般名: レカネマブ〔遺伝子組み換え〕）について審議し，承認することを了承した．日本で初のアルツハイマー病の疾患修飾薬の承認となる．疾患修飾薬とはその発症分子病態に基づき疾患そのものを発症予防する，もしくはその進行を遅らせる薬のことをいう．本薬はアルツハイマー病の発症病態の最上流に位置するアミロイド依存性病的過程の中核分子であるアミロイド β の除去効果と蓄積阻害効果があるとされている．しかし，アルツハイマー病の軽度認知障害からアルツハイマー型認知症に進行する認知機能低下傾向に歯止めをかける発症予防効果までには至ってないとされている．

　作用機序の異なる疾患修飾薬の開発が数多く進んでいる．その意味ではアルツハイマー病の薬物治療は新たな局面を迎えているといえる．

開設されたのは1994年5月で，さまざまな神経心理学的検査，MRI，およびSPECT
を用いてアルツハイマー病の早期診断が試みられた．1995年には高知医科大学神経
精神科にもの忘れ・痴呆専門外来が設置され，1996年には富山大学の痴呆専門外来
が「もの忘れ外来」に改称され，同年には聖マリアンナ大学東横病院，1998年には
福岡大学と福島県立医大などでも開設された．さらに，2000年には九州大学でも開
設された[2-7]．筆者自身は1997年に地方の公立病院の脳神経外科内に「もの忘れ外
来」を開設し，認知症の診断だけでなく，薬物療法と非薬物療法を組み合わせた総
合的な治療を継続的に実施してきた[8,9]．

Rule 2　もの忘れ外来の進め方を知る

　問診は診断の第一段階であり，丁寧に医療情報を聴取することが重要である．来
院時にはかかりつけ医の紹介状を持参し，病状経過と併存疾患を把握する．本人・
家族には，あらかじめ，病歴や既往歴，社会的背景（仕事・趣味・家族構成など），
もの忘れの症状や他の症状，日常生活上の問題点についての質問票を記入していた
だき，詳しい情報をもとに診察を行う[10]．

　受診される患者の主訴がすべて記憶障害とは限らず，人の名前が言えない（喚語
困難），料理の手順を忘れる（遂行機能障害），落ち着きがなくない（注意散漫），す
ぐ怒るようになった（社会行動障害）などの場合も少なくない．診察時には，本人・
家族の訴えを聴取し，家族と患者の間での口述の食い違いや表情の変化を観察す
る．本人が症状を自覚していないこともしばしばあるため，多くは家族からの聴取
になるが，診察時の言動・振るまいには注意が必要である．

　既往歴は，これまでにかかった主な疾患を指し，それらの病気と現在の症状との
関連を予測する．例えば，アルツハイマー型認知症では糖尿病や高血圧症が危険因
子となるため，これらの病気の診断歴や治療歴は重要な情報である．また，脳卒中
や甲状腺の病気，生活習慣病，手術や入院歴も認知症と関連するため，重要である．
また，服薬中の薬剤については，開始時期や効果，副作用の有無は貴重な情報とな
る．

　生活歴は，患者の出生から，教育歴，職歴・業務の内容，婚姻歴，退職後の生活，
介護サービスの利用状況なども病前の状態を知る上では欠かせない情報である．こ
の際，古い記憶の保持状況や，若い頃からの記憶力や判断力の障害の有無を把握し，
生活支援のための情報が収集できる．現在の生活環境，同居家族とどのように生活

10章 認知症

3 もの忘れ外来の進め方と成果

国立長寿医療研究センター 長寿医療研修センター センター長　前島伸一郎

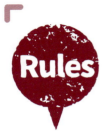

1 ▶ 認知症をとりまく背景状況を理解する.
2 ▶ もの忘れ外来の進め方を知る.
3 ▶ 診断基準の違いを知る.
4 ▶ カンファレンスを開いて精度を高める.

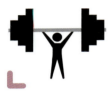

Rule 1　認知症をとりまく背景状況を理解する

　認知症の患者数は増加し続けており，治療や予防に対する社会的な要請がますます高まっている．厚生労働省研究班の調査によると，2030年には認知症の患者数が523万人に達し，高齢者の14%を占めると推計されている．これは2022年の443万人から約80万人の増加となる．高齢化の進展に伴い，2050年には587万人，2060年には645万人と増加傾向が続くと予測されている．加えて，認知症の予備軍とされる軽度認知障害（MCI）の患者数も2030年に593万人，2060年には632万人に増えると推計されている．これらを含めると，2030年には認知症関連の患者数が1,100万人を超える見込みである[1]．

　認知症を早期に発見し，専門的な診断と治療を実施する場所が「もの忘れ外来」であり，患者や家族の生活の質を向上させるために重要な役割を果たす．米国では1980年代からアルツハイマー病の早期診断に関する論文が発表されているが，日本での対応はそれほど積極的ではなく，1990年代になってようやく検査体制が整ってきた．宇野ら[2]によれば，国立精神・神経センター武蔵病院に「もの忘れ外来」が

3. もの忘れ外来の進め方と成果

しているかを把握する．できれば1日の行動と1週間の活動を尋ねておくと良い．

家族歴については，血縁関係のある家族の既往歴や現在の治療状況を確認する．家族内で発症する病気の有無，特に若年型アルツハイマー病では家族歴がないかどうかを尋ねることもある．

現病歴はその訴えとなった症状がいつからどのように発現したか，それによってどんな問題が出てきたかを詳細に聴取する．アルツハイマー病（AD）では，発症日を特定できることは少なく，最近の出来事や体験全体を忘れることが顕著で，日常生活に支障をきたすのが特徴である．幻視や動作の緩慢，歩行障害などのパーキンソン症状やレム睡眠行動障害（RBD）がある場合は，レビー小体型認知症（DLB）を疑う．また，常同性などの行動異常が見られる場合は，前頭側頭型認知症（FTD）の可能性が考えられる．血管性認知症（VaD）では，運動麻痺などの局所徴候に注意し，進行が階段状である場合や突発的な進行も考慮する．また，転倒や頭部打撲の既往がある場合には硬膜下血腫の可能性も考慮する．急激に進行する場合は，脳腫瘍や感染症の可能性も考える．高齢者では，さまざまな薬剤が投与されていることが少なくないため，服薬している薬剤も確認することが必要である．

認知症は多くが緩徐に進行する疾患であり，日常生活で異常をきたすことが多いが，外来受診時の患者の症状は軽症から重症までさまざまである．記憶障害など一部の認知機能だけが障害される軽度認知障害（MCI）や客観的な認知機能低下はないが主観的な認知機能低下の訴えのある主観的記憶障害（SCI）もあり，いずれも基本的に日常生活活動は保たれている．もの忘れ外来の大きな役割は，早期段階で正確に診断し，対策を講じることである．

1）神経心理学的検査

神経心理学的検査は，脳の損傷や認知症等によって生じた知能，記憶，言語等の高次脳機能の障害を評価するための検査で，認知症診療においては必須の検査である．認知症に伴う症状としては，中核症状と行動・心理症状（behavioral and psychological symptoms of dementia: BPSD）があり，これらの症状を定量化する目的で神経心理学的検査が用いられる[10,11]．

神経心理学的検査には，認知症の早期発見を目的とした簡便な検査（スクリーニング）と[12]，認知機能を詳細に評価し，認知症の進行度合いや治療効果判定として行う掘り下げ検査がある[13]．認知症では言語機能，記憶（言語性，非言語性），視知覚を含む非言語機能，注意，遂行機能，行為，知能など多岐にわたる評価が必要となる．そのため，実際の外来診療で掘り下げ検査を実施することは困難であり，

Mini-mental state や改訂長谷川式簡易知能診査スケール（HDS-R），簡易前頭葉機能評価バッテリー（FAB），レーヴン色彩マトリックス検査（RCPM）などの簡便な神経心理学的検査を組み合わせて，大まかな認知機能の異常を検出する．これらの検査は失語症や注意障害などの影響を受けることも少なくない．そのため，検者自身がそれらに気づかず，単に得点だけで認知機能の良悪を判断している場合もあり，十分な注意が必要である．

代表的な神経心理学的検査を表にしめす［表 1］.

神経心理学的検査の実施にあたり，検査環境を整え，静かで落ち着いた部屋を用意し，検査の目的と内容を患者に説明し，リラックスして検査に取り組めるようにする．検査結果を総合的に評価し，必要に応じて追加の検査（掘り下げ検査）を実施する[13]．これらの神経心理学的検査は，診断の補助のみならず，薬物療法や非薬物療法などの治療的介入を行う際にそれらの効果を検討するためにも，さまざまな機能を網羅した詳細な評価が不可欠である[14]．また，認知機能の評価以外にも，患者の状態を把握するために ADL（Activities of Daily Living）や IADL（Instrumental Activities of Daily Living）を含む心理社会的評価が大切である[15]．さらに，家族の介護負担度も勘案し，患者が日常生活でどのように活動しているか，どのような支援が必要かを具体的に把握すると良い．

2）神経画像検査

認知症の診断には，形態画像検査と機能画像検査の両方が用いられる．形態画像検査には頭部 MRI や CT があり，機能画像検査には脳血流 SPECT が含まれる．MRI や脳血流 SPECT の評価においては，アルツハイマー病以外の認知症（non-AD）の特徴的な萎縮を見逃さないことが大切で，前頭側頭型認知症（FTD），レビー小体型認知症（DLB），進行性核上性麻痺（PSP），皮質基底核変性症（CBD）など，多くの non-AD 疾患との鑑別も必要である．

MRI は，脳の局所的な萎縮や異常構造を高解像度で検出するのに優れている．特にアルツハイマー病の進行に伴う側頭葉内側部の海馬や海馬傍回の萎縮の評価に有用である．MRI を用いた形態評価では，脳血管障害や脳腫瘍の有無，脳萎縮の程度を確認する．Voxel-Based Specific Regional Analysis System for Alzheimer's Disease（VSRAD）は［図 1］，海馬および海馬近傍の萎縮の客観的評価を提供し，早期アルツハイマー病の診断に役立つ[16]．

a．SPECT

脳血流 SPECT（Single Photon Emission Computed Tomography）は，局所脳血

3. もの忘れ外来の進め方と成果

［表1］認知症の評価に用いられる代表的な神経心理学的検査

スクリーニング
- 長谷川式簡易知能診査スケール
- Mini-mental state examination（MMSE-J）
- 仮名ひろいテスト
- Montreal Cognitive Assessment（MoCA-J）
- Frontal Assessment Battery（FAB）
- レーヴン色彩累進マトリックス検査（RCPM）
- 語想起検査（WFT）

記憶
- Auditory Verbal Learning Test（AVLT）
- Wechsler Memory Scale Revised（WMS-R）
- Rivermead Behavioral Memory Test（RBMT）
- Auditory Verbal Learning Test（AVLT）
- Benton 視覚記銘検査（BVRT）
- Rey-Osterreith 複雑図形（ROCF）
- 標準言語性対連合学習検査（t-PA）
- ハノイの塔

遂行機能
- Behavioural Assessment of Dysexecutive Syndrome（BADS）
- Wisconsin Card Sorting Test（WCST）
- Trail Making Test（TMT）

知能・精神機能
- Wechsler Adult Intelligence Scale（WAIS-IV）
- Kohs 立方体組み合わせテスト

行為・認知
- 標準高次動作性検査
- 標準高次視知覚検査
- BIT 行動性無視検査

言語・コミュニケーション
- 標準失語症検査
- WAB 失語症検査
- cADL 検査

心理・社会行動障害
- Self Depression Scale（SDS）
- Geriatrics Depression Scale（GDS）
- State-trait Anxiety Inventory（STAI）
- Neuropsychiatric Inventory（NPI）
- Demantia Behavior Disturbance Scale（DBDS）
- Frontal Behavioral Inventory（FBI）

日常生活活動度
- Barthel index（BI）
- Functional Independence Measure（FIM）
- Functional Assessment Stage（FAST）
- Lawton Instrumental ADL scale
- Frenchay Activities Index

QOL・介護負担度
- EuroQOL 健康関連尺度（EQ-5D）
- SF-36
- WHO Quality of Life 26
- Zarit Burden Interview（ZBI）

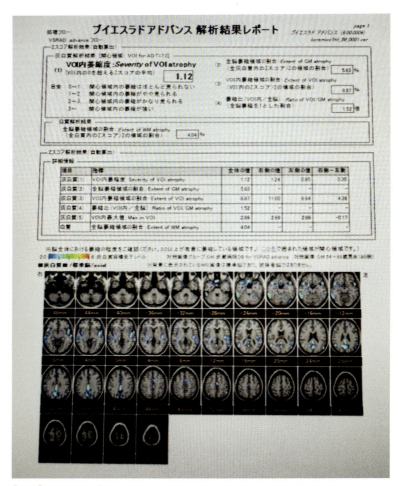

[図1] **VSRAD(Voxel-based Specific Regional Analysis System for Alzheimer's Disease)**
VSRADはMRIで得られた能画像情報をコンピュータで処理して診断支援情報を提供するプログラムで,内側側頭部における萎縮の程度などの情報を提供する

流を評価する機能画像検査で,認知症の診断に広く用いられている.脳血流SPECTでは,放射性薬剤を注射し,脳内の血流分布を画像化する.eZIS解析ソフトを使用すれば,局所脳血流の低下部位がはっきりと描出できる[17].アルツハイマー病の初期には,頭頂葉や後部帯状回の血流低下が特徴的である.レビー小体型認知症では,後頭葉の血流低下が見られることがある [図2].

3. もの忘れ外来の進め方と成果

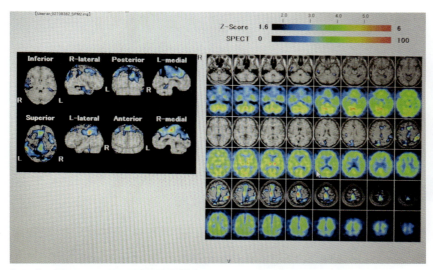

[図2] **SPECT による局所脳血流検査**
両側頭頂葉から後頭葉の内側部まで血流低下がみられる

　DaT Scan は，脳内の黒質線条体ドパミントランスポーター（DAT）を画像化する検査で，従来の CT や MRI，局所脳血流検査では見落とされるドパミン神経の変性や脱落を評価できる．主にパーキンソン病やレビー小体型認知症の早期診断や鑑別診断に役立つ．これらの疾患では黒質線条体のドパミン神経細胞が変性し，神経終末に存在する DAT 密度が低下するため，従来の診断方法に比べて客観的な指標となる［図3］．

b. アミロイドPET

　アミロイド PET（Positron Emission Tomography）は，脳内のアミロイド沈着を画像化するために使用される診断法である［図4］．本法は，アルツハイマー病（AD）の早期診断に重要な役割を果たす．2024年から疾患修飾薬であるレカネマブがアルツハイマー病の治療薬として認可されたことにより，アミロイド PET の重要性がさらに高まった．保険収載されたことで，多くの患者がこの検査を受けることが可能になった．アミロイドβ（Aβ）と結合する放射線薬剤として，［^{18}F］flutemetamol や［^{18}F］florbetapir などが用いられる．アミロイド沈着の可視化により，アルツハイマー病の確定診断に不可欠なツールとなっており，アルツハイマー病と前頭側頭型認知症（FTD）などの非定型的な認知症の鑑別診断が可能となる．また，アルツハイマー病による軽度認知障害（MCI due to AD）に関しても，アミロイド PET が

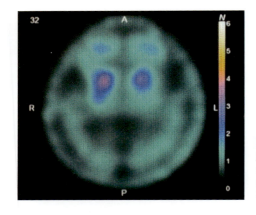

[図3] DaT Scan 検査
脳内の黒質線条体ドパミントランスポーターを画像化する検査で,被殻や線条体での集積低下を認め,左右非対称になっている.

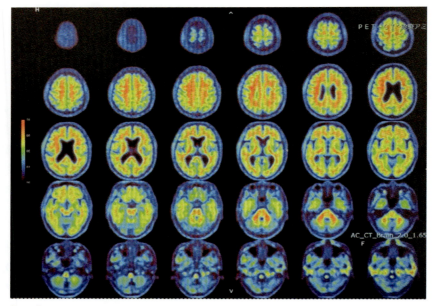

[図4] アミロイド PET 検査
アルツハイマー病の患者では,アミロイド(赤い部分)が脳内に沈着している.

有用となる[18].

3) 血液検査

患者の全身状態を評価し,内科的疾患の除外に役立つ.もの忘れは糖尿病,電解

質異常，肝機能障害，甲状腺機能低下症，ビタミン欠乏（特にビタミン B_1，B_{12}，葉酸）などの内科的疾患によって引き起こされることがあるため，これらの疾患を除外する必要がある．さらに，生活習慣病（糖尿病，脂質異常症）は認知症のリスクとなることが知られているので，血液検査でこれらをチェックし，必要に応じて適切な治療を行う．

4) バイオマーカー

脳内に異常な蛋白質が蓄積しているかどうかを推測し，認知機能障害の原因や特定の病気の可能性を診断するために行われる．特にアルツハイマー病の診断においては，脳脊髄液中のアミロイド β，総タウ蛋白，リン酸化タウの測定が重要である．これらのバイオマーカーは，アルツハイマー病の状態を反映し，診断の補助として利用されている．

また，アルツハイマー病のリスク遺伝子に関する要因も考慮される．最も影響が大きいのは APOE 遺伝子で，特に $\varepsilon4$ を持つ人は発症リスクが高まるが，必ずしも発症するわけではない．一方で，$\varepsilon2$ を持つ人は発症リスクが低い傾向がある．

髄液検査はアルツハイマー病のバイオマーカー測定を行うための方法の一つで，髄液中のアミロイド $\beta42$ の低下とリン酸化タウ蛋白の上昇は，アルツハイマー病の状態を反映することが知られている．

Rule 3　診断基準の違いを知る

認知症は，後天的な脳の機能障害により，習得した知的機能が全般的に低下し，社会生活や日常生活に支障をきたす状態を指す．認知症の診断基準としては，NIA-AA 基準や DSM-5 が代表的であるが，いずれの基準でも記憶障害は必須項目ではなく，複数の認知機能障害の 1 つとして重要視されている．DSM-5 では，複数の認知領域に障害が現れ，それが日常生活や対人関係に支障をきたすことが求められる．この基準では，新たに "major neurocognitive disorder" という用語が導入され，記憶障害が必須ではなくなり，1 つ以上の領域の認知機能の障害が必要とされる．また，軽度認知障害（MCI）は，もの忘れがあると認識され，年齢に比べて記憶力が低下している状態とされる．この段階では，日常生活動作は概ね維持されているが，認知症に進展するリスクが高いと考えられている．

Rule 4　カンファレンスを開いて精度を高める

　我々の「もの忘れ外来」には年間1,000〜1,200名の新しい患者が受診し，順不同に予約制で脳神経内科医，精神神経科医，老年内科医，リハビリテーション科医などが診療を行っている．週に一度のもの忘れカンファレンスには毎回15〜25名の専門医が集まり，個々の症例の診断や検査内容，治療方針について検討する［図5］．

　カンファレンスによって，医療専門職が一堂に会し，特定の患者の症例について議論することにより，多角的な視点から診断を確認し，誤診を避けることができる．実際にもの忘れ診療では，アルツハイマー病をはじめとする認知症の診断は決して易しいものではなく，難渋することも少なくない．意見交換は診断の精度を向上させる重要な手段となる．そしてこのような患者の診断結果や進行状況に基づいて最適な治療計画を策定する．複数の専門職が協力することで，薬物療法，リハビリテーション，心理社会的支援など，包括的な治療プランを構築することができる．また，このカンファレンスは若手医師や医療スタッフにとって貴重な教育の場でもある．実際の症例を通じて，診断や治療のプロセス，臨床判断の重要性を学び，最新の医学知識や技術を共有する機会となっている．

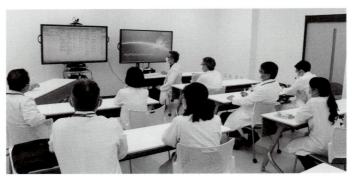

［図5］**もの忘れカンファレンス**
医師，研修医，心理士，療法士，看護師など多くの職種が参加する．

3. もの忘れ外来の進め方と成果

1 STEP UP

脳身体賦活リハビリテーション

　脳身体賦活リハビリテーション（脳活リハ）は，認知症や軽度認知障害（MCI）を持つ患者に対する非薬物療法の一つである[19]．その特徴は，専門医による定期的な診察で身体的問題や社会行動障害などへの速やかな対応が可能であること，療法士が患者と家族介護者を理解し，マンツーマンで対応すること，そして集団形式での様々な課題に対して，個々の患者のニーズに合わせた対応を行うことである．

　認知症やMCIのリハビリは，個々の患者とその環境に応じた個別対応が求められるため，「認知機能障害を持つ人と家族が，専門家とともに，自分たちに合った目標やその達成方法を見つけられるように支援する」というものである．

　脳活リハを始める前には，詳細な医学的診断や神経心理学的検査，社会的行動障害の評価を実施する．また，日常生活活動や生活習慣，家族背景や介護状況も調査し，適切な対処法を考えていく[20]．実施にあたっては，患者の病態や経過を把握し，機能低下や進行を抑制しながら機能の再獲得を目指す．リハビリの目的は，機能回復だけでなく，患者と家族が最大限に能力を発揮できるよう支援する．

　脳活リハは，認知機能障害を持つ人とその家族が，社会の中で自分らしく生活できるように支援する包括的なアプローチで，適切な環境の中で残存機能を活かし，可能な限り生活障害を低減させることを目指す．また，家族介護者の負担を軽減し，患者と家族が共に充実した生活を送るための支援を提供する．

■ 文献

1) 二宮利治. 認知症および軽度認知障害の有病率調査委並びに将来推計に関する研究. 令和5年度老人保健事業推進費等補助金（老人保健健康増進等事業分）. 第2回認知症施作推進関係者会議資料. 2024.
　<https://www.cas.go.jp/jp/seisaku/ninchisho_kankeisha/dai2/siryou9.pdf>

2) 宇野正威, 朝田　隆, 高山　豊, 他. もの忘れ外来　武蔵病院におけるアルツハイマー病早期診断. 老精医誌. 2000; 11: 1195-202.

3) 鈴木道雄, 荻野宏文, 野原　茂, 他. アルツハイマー病の早期臨床診断における問題点. 老精医誌. 2000; 11: 1210-9.

4) 上村直人, 諸隈陽子, 北村ゆり, 他. もの忘れ・痴呆専門外来における痴呆性疾患への早期治療・ケアの取組み. 老精医誌. 2000; 11: 1233-7.

5) 今井幸充, 杉山美香, 北村世都. アルツハイマー病告知の現状と問題点. 老精医誌. 2000; 11: 1225-32.

6）山田達夫．アルツハイマー病の生物学的マーカーと画像検査による早期診断　福岡大学病院「もの忘れ外来」．老精医誌．2000; 11: 1220-4.

7）田子久夫，森由紀子，黒須貞利，他．精神科における「もの忘れ外来」．老精医誌．2000; 11: 1203-9.

8）前島伸一郎，上好昭孝，尾崎文教，他．痴呆症スクリーニングとしての立方体模写課題の有用性について　もの忘れ外来の経験から．日本臨床内科医会会誌．2001; 16: 430-4.

9）沖田竜二，前島伸一郎，山家弘雄，他，脳血管性痴呆に対するアニラセタムの使用経験．診療と新薬．1988; 35: 1080-5.

10）前島伸一郎，大沢愛子，宮崎泰広．検査の進め方．高次脳機能研究．2010; 30: 299-307.

11）前島伸一郎，大沢愛子，棚橋紀夫．前頭葉損傷による高次脳機能のみかた．高次脳機能研究．2012; 32: 21-8.

12）前島伸一郎，大沢愛子，半井慎太郎，他．もの忘れに対するMini-Cog© 日本版の有用性: 認知症・軽度認知障害のスクリーニング検査としての意義．Dementia Japan，2024; 38: 148-55.

13）前島伸一郎，大沢愛子．高次脳機能に関する掘り下げテスト．老精医誌．2018; 29: 1182-8.

14）Maeshima S, Osawa A, Kawamura K, et al. Neuropsychological tests used for dementia assessment in Japan: Current status. Geriatr Gerontol Int. 2024; Suppl 1: 102-9.

15）Kamizato C, Osawa A, Maeshima S, et al. Activity level by clinical severity and sex differences in patients with Alzheimer disease and mild cognitive impairment. Psychogeriatrics. 2023; 23: 815-20.

16）Matsuda H. MRI morphometry in Alzheimer's disease. Ageing research reviews. 2016; 30: 17-24.

17）Matsuda, H. Role of neuroimaging in Alzheimer's disease, with emphasis on brain perfusion SPECT. J Nucl Med. 2007; 48: 1289-300.

18）Matsuda H, Okita K, Motoi Y, et al, Clinical impact of amyloid PET using 18F-florbetapir in patients with cognitive impairment and suspected Alzheimer's disease: a multicenter study. Ann Nucl Med. 2022; 36: 1039-49.

19）大沢愛子，前島伸一郎．認知症に対するリハビリテーション的アプローチ．前島伸一郎，編．MBリハビリテーション91認知症のリハビリテーション．東京: 全日本病院出版; 2008．p.101-4.

20）大沢愛子，編．軽度認知障害と認知症の人および家族・介護者のためのリハビリテーションマニュアル．東京: ライフ・サイエンス; 2022．p.148.

11章 社会的支援

1 高次脳機能障害支援普及事業，高次脳機能障害診断基準，診断書の作成

国立障害者リハビリテーションセンター　顧問　深津玲子

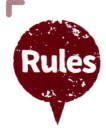
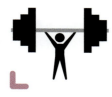

1. 高次脳機能障害支援の経緯について知る．
2. 障害者総合支援法における高次脳機能障害：障害福祉サービスについて知る．
3. 全国の高次脳機能障害支援拠点機関について知る．
4. 高次脳機能障害の診断基準について理解する．
5. 様々なサービスを利用するための診断書およびその様式について知る．

Rule 1　高次脳機能障害支援の経緯について知る

　2000年度以前，身体障害者手帳，精神保健福祉手帳，介護保険制度が既にあったが，若年の脳損傷や脳血管障害後遺症はこれらのどの制度の対象にも該当しないということが問題提起され，参議院での議論を経て，厚生労働大臣がモデル事業の予算要求をし，翌2001年度より高次脳機能障害支援モデル事業が開始された．この事業では，国立障害者リハビリテーションセンターが中心となり，10都道府県（市）がモデル地域となり，実態調査と支援の枠組みづくり，試行的実践が行われ，診断基準が確定した．

　[図1] にモデル事業開始から現在までの経緯を示す[1,2]．

　2005年，高次脳機能障害支援モデル事業で診断基準が確定したことで，高次脳機能障害が障害と明確に定義され，障害者に関する各種法制度の位置付けが定着して

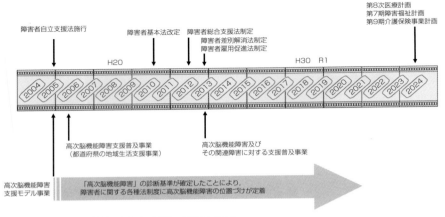

[図1] 高次脳機能障害者支援の経緯と現在
（高次脳機能障害支援者養成研修テキスト基礎編【講義01　高次脳機能障害とは】より一部改変）

いった．障害者に関する法律は，2005年障害者自立支援法施行，2010年障害者基本法改定，2012年障害者総合支援法制定，2013年障害者差別解消法制定，障害者雇用促進法制定と続き，いずれも高次脳機能障害も対象となる．2005年度に障害者自立支援法が施行され，この中の特に専門性の高い相談支援に係る事業として，高次脳機能障害支援普及事業が明記され，それまでのモデル事業から，都道府県が実施しなくてはならない一般事業となった．

2008年度に発表された内閣府障害者政策推進本部による重点施策実施5カ年計画に，高次脳機能障害支援拠点機関の設置，地域支援ネットワーク構築および支援技術の確立と普及が明記され，この事が強い追い風となって，2010年度日本の全都道府県に高次脳機能障害支援拠点機関が設置された．

2013年度以降は，障害者総合支援法の中の都道府県地域生活支援事業の一つとして，都道府県の必須事業である「高次脳機能障害及びその関連障害に対する支援普及事業」として現在に至る．また，重要な施策計画として，2024年度より第8次医療計画，第7期障害福祉計画，第8期介護保険事業計画が始まった．

1. 高次脳機能障害支援普及事業，高次脳機能障害診断基準，診断書の作成

Rule 2 障害者総合支援法における高次脳機能障害: 障害福祉サービスについて知る

　前述した通り，高次脳機能障害は障害者総合支援法の対象である．数多い障害福祉サービスのうち高次脳機能障害のある労働年齢の方が活用できる訓練系・就労系サービスについて紹介する．これらのサービスを利用するには居住する市区町村の窓口に申請し，相談支援事業者がサービス利用意向の聴取，サービスなど利用計画案の作成を行い，訓練等給付の支給決定がされればサービス利用開始となる．

○**自立訓練（生活訓練・機能訓練）**: 自立した日常生活または社会生活ができるよう一定期間生活能力の維持，向上のために必要な支援・訓練を行う．

○**就労移行支援**: 就労を希望する方で，通常の事業所に雇用されることが可能と見込まれる方に対して，就労に必要な知識および能力の向上のために訓練を実施する．求職活動に関する支援，適性に応じた職場の開拓，就職後における職場定着に必要な相談も行う．

○**就労継続支援A型**: 企業などに雇用されることが困難であって，雇用契約に基づく就労が可能である方に対して，雇用契約を締結して就労の機会を提供する．

○**就労継続支援B型**: 企業などに雇用されることが困難であって，雇用契約に基づく就労が困難である方に対して，就労の機会を提供する．

- 在学中に病気になり，長く自宅療養していた．
- やる気が起きず，一日中家にいることが多い．
- 知らない人とうまく話せるか不安．指定特定相談支援事業者に相談⇒自立訓練（生活訓練）で，生活リズムができ，人と交流する自信がついた．料理が楽しい．
⇒就労継続支援B型で，お菓子作りを開始．

- 仕事を探しているが，見つからない．
- 自分に合う仕事を知りたい．指定特定相談支援事業者に相談⇒就労移行支援で，さまざまな作業や職場体験を経て，助言を受けながら就職活動．
⇒実習先の会社で一般就労（障害者雇用）．

Rule 3　全国の高次脳機能障害支援拠点機関について知る

　前述した通り，高次脳機能障害支援普及事業は，障害者総合支援法の都道府県地域生活支援事業の一つとして，都道府県の必須事業になっている．その一環として高次脳機能障害支援拠点機関を設置し，①普及・啓発事業，②当事者・家族への専門相談支援の充実（地域の関係機関との調整など），③研修事業などを行うこととされている．支援拠点機関には支援コーディネーターが配置されている．令和5年度現在の高次脳機能障害支援拠点機関および事業実績を［図2］に示す[3]．支援拠点機関の設置と運営方法は各自治体によって様々であり，例えば北海道は全保健所が支援拠点機関となり，保健師が支援コーディネーターであり，東京都では拠点機関は東京都心身障害者福祉センター1カ所だが，二次保健医療圏ごとに専門医療機関，市区町村レベルでの相談窓口の設置など，より地域に近いネットワーク構築を進めている．また高次脳機能障害支援普及事業開始当初は直接相談が主であったが，地域のネットワーク構築が進むに従い，高次脳機能障害の方が利用する事業所や関係機関への指導，助言といった間接支援に役割が変化している．また相談支援としては，とくに支援困難事例，たとえばなかなか診断がつかない症例や利用先が決まらない事例，などへの専門的アセスメント，ケアマネジメントの実施が業務となる．支援拠点機関では地域の利用可能な社会資源を紹介するパンフレット等を作成していることが多いので，退院後の生活に役立つ．

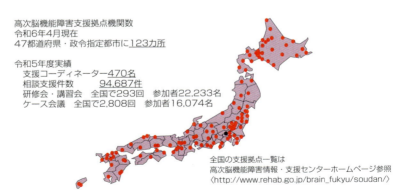

［図2］全国の支援拠点機関

Ⅰ. 主要症状等
1. 脳の器質的病変の原因となる事故による受傷や疾病の発症の事実が確認されている．
2. 現在，日常生活または社会生活に制約があり，その主たる原因が記憶障害，注意障害，遂行機能障害，社会的行動障害などの認知障害である．

Ⅱ. 検査所見
MRI，CT，脳波などにより認知障害の原因と考えられる脳の器質的病変の存在が確認されているか，あるいは診断書により脳の器質的病変が存在したと確認できる．

Ⅲ. 除外項目
1. 脳の器質的病変に基づく認知障害のうち，身体障害として認定可能である症状を有するが上記主要症状（Ⅰ-2）を欠く者は除外する．
2. 診断にあたり，受傷または発症以前から有する症状と検査所見は除外する．
3. 先天性疾患，周産期における脳損傷，発達障害，進行性疾患を原因とする者は除外する．

Ⅳ. 診断
1. Ⅰ～Ⅲをすべて満たした場合に高次脳機能障害と診断する．
2. 高次脳機能障害の診断は脳の器質的病変の原因となった外傷や疾病の急性期症状を脱した後において行う．
3. 神経心理学的検査の所見を参考にすることができる．

［図 3］高次脳機能障害の診断基準
(国立障害者リハビリテーションセンター，編．高次脳機能障害者支援の手引き（改訂第 2 版），2008．p2.)

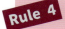

Rule 4　高次脳機能障害の診断基準について理解する

現在の診断基準は 2001 年度に開始された高次脳機能障害支援モデル事業において集積された脳損傷者のデータの分析などに基づき，2005 年に提示された．図 3 に示した診断基準に加え，主要症状，外傷性脳損傷後の MRI 所見，高次脳機能障害と ICD-10 の解説を含めて，高次脳機能障害診断基準ガイドラインとして公開されている[4]．

国際疾病分類が第 10 版（ICD-10）から第 11 版（ICD-11）に改訂されることを受け，現在新たな高次脳機能障害診断基準が作成中である[5]．

Rule 5　様々なサービスを利用するための診断書およびその様式について知る

2005 年高次脳機能障害が障害と明確に定義されたことを受け，診断書の整備も進んだ．2011 年度精神障害者保健福祉手帳，障害等級判定基準に高次脳機能障害が明記され，様式が改訂された．また 2013 年度，国民年金，厚生年金保険障害認定基準に高次脳機能障害が明記をされ，様式が改訂された．精神障害者保健福祉手帳申請

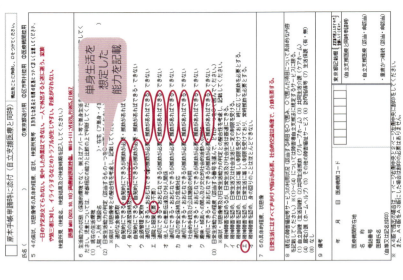
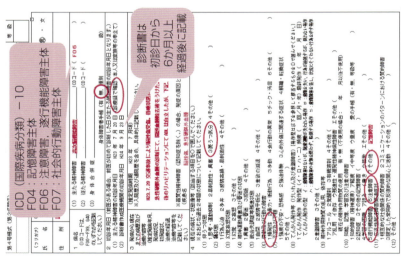

[図4] 精神障害保健福祉手帳申請用診断書
(高次脳機能障害支援者養成研修テキスト基礎編【講義03 病院で行うリハビリテーションとは】)

1. 高次脳機能障害支援普及事業，高次脳機能障害診断基準，診断書の作成

用診断書の書式例を図4に示す[1,6]．このほかに障害者総合支援法を利用する場合に医師意見書，介護保険を利用する場合に主治医意見書が必要である．

1 STEP UP

高次脳機能障害の診断実態と課題

現在の高次脳機能障害に関する診断実態について，臨床現場での問題点を把握することを目的に，2021年全国の高次脳機能障害支援拠点機関に質問紙調査を行った[7]．高次脳機能障害診断までに困難が生じる理由として，「本人・家族が高次脳機能障害であると認識していなかった」，「本人・家族は高次脳機能障害を疑ったが医師から診断基準にあたらないといわれた」がそれぞれ約30%を占めた．また診断を受ける上での問題点としては，「診断できる医師が不足している」「医療職に高次脳機能障害の知識が希薄」「行政・福祉職に高次脳機能障害の知識が希薄」が多く挙げられた[8]．高次脳機能障害のある方が，適切な診断のもとに，適切な支援を受け，地域で生活するために，医療職，行政・福祉職へのさらなる知識普及が必要であろう．

■ 文献

1) 令和2-4年度　厚生労働科学研究「高次脳機能障害の障害特性に応じた支援者養成研修カリキュラム及びテキストの開発のための研究（研究代表　深津玲子）」
〈https: //mhlw-grants.niph.go.jp/project/163681〉

2) 高次脳機能障害の障害特性に応じた支援者養成研修カリキュラム及びテキストの開発のための研究　基礎編テキスト．p13.
〈https: //mhlw-grants.niph.go.jp/system/files/report_pdf/202218001A-sonota1.pdf〉

3) 高次脳機能障害情報・支援センター．高次脳機能障害相談窓口．
〈http: //www.rehab.go.jp/brain_fukyu/soudan/〉

4) 高次脳機能障害情報・支援センター．支援・診療のための資料．高次脳機能障害者支援の手引き　第1章高次脳機能障害診断基準．
〈http: //www.rehab.go.jp/application/files/3115/1669/0095/3_1_04_1.pdf〉

5) 令和2-3年度　厚生労働科学研究「高次脳機能障害の診断方法と診断基準に資する研究（研究代表　三村將）」
〈https: //mhlw-grants.niph.go.jp/project/157916〉

6) 高次脳機能障害の障害特性に応じた支援者養成研修カリキュラム及びテキストの開発のための研究基礎編テキスト．p22.
〈https: //mhlw-grants.niph.go.jp/system/files/report_pdf/202218001A-sonota1.pdf〉

7) 令和3年度厚生労働科学研究分担研究報告書．高次脳機能障害の診療実態に係るアンケー

ト調査. p61-70.

〈https://mhlw-grants.niph.go.jp/system/files/report_pdf/R3%E9%AB%98%E6%AC%
A1%E8%84%B3_A%288%29%E5%88%A5%E7%B4%993%E5%88%86%E6%8B%85%E5%
A0%B1%E5%91%8A%E6%9B%B8_%E6%B7%B1%E6%B4%A5%E5%85%88%E7%94%
9F_20221019%E4%BF%AE%E6%AD%A3_0.pdf〉

8) 和田愛祐美, 今橋久美子, 石森伸吾, 深津玲子. 高次脳機能障害の支援コーディネーター
を対象とした質問紙調査からみた診断に関する課題. Jpn J Rehabil Med. 2024; 61: 541-
7.

11章 社会的支援

2 高次脳機能障害者の社会参加

関西医科大学 リハビリテーション学部作業療法学科 助教　宮原智子

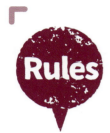

1 ▶ 医療期終了後が支援の本番である．
2 ▶ ICF を用いて人を総合的に捉え，「環境因子」にも積極的なアプローチを行う．
3 ▶ 対象者の「アイデンティティ」を考える．
4 ▶ 地域の社会資源に精通する．
5 ▶ 行政や他職種と積極的に連携をする．

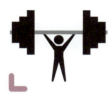

Rule 1　医療期終了後が支援の本番である

　高次脳機能障害は，脳損傷後長期間を経て障害像が浮き彫りになることや，長年症状が残存することが多く，当事者の社会生活場面で継続的な困りごとを生じる．我が国における高次脳機能障害支援の皮切りとなった厚生労働省事業「高次脳機能障害支援モデル事業」の報告[1,2]によると，18～65歳までの424名の高次脳機能障害者を対象にした調査にて，記憶障害（90％），注意障害（82％），遂行機能障害（75％），病識欠如（60％）の4症状が高い頻度で示され，それぞれ6カ月後に症状の改善が見られた対象者は10％に満たなかった．一方，家事や社会参加の能力を評価した「障害尺度」では，最長2年間のモデル事業による訓練を受けた対象者の31％が改善を示した．すなわち高次脳機能障害の症状は残存するものの，支援介入により社会参加を促進できる可能性が示されたということである．したがって，高次脳機能障害に対する支援は，医療支援期が終了した地域復帰後に生活再構築の本番を迎えるといっても過言ではない．我が国ではリハビリセラピストの約7割以上が医療機関に勤務している状況であるが，医療機関内での限られたリハビリテー

ションのみではなく，対象者が生活する社会においてより専門性を発揮することが求められるのである．

Rule 2　ICFを用いて人を総合的に捉え，「環境因子」にも積極的なアプローチを行う

　リハビリテーションの目標は，対象者が住む環境の中でその人らしく生活できることである．対象者の状態を把握するためには，国際生活機能分類，International Classification of Functioning, Disability and Health（ICF）[3]の観点での評価が有効である［図1］．ICFでは人の健康に必要な要素として「参加」が定義されている．「参加」とは，人が日常生活の枠を超えて自分の役割を達成できることであり，その範囲は仕事，余暇，人との交流，地域の色々な場への参加など，広範な領域が含まれる[4]．社会参加の状況は人が「個人因子」である価値観をもとに外界へ関与する状態であり，個別性が高い．そのためゴールドスタンダードな評価方法を確立することが難しい傾向にある[5]．我が国で標準化された社会参加の評価法としては，日本語版 Community Integration Questionnaire（CIQ）[6]［表1］やCrain Handicap Assessment and Reporting Technique（CHART）[7]が知られている．

　社会参加を可能にするためには対象者自身と周りの環境を総合的に捉えることが必須である．それゆえ「環境因子」に関しても適確な評価が非常に重要である．例えば対象者の家族に加え，就労を見据えた場合は職場の人的・物的環境，就学を見据えた場合には学校の教員，友人，教室の環境も評価を行い，それらの「環境因子」にアプローチすることで対象者の社会参加が促進できることも多い．

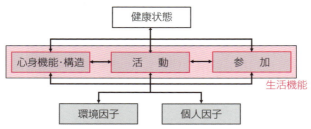

［図1］ICF 生活機能モデル
（厚生労働省　第1回社会保障審議会統計分科会
生活機能分類専門委員会　参考資料P2より転載）

2. 高次脳機能障害者の社会参加

［表1］日本語版 CIQ 項目

Q1. あなたの家庭では，普通，誰が食料品や日用必需品の買い物をしますか.
1. 私が一人でする
2. 私と誰かが一緒に/分担してする
3. 誰か他の人がする

Q2. あなたの家庭では，普通，誰が食事の準備をしますか.
1. 私が一人でする
2. 私と誰かが一緒に/分担してする
3. 誰か他の人がする

Q3. あなたの家庭では，普通，誰が毎日家事をしますか.
1. 私が一人でする
2. 私と誰かが一緒に/分担してする
3. 誰か他の人がする

Q4. あなたの家庭では，普通，誰が子供の世話をしますか.
1. 私が一人でする
2. 私と誰かが一緒に/分担してする
3. 誰か他の人がする
4. この質問は当てはまらない/家庭に 17 歳以下の子供はいない

Q5. 普通，誰が家族や友人との集まりのような社会的なイベントを計画しますか.
1. 私が一人でする
2. 私と誰かが一緒に/分担してする
3. 誰か他の人がする

Q6. 普通，誰が（銀行に行ったり，家計費を支払ったりすることを含めて）あなたの個人的なお金の管理をしますか.
1. 私が一人でする
2. 私と誰かが一緒に/分担してする
3. 誰か他の人がする

Q7. 買い物　1ヵ月に
1. 全くしない
2. 1〜4 回
3. 5 回あるいはそれ以上

Q8. 映画，スポーツ，レストランでの食事等のようなレジャー活動　1ヵ月に
1. 全くしない
2. 1〜4 回
3. 5 回あるいはそれ以上

Q9. 友人や親戚の家への訪問　1ヵ月に
1. 全くしない
2. 1〜4 回
3. 5 回あるいはそれ以上

[表1] つづき

Q10.	レジャー活動をするとき，あなたは普通一人でしますか，それとも誰かと一緒にしますか．
	1. ほとんど一人 2. ほとんど自分と同じ障害を持った友人と一緒にする 3. ほとんど家族と一緒にする 4. ほとんど障害を持っていない友人と一緒にする 5. 家族や友人たちと一緒にする
Q11.	何でも打ち明けられる友人はいますか．
	1. はい 2. いいえ
Q12.	あなたはどのくらいの頻度で外出しますか．
	1. ほとんど毎日 2. ほとんど毎週 3. ほとんど外出しない/全く外出しない（1週間に1回以下）
Q13.	下記の選択肢の中からあなたの現在の就労状況（過去1カ月以内）に最も該当する答えを1つ選んで下さい．
	1. フルタイム（1週間に20時間以上） 2. パートタイム（1週間に20時間かそれ以下） 3. 働いていないが仕事を探している 4. 働いておらず仕事も探していない 5. 定年退職したため当てはまらない
Q14.	下記の選択肢の中からあなたの現在の学校や訓練プログラムの状況（過去1カ月以内）に最も該当する答えを1つ選んで下さい．
	1. フルタイム（1週間に20時間以上） 2. パートタイム（1週間に20時間かそれ以下） 3. 学校や訓練プログラムに参加していない
Q15.	過去1カ月間に，あなたはどのくらいボランティア活動をしましたか．
	1. 全くしていない 2. 1〜4回 3. 5回あるいはそれ以上

（増田公香，他．CIQ日本語版ガイドブック．埼玉: KM研究所; 2006. p.15-23.）

自宅内の環境調整（プロンプト設置と反復練習）により自発的行動を促進した事例

40歳代，女性．2年前くも膜下出血により前頭葉症状を中心とした高次脳機能障害が残存している．会社員であったが発症後退職，両親と同居している．ADL動作は自立しているものの，更衣，整容，入浴など声掛けがないと自ら行おうとせず，日中は活動性が低くアパ

シーの症状がみられていた．その為両親は娘のそばを離れることができず，介護負担の増加がみられていた．両親が地域包括支援センターへ相談し，要介護1の介護認定を取得した．週1回の訪問リハビリが開始された．訪問リハビリでは，自宅の環境調整としてプロンプト（促し）の使用を練習した．プロンプトとは，主に認知行動療法で用いられる行動開始のきっかけとなる手段のことである．本人が日中過ごすリビングに1日のスケジュールチェック表を置き，スケジュールが終了したらチェックをするという行動を繰り返し練習した．プロンプトとして，時刻になったらアナウンスが流れるアプリケーションを導入した．また本人は珈琲を好んで飲んでいたため，スケジュール表の行動を3回チェックしたら珈琲休憩をする，というトークンエコノミーも利用した．トークンエコノミーも認知行動療法を中心に用いられる手法で，望ましい行動を積み重ねると好きな報酬と交換できる．これらのスケジュール表とアプリケーションを用いた行動の促しを家族の協力も得て約3カ月間繰り返した．その結果少しずつ自力で行動を開始する機会が増加し，半日程度家族は娘を自宅において外出ができるようになった．自宅内で少しずつ自発性も向上したため，今後は通所サービスの利用も検討している．

家族の支援能力向上アプローチにより本人の行動変容へつながった事例

50歳代，男性，妻と二人暮らし．1年前脳外傷受傷，易怒性や易疲労性などの前頭葉症状が残存している．会社からは3年間の休職期間の利用を許可されている．遂行機能の低下も著明であり，一日のスケジュールを考えていると混乱してイライラすることや，混雑した場所や公共機関内では周囲の刺激の多さに混乱して大声をあげることもあった．そのため妻は一緒に外出し，トラブルが起こらないように常に見守る必要があった．総合支援法の自立訓練に週1回通所しており，担当の作業療法士と妻は共同で公共の場での対処方法について模索した．まず聴覚刺激の多い場所で刺激を減少させるため，イヤホンが提案され，本人が不快ではなく使いやすいイヤホンを妻が購入した．また，どんな時大声を出してしまうか，妻が1週間の行動記録を作成し，分析した．その結果，主に電車の列や店のレジの列など，人混みの中で待機している時間に落ち着かず，大声をあげてしまうことが多いことがわかった．そのため対処法としては，電車は待ち時間を作らず乗ることや，店のレジに並ぶ際は妻が一人で並び，本人は外のベンチで待つことなど，落ち着かない状況を回避する方法を用いることとした．また本人がイライラしている時には妻が本人へ自覚を促し，本人は一度その場所を離れる，考えていることを一度やめる，という対処方法を繰り返し練習した．6カ月程度経過し

た後，イライラした時には自らその場を離れる，屋外では刺激の少ない場所を選ぶなど，本人自身が自らの症状を認識し，混乱を防ぐための対処行動を行うことが増加した．その結果，対象者は一人で公共機関を使って外出できるようになった．

Rule 3　対象者の「アイデンティティ」を考える

　脳損傷による身体，認知，精神機能の低下により，対象者はそれまでとは異なる自分自身に対する見方や感じ方，すなわち「個人因子」としての「アイデンティティ」に変化を及ぼす[8]．また多くの高次脳機能障害者はアイデンティティの喪失と共に自己肯定感の低下を感じている[8]．社会参加は，決められた環境へ受け身で参加するのではなく，当事者自身が自分の意志をもって社会の場へ出向くことにより「アイデンティティ」の確立を促進する[9]．

　「アイデンティティ」の基盤には，対象者が自身を客観的に捉え，場に応じて行動を調整するための self-awareness（自己の気づき）や self-regulation（自己調整）の能力が関連する[9]．これらの能力は脳損傷により低下することが多いため，特に認知リハビリテーションの目標として広く用いられている[9-11]．認知リハビリテーションでは，自己の行動を予測し，行動中は自身の行動をモニタリング（self-monitoring）し，問題が生じた時は修正のために自己の行動を調整する（self-regulation）というメタ認知訓練が効果的である（1 Step up の項にて後述）[12]．

　一方，自分自身の症状の気づきを獲得することは容易ではない．長い時間をかけて，対象者自身が「活動」や「参加」を体験する過程で獲得されていく．また対象者の主観を伴うため，その評価は対象者に問う方法が用いられる[9]．我が国で用いられている気づきの評価法には，順序尺度項目の質問紙に本人と他者が返答して差を測定する方法[13,14]や，半構造的インタビューを用いて評定する方法[15]などがある．

Rule 4　地域の社会資源に精通する

　我が国において高次脳機能障害の社会的支援制度が構築されたのは 2000 年に入ってからである．そのため地域社会における認知度や社会資源は未だ十分とはい

2. 高次脳機能障害者の社会参加

えない．我々は公的サービスに限らない地域の社会資源に精通することが必要である．

　2013年に施行，2018年に改正された「障害者の日常生活及び社会生活を総合的に支援するための法律」（障害者総合支援法）では，高次脳機能障害者は精神障害福祉手帳の受給者として，自立支援給付や地域生活支援事業サービスを受けることが可能である．また，公的サービス以外に脳外傷者や失語症者などの高次脳機能障害に特化した居場所作りをしている任意団体なども存在するため，我々は常に対象者の住む地域に関する情報アンテナはっておくことが必要である．例えば，高次脳機能障害の当事者や家族が近しい地域で連携することを目的に，我が国には多くの当事者団体や家族会が存在する[16]．2000年に結成された日本高次脳機能障害友の会[16]は，当事者家族団体の連合組織として発足し，社会制度の確立を求めて厚生労働省への積極的な働きかけを行った．2018年12月時点では全国に正会員団体20，準会員団体40を擁する全国代表の支援組織として，障害についての正しい知識の普及と情報の提供，当事者の社会参加の促進を図るために保険，医療，福祉の増進を図る活動や社会教育，当事者雇用機会の拡充を行っている．会員となっている団体は，それぞれの地域で当事者が集える場の開催や情報交換会，講習会，自治体への働きかけなど，地域に根差した活動を実施している．

Rule 5　行政や他職種と積極的に連携をする

　我々リハビリセラピストは高次脳機能障害の原因疾患についての特性をよく知り，周囲の環境へもアプローチできる専門職である．行政や他職種へ積極的な働きかけを行い，専門的知見や技術を生かして高次脳機能障害に対する支援の拡大に寄与すべきである．例えば児童発達期の脳外傷に対しては教育委員会への働きかけが有効である．青年期や就労世代の脳外傷に対しては職業リハビリテーションなどの就労支援事業との連携，高齢期であれば介護保険事業と連携し，様々な職種の人々が高次脳機能障害の理解を促進できるような役割を果たすべきである．

教育委員会と連携した復学事例

13歳 女性，中学2年生．中学1年生の時に自転車走行中に自動車と接触事故を起こした．直後に受診した脳神経外科では著明な画像所見はなく，後遺症の診断もされなかった．半年後，授業に集中できずに居眠りが続く，テスト勉強をしてもなかなか覚えられず成績が急激に下がる，などの状況が生じた．友人とも上手く交流できないことが増え，不登校傾向に陥った．市の教育委員会では月2回，県の作業療法士会から作業療法士が教育委員会を訪れ，学業生活の困難事例の相談を受け必要に応じて本人と面談する，という取り組みをしていた．当事例について作業療法士が相談を受けた結果，高次脳機能障害の可能性が指摘され，教育委員会から本人と家族へ医療機関への受診がすすめられた．受診の結果，医師より高次脳機能障害と診断され，週1回医療機関での外来リハビリテーションが実施された．医療機関のリハビリセラピスト，スクールワーカー，本人，家族とは定期面談が実施され，中学校での授業の受け方や本人の症状と対処法について情報共有が実施された．教員間でも高次脳機能障害について定期的な勉強会が実施され，その結果，登校時間の調節や，本人が就学中に自身の疲労の状況を把握することができるようになり，少しずつ登校可能な日が増加した．

1 STEP UP

メタ認知トレーニング

メタ認知トレーニングとは，個人が自分の行動をself-monitoring（自己監視）し，失敗に気づき，self-regulation（自己の行動の調整），有効な戦略を習慣化するためのトレーニングである[12,17]．その方法は集団で自分の困難経験を紹介することや，集団で同じ活動を実施し，実施前後に自己評価をした上で結果について議論することなど，様々な方法が用いられる．Schmidtら[18]は，ビデオ＋口頭フィードバック，口頭フィードバック，体験フィードバックの3群の自己の気づきへの効果を比較した結果，ビデオ＋口頭フィードバックが他の2群よりも優れた結果であったと述べている．またメタ認知機能は個人の「活動」や「参加」の状況に応じて必要とされる領域特異性を特徴とするため，介入を実施した「活動」以外への効果の汎化が難しいという報告もある[9,20]．Ownsworthら[12]は，1名の

2. 高次脳機能障害者の社会参加

頭部外傷者に対してシングルケース実験法を用いた介入効果を報告している．対象者が通常行う自宅での料理と屋外でのボランティア活動を用いて介入が実施された．介入期には，対象者が失敗を生じた際に「一度ストップする」よう促し，自発的な修正が見られない場合は促しを行う，という自己修正行動が繰り返し練習された．その結果，介入期には自己修正回数の増加と失敗回数の減少がみられた，と報告している．

　留意すべき点は，高次脳機能障害者にとって自己を洞察するという行動は容易ではなく，心理的な負担が生じる可能性である．先行研究[20]では，メタ認知トレーニングは少なくとも受傷から6カ月以上経過した後，個々の対象者の社会的参加場面で用いられるべきであると指摘されている．また，対象者が戦略を用いて自己の行動を調整する必要性を認識できてはじめて介入効果が得られるとも述べられている[20]．

■ 文献

1) 国立障害者リハビリテーションセンター．高次脳機能障害支援モデル事業の報告書　平成13年度～平成15年度のまとめ．国立障害者リハビリテーションセンターホームページ．〈http://www.rehab.go.jp/brain_fukyu/shien/model/houkokusho/〉(2023.7 閲覧)

2) 国立障害者リハビリテーションセンター．平成17年度高次脳機能障害支援モデル事業実施報告．国立障害者リハビリテーションセンターホームページ．〈http://www.rehab.go.jp/application/files/5516/7504/6051/17.pdf〉(2023.7 閲覧)

3) 厚生労働省　第1回社会保障審議会統計分科会 生活機能分類専門委員会 参考資料．〈https://www.mhlw.go.jp/stf/shingi/2r9852000002ksqi-att/2r9852000002kswh.pdf〉(2023.8 閲覧)

4) Matérne M, Simpson G, Jarl G, et al. Contribution of participation and resilience to quality of life among persons living with stroke in Sweden: a qualitative study. Int J Qual Stud Health Well-being. 2022; 17: 2119676.

5) 奈良進弘, 関本充史, 楠本直紀, 他．地域高齢者における参加の評価　QCIQ (Quality of Community Integration Questionnaire)を用いた試み．鹿児島大学医学部保健学科紀要．2018; 28: 109-17.

6) 増田公香, 多々良紀夫．CIQ 日本語版ガイドブック．埼玉: KM研究所; 2006. p.15-23.

7) 熊本圭吾, 岩谷　力, 飛松好子, 他．CHART 日本語版の作成．総合リハビリテーション．2002; 30: 249-56.

8) 廣實真弓, 監訳, Winson R, 他編．ワークブックで実践する　脳損傷リハビリテーション．東京: 医歯薬出版; 2018. p.233-60.

9) Schmidt J, Ownsworth T. Special issue editorial. The self after brain injury. Neuropsychol Rehabil. 2022; 32: 1669-75.

10) Al Banna M, Redha NA, Abdulla F, et al. Metacognitive function poststroke: a review of definition and assessment. J Neurol Neurosurg Psychiatry. 2016; 87: 161-6.

11) Toglia J, Kirk U. Understanding awareness deficits following brain injury. NeuroRehabilitation. 2000; 15: 57-70.

12) Ownsworth T, Fleming J, Desbois J, et al. A metacognitive contextual intervention to enhance error awareness and functional outcome following traumatic brain injury: a single-case experimental design. J Int Neuropsychol Soc. 2006; 12: 54-63.

13) 福山千愛, 竹林　崇, 竹内健太, 他. 脳損傷者の self-awareness 評価法「The Awareness Questionnaire (AQ)」の日本語版作成および信頼性・妥当性の検討. 日本作業療法学会抄録集. 2022; 56: 126.

14) 青木重陽　監訳代表, Wilson BA, 他編. 日本で考える神経心理学的リハビリテーション. 高次脳機能障害のための神経心理学的リハビリテーション-英国 the Oliver Zangwill Centre での取り組み. 東京: 医歯薬出版; 2020. p.326-38.

15) 宮原智子, 清水　一, 花岡秀明, 他. 脳損傷者に対する self-awareness（自己の気づき）の評価法「日本語版 SRSI（Self-Regulation Skills Interview: 自己統制能力質問紙）」の作成および信頼性・妥当性の検討. 総合リハビリテーション. 2012; 40: 1117-26.

16) 日本高次脳機能障害友の会ホームページ.〈https://npo-biaj.sakura.ne.jp/top/top/top/〉（2023.8 閲覧）

17) Fleming J, Ownsworth T, Doig E, et al. The efficacy of prospective memory rehabilitation plus metacognitive skills training for adults with traumatic brain injury: study protocol for a randomized controlled trial. Trials. 2017; 18: 3.

18) Schmidt J, Fleming J, Ownsworth T, et al. Maintenance of treatment effects of an occupation-based intervention with video feedback for adults with TBI. NeuroRehabilitation. 2015; 36: 175-86.

19) Schmidt J, Ownsworth T. Special issue editorial: The self after brain injury. Neuropsychol Rehabil. 2022; 32: 1669-75.

20) Jeffay E, Ponsford J, Harnett A, et al. INCOG 2.0 Guidelines for Cognitive Rehabilitation Following Traumatic Brain Injury, Part III: Executive Functions. J Head Trauma Rehabil. 2023; 38: 52-64.

21) Ownsworth T, Fleming J, Desbois J, et al. A metacognitive contextual intervention to enhance error awareness and functional outcome following traumatic brain injury: a single-case experimental design. J Int Neuropsychol Soc. 2006; 12: 54-63.

11章 ▶ 社会的支援

3 ▶ 高次脳機能障害の就労支援
～近年の動向～

川崎医療福祉大学 医療福祉学部医療福祉学科 教授　後藤祐之

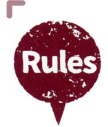

1 ▶ 障害者雇用促進法: 法律を正確に理解する.
2 ▶ 短時間労働: 易疲労性には短時間労働を活用する選択肢がある.
3 ▶ 就労支援機関の活用: 高次脳機能障害支援の適材を探す.
4 ▶ 試し出勤: 職場復帰への足がかりをつかむ.
5 ▶ 職場適応援助者（ジョブコーチ）: 就職をめざす現場での支援.

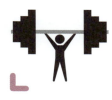

Rule 1　障害者雇用促進法: 法律を正確に理解する

　障害者の雇用の促進等に関する法律（障害者雇用促進法）に基づいて一定規模以上の会社は法定障害者雇用率以上の割合の障害者を雇用しなければならないことは，広く知られるようになってきた．その内容が医療関係者に正しく伝わるよう，引き続き啓発が必要である．

1)「障害者の賃金」は存在するのか

　研修会などで障害者雇用の話をすると「障害者の人の賃金はどれくらいでしょうか」と質問を受けることがある．障害者雇用促進法では第35条で「事業主は，賃金の決定，教育訓練の実施，福利厚生施設の利用その他の待遇について，労働者が障害者であることを理由として，障害者でない者と不当な差別的取扱いをしてはならない」とされている．実態としての賃金がどれくらいであるかは，職業的能力や勤

務形態によって様々であるし，職場復帰した人については，病前の実績が評価される場合もあるので個々の違いはきわめて大きいと考えられる．

　なお，一般の労働者より著しく労働能力が低いなどの場合に，最低賃金を一律に適用するとかえって雇用機会を狭めるおそれがあるため，一部の労働者については，使用者が都道府県労働局長の許可を受けることを条件として，個別に最低賃金を減額する特例が認められており，「精神*)又は身体の障害により著しく労働能力の低い者」は特例に該当する（最低賃金法第7条）．あくまでも個別に最低賃金を減額するものであり，障害があることをもって一律に賃金を減額することは適切ではない．

2) 障害者雇用促進法があるから当院でリハビリテーション中の患者は職場復帰できるのか？

　ある医療関係者から「当院でリハビリテーション中のAさんは会社に在職中です．会社には障害者を雇用する義務があると聞いたので，Aさんは職場に復帰できると考えてよいでしょうか」と問われたことがある．

　2024年4月現在，民間事業主は雇用している労働者の2.5%以上の障害者を雇用しなければならないこととされている（法定障害者雇用率）．1人以上の障害者を雇用する義務が生じるのは40人以上の従業員を雇用している事業主である**)．したがって，従業員数次第では障害者を雇用する義務が課せられない事業所もある．国内の全ての事業所に障害者を雇用する義務が課せられるわけではないことを理解しておかなければならない．

　雇用義務が課せられる事業所であったとしても，事業主はAさんではなく別の障害者を雇用することで，障害者の雇用義務を達成することができる．

　このため，会社は障害者を雇用する義務があるので当院でリハビリテーション中のAさんは職場に復帰できる，とは言い切れないのである．

3) 精神障害者保健福祉手帳に関する注意

　障害者雇用率へのカウントにおける障害の確認は，障害者手帳（身体障害者手帳，

---

*) ここでいう精神の障害には知的障害も含まれている．

**) 43.5人と小数になるのは短時間労働者を0.5人と数えるためである．法定障害者雇用率は，2023年度以降の5年間の障害者雇用率について2.7%に引き上げるとされている．ただし，経過措置として民間企業については2023年度は2.3%に据え置き，2024年4月から2.5%，2026年7月から2.7%へと引き上げることとなっている．

療育手帳，精神障害者保健福祉手帳）により行うこととなっている．このうち，精神障害者保健福祉手帳（手帳）は 2 年ごとに更新する手続きが必要となる．診断書の病名が高次脳機能障害である場合，更新の際に手帳が交付されないことはほとんどないと思われる．一方，手帳の診断書の病名がてんかんになっている場合などでは，症状が落ち着くことで手帳は必要ないと判断されることがありうる．そして，手帳が更新されなければ事業主は障害者雇用率へのカウントができなくなる．

厚生労働省の第 123 回労働政策審議会障害者雇用分科会（2023 年 1 月 18 日）では，経営側委員から「障害者が手帳を返還した場合のカウントのしかたはどうするのか」と質問されており，障害者手帳の返還や不交付は，会社にとっての気がかりであることがわかる．

手帳の交付申請を行うときに，診断書の病名欄における主たる精神障害を高次脳機能障害として診断を受けておくことで，こうした混乱は避けることができると思われる．

Rule 2　短時間労働: 易疲労性には短時間労働を活用する選択肢がある

高次脳機能障害者の中でも疲れやすい特性がある人には，短時間労働者として働く選択肢がある．

障害者雇用促進法では障害者である労働者が短時間労働であるときには，0.5 人として雇用率にカウントできることとなっている．ここでいう短時間労働とは週所定労働時間が 20 時間以上 30 時間未満であることを指している．

短時間雇用の精神障害者については当分の間は特例として 1 人とカウントされている．また，2024 年 4 月から障害特性により長時間の勤務が困難な障害者の雇用機会の拡大を図る観点から，特に短い時間（週所定労働時間が 10 時間以上 20 時間未満）で働く重度身体障害者，重度知的障害者，精神障害者を雇用した場合，特例的に 0.5 人と算定することとなっている．

労働時間が短い分だけ給与の額が少なくなることは避けられないが，特性に合わせた多様な働き方を提供できる仕組みが整備されつつある．

Rule 3　就労支援機関の活用: 高次脳機能障害支援の適材を探す

　今から約20年ほど前までは，障害者の就労支援機関といえば，障害者雇用促進法に基づく障害者職業センターが唯一の専門機関であった．2002年からは同法により，生活面と就業面とを一体的に支援する障害者就業・生活支援センターの設置が始まった．今では障害者総合支援法に基づいて就労移行支援事業，就労定着支援事業，就労継続支援A型事業，就労継続支援B型事業が障害福祉サービスとして設けられている．

　このように，就労支援サービスは多様化し充実してきたが，医療機関からは「いろいろな機関があって，どこに相談したらよいのかがわからない」という声を聞くことがある．高次脳機能障害の患者の職場復帰を支援するには，障害の特性についての基本的な知識のほか，労働契約，就業規則，傷病手当金などが理解でき，さらに交渉ごとの経験が豊富な専門職であることが望ましい．どの機関が適切かというよりも，適した人材がどこにいるかを，普段から公式・非公式な場を問わず探しておくことが大切なのではないだろうか．高次脳機能障害支援普及事業の支援拠点機関に問い合わせたり，勉強会や症例検討会に出席して，就労支援機関とのつながりを日常的に作ることは適材探しの糸口になる．人事異動によって担当者が交代することもあるので，適材探しは常にアップデートしていくことを忘れてはならない．

Rule 4　試し出勤: 職場復帰への足がかりをつかむ

　試し出勤は休職期間中に試しに「出勤」するものである．出勤とはいうものの休職中なので労働法は適用されず，給与や手当は支給されないことが多い実態がある．メンタル不調により休職する労働者が増加してきたことに伴い，職場復帰を促進し人材を活用することをめざして，厚生労働省は「改訂心の健康問題により休業した労働者の職場復帰支援の手引き」を公表して，職場復帰を目的とした試し出勤を周知している．

　職場復帰調整を開始する前の準備としては，まず会社側の調整窓口を明らかにしておく．大企業であれば人事担当部署，中小企業では社長自らが人事の相談を行っている場合もあろう．会社に伝える情報は高次脳機能障害や運動機能についてわかりやすく伝えることができるように準備しておく．会社に伝える情報は患者本人お

3. 高次脳機能障害の就労支援

よび家族とも擦り合わせて総意を形成しておく.

　会社側に試し出勤を依頼するときには，職場に復帰したいという意欲を患者自らの言葉で伝え，会社側から①どれくらい元通りになったか，②元の仕事はできるだろうか，③再発の心配はないだろうか，④高次脳機能障害は治るものなのか，⑤一見すると何の障害もなさそうに見えるがなぜ治療やリハビリテーションが必要なのか（特に運動麻痺が認められない場合），などを聞かれたら事実に即して情報を提供しなければならない.　ただし，過度に深刻に受け止められないような表現を工夫することが肝要である.

　試し出勤は休職期間中に，患者本人と会社との申し合わせにより試しに出勤するものであり，法律的な根拠があるわけではない.　このため，試し出勤の実施期間や頻度，「勤務」時間は二者間で取り決める.　労働法の適用や賃金等の支払いをどうするかを事前に話し合っておかなければならない.　労働法が適用されない場合は「勤務」中や「通勤」中に事故でけがをしても労災保険が適用されず私傷病として扱われるので，万一入院になったとき等の費用をカバーするため保険に加入していれば安心である.

　試し出勤を行うためには，①試し出勤の実施条件を理解することができる，②会社に安全に通うことができる，③作業中の安全を確保することができる，などが前提条件になろう.

　試し出勤の機会を得ることは，職場復帰に向けて非常に意義あるステップである.　試し出勤を行うことは，患者自身にとっては自らの職務遂行能力や仕事に必要な体力を自己評価する機会になる.　会社側は何ができて何が苦手なのかを評価する機会となる.　ただ，高次脳機能障害の特性上，患者の自己評価は実態よりも高くなる可能性があるので，会社側がどう評価したかを患者に伝えて，評価結果の擦り合わせを行うべきである.

Rule 5　職場適応援助者（ジョブコーチ）：就職をめざす現場での支援

　職場適応援助者（ジョブコーチ）支援事業は，障害者の職場適応に課題がある場合に，職場にジョブコーチが出向いて，障害特性を踏まえた専門的な支援を行い，障害者の職場適応を図ることを目的としている.　ジョブコーチ支援は，対象障害者がその仕事を遂行し，職場に適応するため，具体的な目標を定め，支援計画に基づいて実施される.　障害者本人に対する職務の遂行や職場内のコミュニケーション等

に関する支援だけでなく，事業主に対しても障害特性に配慮した雇用管理等に関する支援を行う．ジョブコーチが行う障害者に対する支援は，事業所の上司や同僚による支援（ナチュラルサポート）にスムーズに移行していくことを目指している．

　訓練してから就職するのではなく，就職（職場復帰）をめざす現場で支援するジョブコーチの手法は，学習理論の観点で考えると般化を求めない支援手法である．

　小川は知的障害，精神障害，高次脳機能障害，発達障害のように認知，社会性，コミュニケーション等に障害があるため，特別な環境で習得したことをほかの環境に応用することが困難な人に対しては，ジョブコーチの方法論が効果的であると述べている．

1 STEP UP

試し出勤において給与や手当の支払いは必要か

　休職期間中の行われる試し出勤において，給与や通勤手当は支給されるべきなのだろうか．

　2009 年に「改訂心の健康問題により休業した労働者の職場復帰支援の手引き」が作成され，その中で「作業内容が業務（職務）に当たる場合などには，労働基準法等が適用される場合がある（災害が発生した場合は労災保険給付が支給される場合がある）ことや賃金等について合理的な処遇を行うべきことに留意する必要がある」と記載されている．この手引きは中央労働災害防止協会の検討委員会で内容を作成し改定されたものであり，厚生労働省はホームページでその存在の周知だけを行っている．

　人事院は「円滑な職場復帰及び再発防止のための受け入れ方針の改定について（通知）」において，試し出勤を実施する場合の要綱を発出している．この要綱では，「試し出勤実施中の職員に対しては，病気休暇期間中又は病気休職中の職員に対して支給される給与等以外は，いかなる給与も支給しないこととする」とされている．公務員を対象としたものであるが，試し出勤中に従事した作業への対価としての給与は支給しないことが示されている．

　試し出勤中の賃金等の支払いが必要となるかどうかについて，はっきりした拠り所は今のところなさそうなので，実施前に双方がよく話し合って試し出勤が円滑に実施できる準備を行っておきたい．

　ところで，休職期間中に行った試し出勤に対して賃金を支払うべきかどうかに

3. 高次脳機能障害の就労支援

ついて裁判で争われた事案がある（NHK 名古屋放送局事件）. 第 1 審の名古屋地裁（2017 年 3 月 28 日判決：判時 2415 号 76 頁）は会社側に試し出勤に係る賃金支払いの義務はないとしたが，第 2 審の名古屋高裁（2018 年 6 月 26 日判決：判時 2415 号 63 頁）は，作業が使用者の指揮監督下で行われた労働にあたると判断し職員給与規程ではなく最低賃金法の適用により賃金請求権の発生を認めている.

試し出勤中の給与や手当の支払いが必要になるかどうかについては，従事する作業が使用者の指揮監督下での労働に該当するかどうかが判断のポイントになりそうだ.

■ 文献

1) 厚生労働省労働基準局賃金課. 最低賃金法第 7 条の特例許可事務マニュアル　平成 20 年 7 月（一部改正　令和 2 年 12 月）.
〈https://www.mhlw.go.jp/content/000754638.pdf〉
（2023 年 8 月 16 日閲覧）
2) 厚生労働省. 第 123 回労働政策審議会障害者雇用分科会議事録. 2023.
〈https://www.mhlw.go.jp/stf/newpage_32725.html〉
（2023 年 8 月 4 日閲覧）
3) 厚生労働省，独立行政法人労働者健康安全機構. 改訂心の健康問題により休業した労働者の職場復帰支援の手引き. 2020. p.19.
4) 厚生労働省. 職場適応援助者（ジョブコーチ）支援事業.
〈https://www.mhlw.go.jp/stf/seisakunitsuite/bunya/koyou_roudou/koyou/shougai shakoyo〉
（2023 年 7 月 7 日閲覧）
5) 小川　浩. ジョブコーチ支援の制度，方法，技術. 作業療法ジャーナル. 2008; 42: 490-2.
6) 人事院. 円滑な職場復帰及び再発防止のための受け入れ方針の改定について（通知）別紙「試し出勤」実施要綱. 2010.
〈https://www.jinji.go.jp/kenkou_anzen/tameshisyukkin.pdf〉
（2023 年 8 月 4 日閲覧）
7) 木村恵子. 休職期間中のテスト出局時間につき最低賃金相当の賃金支払いを認めた事案 NHK（名古屋放送局）事件. 産業保健 21. 2019; 96: 18-9.

11章 社会的支援

4 高次脳機能障害者に対する自動車運転支援

川崎医科大学 リハビリテーション医学教室 准教授　平岡　崇

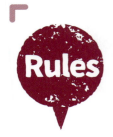

1. 高次脳機能障害者の道路交通法上の位置づけを知る.
2. 高次脳機能障害者の自動車運転評価法について知る.
3. 海外および日本における高次脳機能障害者の運転事情について知る.
4. 高次脳機能障害者への自動車運転リハビリテーションの効果を知る.
5. 自動車運転免許を返納した高次脳機能障害者などに対する支援制度を知る.

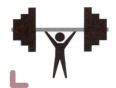

 高次脳機能障害の道路交通法上の位置づけを知る

　日本の公道での自動車運転には，道路交通法による規定を満たした者のみに交付される有効な自動車運転免許を所持している必要がある．公共の安全性確保の観点から，一定以上の安全運転が可能とみなされたもののみに自動車運転免許は交付される．道路交通法第66条では「何人も，過労，病気，薬物の影響その他の理由により，正常な運転ができない恐れがある状態で車両等を運転してはならない」と規定されている．そして「正常な運転ができない恐れがある状態」のうち，「自動車等の安全な運転に支障をおよぼすおそれがあり，運転免許の取り消しまたは停止の理由となる病気」のことを「一定の病気等」と定義している．高次脳機能障害患者においては，安全運転に必須である認知機能や安定した精神状態の維持の観点での懸念を生じるため「一定の病気等」に該当する．そのため「一定の病気等に係る免許の可否等の運用基準」に従って，各都道府県の公安委員会が自動車運転の可否判断を行うことになる．つまり高次脳機能障害（一定の病気等）を発症後に自動車運転を

再開するためには，当該患者は運転免許センターによる運転適性相談を受け，その求めに応じ主治医によって作成された診断書を提出し，公安委員会による運転再開可否判断をあおぐ必要がある．

　上記のルールを遵守せず，すなわち高次脳機能障害[1]を有する状態（疾病のコントロールが不十分な状態）を自覚して運転し事故を発生させた場合には，悪質性が高いとみなされ，「過失運転致死（傷）罪」ではなく，「危険運転致死（傷）罪」として処罰される可能性があることを医療者として患者/患者家族に十分に説明しておく必要がある．

Rule 2　高次脳機能障害者の自動車運転評価法について知る

　多くの先行研究から，安全な自動車運転に必要な高次脳機能としては，注意機能・視空間認知機能・言語機能・遂行機能・病識・運転能力の自覚（自己認識）・感情の安定などが必要とされているが[2]，なかでも全般的認知機能と注意機能はとくに重要であるとされる．全般的認知機能評価については，総合得点等のみにとらわれると危険である．下位検査で1項目でもカットオフ値を大きく下回るものがあれば危険運転につながる可能性がある．重度の認知症などで全般的に認知機能の低下がみられる場合はいうに及ばず，特定のモダリティーとくに注意機能の低下が目立つ場合においても運転は危険であると考える[3]．

　高次脳機能障害者の運転可否判断のための高次脳機能評価としては，神経心理学的検査/ドライブシミュレータ（DS）/自動車教習所での実際の自動車運転（実車評価）などが行われる．神経心理学的検査に関しては，医療という人的/時間的に限られたリソースのなかでの判断が求められるため，短時間で実施可能かつ妥当性/信頼性の高い検査であることが望ましい．現時点では机上の神経心理学的検査のみで運転の安全性を完璧に予測することはできないが，知能検査として Mini-Mental State Examination（MMSE），Raven's Colored progressive matrices（RCPM）など，注意力としては Trail Making Test-J（TMT-J），Symbol Digit Modalities Test（SDMT）など，記憶は標準言語性対連合（S-PA）など，視空間認知機能は Rey-Osterrieth Complex Figure Test（ROCF），コース立方体組合せテストなど，遂行機能は Frontal Assessment Battery（FAB），Behavioural Assessment of the Dysexecutive Syndrome（BADS）が使用しやすい．半側視空間失認患者における Behavioural inattention test（BIT）も重要な検査であり，脳卒中ドライバーに対する総合的机上

391

運転評価として近年は Stroke Drivers' Screening Assessment (SDSA) も頻用されているようである[2,3].

　上記検査の利用法の一例として，まず問診による会話内容や MMSE/RCPM などで，重度の認知機能低下者（運転禁忌者）を検出する．前記をクリアした者には，さらなる神経心理学的検査（TMT-J（注意検査）/BIT/SDSA などの机上検査）と，必要に応じドライブシミュレーターや自動車教習所での実車評価を組み合わせて評価するなどが，短時間で要点をおさえた検査の流れとして考えられる．ちなみに TMT の有用性については過去にも多くの報告があり，組み入れるべき必須の神経心理学的検査といえる[3]．現状として我が国には広くコンセンサスの得られた運転評価ガイドラインなどはないが，日本高次脳機能障害学会による「脳卒中，脳外傷等により高次脳機能障害が疑われる場合の自動車運転に関する神経心理学的検査法の適応と判断」は参考になる.

　実践的ポイントとして，病院等で実施する評価は，あくまでも公安委員会での判断材料の収集に過ぎず，運転の可否を決定するのは公安委員会であるといった大前提を患者に説明しておくことが，患者-医療者間の無用なトラブルを防ぐうえで重要となる.

Rule 3　海外および日本における高次脳機能障害者の運転事情について知る

　海外に目を向けると，オーストラリアのビクトリア州では，医師のために用意された運転適性を評価するためのガイドラインに基づいて，運転再開に向けての医学的運転適性と実際の運転評価の要件が設けられている[4]．医師による医学的運転評価の後，標準的な評価プロトコルで訓練を受けた作業療法士が実際の運転を評価し，運転免許証発行機関である VicRoads に免許の推奨事項（運転していい範囲や時間など）を提供する責任を負う仕組みとなっている．つまり病名などで一律に可否の判断を下すのではなく，一定時間の運転によって運転自体を評価することで，個々の状態に応じた制限をかけつつも，運転が継続できる可能性を高める仕組みとなっている．一方，日本においては先述のごとくガイドラインは存在しないため，診断書作成については臨床現場の医師の裁量に委ねられているのが現状である．そのため，診断書を作成する医師の心理的負担は大きく，また受診する医療機関によって診断書の妥当性/信頼性に差が生じる結果となっている.

　また日本では認知症の診断となれば自動的に「免許取り消しまたは停止」となる

制度となっている（**参照** 1STEP UP 参照）．もちろん重度認知症であれば運転は困難だが，軽度であれば自宅近隣など慣れた環境においては問題なく運転できる人がいるのも事実である．高次脳機能障害者においても制限を付せば運転が継続できると思われる場合でも，法的観点から事実上運転を諦めざるを得ないケースも多い．インフラ整備が整い安全な自動運転環境が整備されるまでの間は，日本特有の文化的背景なども考慮し，可能な範囲でもう少し道交法を弾力的に運用することで，多くの国民にとって生活しやすい交通環境の構築が目指せるのではないかと考える．たとえば運転免許条件の弾力的運用によって「自宅と畑や最寄りスーパーマーケット間のみ運転可」などの限定免許を発行することで，公共の安全と患者の運転ニーズの両立が可能になるケースも少なくないと思われる．

Rule 4 高次脳機能障害者への自動車運転リハビリテーションの効果を知る

現在我が国においては，さまざまな医療機関においてさまざまな方法で運転再開支援の取り組みが行われている．しかし運転再開に向けて自動車運転リハビリテーションにまで踏みこんで取り組んでいる医療機関は少ないと思われる．自動車運転再開に向けたリハビリテーションの効果については少数ながら報告があり，オーストラリアにおける報告では，頭部外傷患者において運転リハビリテーションが必要と判断された70名に教習/訓練を実施したところ67名が運転再開に至ったという報告[4]もみられ，運転評価ならびにリハビリテーションの実施が，運転復帰の可能性を高めると述べられている．日本でも遠からぬ将来にAI/IOT活用などによる自動運転環境が整うと思われるが，それまでの間は，効果的なリハビリテーションによって，運転継続を希望する高次脳機能障害患者のQOL向上に希望が見い出せるかもしれない．

Rule 5 自動車運転免許を返納した高次脳機能障害者などに対する支援制度を知る

高次脳機能障害者のなかには，公安委員会での判断の結果として運転をあきらめざるを得なくなるケースも少なくない．運転不可の現実と向き合うなかで，公共交通機関などを利用して現居住地にとどまるのか，運転の必要のない都市部への転居あるいは施設入居するのかなども含め次善策を検討する必要がある．このような障

害あるいは高齢の影響などで運転免許を返納せざるを得ない高齢の元ドライバーの不便を少しでも解消すべく、多くの自治体でさまざまな優待が受けられる制度が設けられている。このような支援制度は、積極的運転免許返納のモチベーションになるとはいえないものの、運転を諦めざるを得なくなった際に生じる喪失感/不安感/不利益感などの入り交じった複雑な陰性感情を軽減し、心理的合理化に一定の役割を果たすツールとしての役割が期待できる。ちなみに著者の勤務先のある岡山県においては、県内在住の 65 歳以上の運転免許自主返納者等に対して「おかやま愛カード」を発行する制度がある。条件に該当するものが、岡山県内の警察署もしくは運転免許センターに申請することで即日無料発行される。高次脳機能障害などを含む病気で運転免許が取消しとなった場合も対象となるが、事故や違反で取り消しとなった場合は適応とならないため注意が必要である。支援内容としては、県内の主な路線バス・鉄道の割引などの移動支援に加え、協賛店での割引やポイント付与などのサービスも受けられる。その他の都道府県においても、ほぼ同様の支援内容でサービスが展開されているため、高次脳機能障害者の診療に携わる医療者においては、必要に応じ情報提供できるよう各々の地域での制度を事前に確認しておくとよい。

1 STEP UP

認知症/MCI と高次脳機能障害

認知症（major cognitive disorder）の診断は DSM-5 では概ね、①ひとつ以上の認知領域（たとえば記憶や注意; すなわち高次脳機能）において以前の水準から低下し、②日常生活の自立を阻害しており、③それらがせん妄・うつ病・統合失調症によらないものと定義されている。前記の認知症の定義のうち、②の表現が「日常生活は保たれるが以前より大きな努力を要するとされている」と置き換えられたものが MCI の定義となる。DSM-5 では、認知症の下位分類が存在し、そのなかには「外傷性脳損傷」「アルツハイマー病」「脳血管疾患」によるものなどが含まれている。道路交通法第 90 条における認知症とは「介護保険法第 5 条の 2 に規定する認知症である者」と定められている。介護保険法第 5 条の 2 における認知症とは「脳血管疾患、アルツハイマー病その他の要因に基づく脳の器質的な変化により日常生活に支障が生じる程度にまで記憶機能及びその他の認知機能が低下した状態」と規定されており、DSM-5 の定義と大きな差はない。

一方，高次脳機能障害については，Rule 1 で説明したように広義/狭義の高次脳機能障害[1]が存在する．広義の高次脳機能障害について上田は「もっぱら失語・失行・失認のみを意味していた初期の時代から，しだいに対象範囲を拡大して，記憶・注意・意欲の障害・動作の持続の障害にもひろがり，さらに高次脳機能の部分的・要素的障害にとどまらず，痴呆（現在の認知症）・意識障害などの脳機能の全般的な障害をも含めて考えるようになった」[5]と述べている．つまり程度の如何を問わず何がしかの高次脳機能障害があれば「広義の高次脳機能障害」ということになるため，定義のなかでも触れられているとおり認知症も包含する非常に幅広い概念であるといえる．一方，狭義の高次脳機能脳障害は，概ねアルツハイマー病など進行性の疾患や先天性疾患に伴う認知機能障害を除く，外傷性脳損傷や脳卒中など器質性の病態に基づく認知機能障害で日常生活に影響の出ているものと定義され，DSM-5 における外傷性脳損傷・脳血管疾患による認知症/MCI とほぼ同義といえる．ゆえに同一患者を診てもある医師は DSM-5 に則り「（外傷性脳損傷による）認知症」，また別の医師は厚労省基準に当てはめて「（狭義の）高次脳機能障害」という具合に診断名が分かれるということがあり得るわけである．

では，上記のような，どちらとも表現しうる症例の場合はどう対処すべきだろうか？　私見としては，部分的な脳梗塞などによる巣症状（部分的・要素的障害）のみの場合は「（狭義の）高次脳機能障害」，広範囲にわたる多発脳梗塞などで複合的/全般的認知機能低下が著しい場合には「認知症」として扱うのが現実に即した診断名の付し方であると考える．ちなみに「認知症」と位置づけた場合は，2017年施行の改正道路交通法に則り対応が求められることも考慮に入れるべきである．同改正では，75 歳以上の高齢者の運転免許更新もしくは違反時に「認知症のおそれあり」と判定されれば，医師の診断が必要となり，「認知症」の診断がなされれば運転免許取り消しまたは停止となる．もちろん診断名が「認知症」にならなかった場合においても，「高次脳機能障害（一定の病気等）」に該当する場合，運転再開に際しては各都道府県公安委員会の判断を要することとなる．

■ 文献

1) Hiraoka, T. Interpretations and applications of the term,"Higher Brain Dysfunction". JJCRS. 2021; 12: 1-3.

2) 加藤徳明．自動車運転にかかわる高次脳機能．臨床リハ．2020; 29: 1118-25.

3) Hiraoka T, Metani H, Yagi M, et al. Fundational study on the simple detection of impair-

ment resuliting in dangerous driving in patients with higher brain dysfunction. Prog Rehabi Med. 2021; 6: 1-10.
4）Pamela ER, Jennie LP, Marilyn DS, et al. Predictors of on-road driver performance following traumatic brain injury. APMR. 2015; 96: 440-6.
5）上田　敏．高次脳機能障害とリハビリテーション医学．総合リハ．1983; 11: 605-8.

索　引

あ行

アパシー	313, 335
アパシーの評価法	317
誤りなし学習	78, 146, 277, 279, 307
アルツハイマー病	348, 355
一貫性	95
意図の抗争	196, 199
意味記憶	262, 269
意味性錯読	97
意味セラピー	77, 113
意味属性分析	113
意味的知識	112
意欲の障害	313
意欲の低下	314
医療保護入院	327
運動維持困難	195
運動維持困難の評価	198
運動麻痺	218
運動無視	195
運動無視の評価	198
運動誘導	218
エピソード記憶	259, 269
エラー	97
遠隔記憶	268
エンパワメント	311
音韻，操作課題	65
音韻失読	95
音韻性錯語	81, 82, 83
音韻成分分析	114
音韻セラピー	77, 114

か行

改訂長谷川式簡易知能スケール（HDS-R）	339
角回	18
拡大	119
家族への心理教育	311
仮名訓練	75

感覚性失音楽	172
眼球運動訓練	254
環境音失認	172, 173
環境調整	31, 147, 332
間欠性運動開始困難	197
喚語障害	81, 82, 83, 86
観察	39
観察評価	21
感情調節剤	329
感情の平板化	315
観念運動失行	135
観念失行	135
記憶	307, 323
記憶機能	59
記憶障害	58, 323
基音	170
拮抗失行	196, 199
機能的磁気共鳴画像法	14
逆向性健忘	268
行政的高次脳機能障害	1
強迫的言語反応	196, 199
近時記憶	268
グループ訓練	308
軽度認知障害（MCI）	343, 355
血管性認知症（VaD）	341, 355
幻覚	345
言語	307
言語性短期記憶	64
言語的媒介	278
言語方略	278
言語流暢性課題	302
顕在記憶	270
健忘症候群	267
語彙化錯読	96
語彙性	94
高 EE	352
高次脳機能障害	367
高次脳機能障害支援拠点機関	368
高次脳機能障害支援普及事業	365

高次脳機能障害診断基準	365	失語症	58, 80, 84
高次脳機能障害の診断実態と課題	371	失語症会話パートナー	133
構成失行	136	失語症者のコミュニケーションの	
構成障害	151	有効性増進法	78
向精神薬	327	失語症者向け意思疎通支援者	133
工程分析	147	失語症のグループ訓練	127
行動変容	309	失算	186
行動療法	151, 154, 319	失読失書	92
口部顔面失行	136	失認	168
国際生活機能分類	305, 374	実用コミュニケーション能力検査	120
語長	95	自動車運転	390
誤認	345	自動性意図性解離	146
コミュニケーション	127	自発性の障害	313
コミュニケーションパートナー	121	自発的行動	310
コミュニケーションブック	123	社会参加	34, 373
語用論的能力	116	社会参加支援	31
コリンエステラーゼ阻害薬	351	社会資源	34
コンピュータ断層撮影	13	社会的行動障害	31, 321, 327
コンプライアンス	307	社会的支援	373
		視野探索遮断	219

さ行

作業課題訓練	291	遮断除去法	75
錯読分類	97	修正行為	146
作話	263	重度失語症検査	120
左側無視	219	就労支援	31
左半側空間無視	20	主観的感情生起の障害	315
左右失認	185	手指失認	185
支援コーディネーター	311	趣味活動	315
視覚イメージ法	278	受容性失音楽	172
視覚失認症	58	純粋語聾	172
視覚性運動失調	145, 250, 252, 253	純粋失書	92
視覚性注意障害	144, 250, 251, 252, 253	純粋失読	92
視覚走査	216	障害者雇用促進法	383
視覚探索	216	障害者総合支援法	367
視覚追従	218	障害の自己認識	309
磁気共鳴画像法	13	状況図	254
視空間ワーキングメモリ	251	条件づけ	269
刺激法	75	使用行動	196
自己意識性	308	使用行動の評価	199
自己効力感	27, 307	上肢	218
自己身体定位障害	252	情動	306
自己調整	378	情動感情処理障害	314
自己の気づき	378	衝動性眼球運動	254
自己賦活障害	314	上頭頂小葉	19
肢節運動失行	136	小脳	17
失運動視症	252	職場適応援助者	387
失構音	81, 82	触覚失認	178
		ジョブコーチ	387

索引

神経心理学検査	20
神経心理ピラミッド	19
神経変性疾患	1
深層失読	95
心像性	94
身体図式	186
身体パラフレニア	243
人的環境	38
親密度	95
心理・社会的活動プログラム	130
遂行機能	59, 299, 323
遂行機能障害	58, 307
数唱課題	270
スキル学習	269
スクリーニング検査	21
ストラテジートレーニング	147
生活場面観察	21
精神障害者保健福祉手帳申請用診断書	369
精神性注視麻痺	250, 252, 253
精神病症状	345
前向性健忘	268
潜在記憶	270
前頭前野腹側領域	18
前頭側頭型認知症（FTD）	355
前頭葉性の動作障害	145
全般性注意機能	306
前補足運動野	197
相貌失認	162
即時記憶	268
側頭葉後下部型失読失書	98, 100

た行

体験的気づき	310
対座法	160
帯状回	19
代償的アプローチ	254, 256
対人技能	308
体性感覚	217
体性感覚機能	180
代替コミュニケーション	119
大脳辺縁系	19
大脳連合野	1
タイムプレッシャーマネジメント	291
タッピング・スパン	270
他人の手徴候	137
試し出勤	386
多様式	121

多様式失認	166
単眼遮断	219
短期記憶	268
単光子放射断層撮影	14
単語属性効果	94
単語理解障害	81, 82
短時間労働	385
談話	103
談話訓練	106
知覚型	160
逐字読み	100
地誌的見当識障害	235
着衣失行	136, 153
チャンク	278
注意	323
注意機能	59
注意障害	58, 323
注意の持続機能	283
注意の制御機能	286
注意の選択機能	285
中心後回	179
聴覚失認	171
長期記憶	267
直接的アプローチ	254, 255
直流前庭電気刺激	232
陳述記憶	269
通常表記語	94
テクノロジー	56
手続き記憶	255
転移	88
展望記憶	260, 270
同音疑似語	94
統覚型	169
道具の強迫的使用	197
統合型	162
到達動作	145

な行

内的記憶方略	278
二次性認知症	340
二重課題訓練	295
日常記憶チェックリスト	272
日本版ウエクスラー記憶検査法	273
日本版リバーミード行動記憶検査	273
ニューロン	25
認知機能検査	339
認知コミュニケーション障害	102

399

認知症	4, 394
認知症の行動・心理症状	349
認知処理障害	314
認知予備能	274
認知リハビリテーション	31
認知療法	319
脳血管	12
脳血管性認知症	348
脳梗塞	1
脳卒中後うつ病	334
脳の可塑性	47
脳梁	18
脳梁性失行	137

は行

パーキンソニズム	4
把握動作	145
把握の障害	252
バイオマーカー	343
倍音	170
背側型同時失認	251
背側経路	169, 254
発語失行	81, 82, 83
発達障害	48
発動性の障害	313
ハノイの塔	302
般化	88
半視野遮断	219
半側空間無視	225
半側身体無視	208
半側無視	58, 216, 217, 218, 219
反復学習動作の解放現象	194
反復学習動作の解放現象の評価	198
反復経頭蓋磁気刺激	318
悲観的な反応	316
非言語方略	278
左半球損傷特有	144
非陳述記憶	269
非通常表記語	94
非定型抗精神病薬	330
表記妥当性	94
病識	245, 314, 316
標準意欲評価法	318
標準言語性対連合検査	271
標準高次視知覚検査（VPTA）	253
標準高次注意検査（CAT）	254
標準高次動作性検査	145

表層失読	95
病態失認	241
複合音	170
腹側経路	169, 254
不全型 Bálint 症候群	252, 255
物的環境	39
プライミング	269
プリズム眼鏡	219
プリズム順応	219
プログラム学習	74
分配機能	286
変換機能	286
片麻痺の否認	243
報酬戦略	319
ポジテイブ・フィードバック	309
補足運動野	18, 197
掘り下げ	21
掘り下げ検査	22
本能性把握反応	196, 199

ま行

街並失認	236
右半球症状	247
道順障害	236, 251
メタ認知	245
メタ認知訓練	291, 378
メタ認知トレーニング	380
妄想	345
目標指向行動	314, 315, 317, 319
モチベーション	308
模倣行動	196, 199

や・ら行

やる気スコア	336
陽電子放出断層撮影	14
抑うつ気分	335
離断	29
離断症状	197
リハビリテーション	26
リハビリテーションの指針を得る検査	63
リハビリテーションの方針が 得られる検査	63
両立支援コーデイネーター	311
レビー小体型認知症（DLB）	342, 348, 355
連合型	162, 169
老年期精神障害	340

わをん行

ワーキングメモリ　　　261, 268, 287

ABCD

aphasia categories of communicators checklist（AAC）　　　119, 123
action disorganization syndrome　　　146
activities of daily living（ADL）　　　39, 356
AD　　　341
agnosia　　　168
aided　　　119
apathy scale　　　336
APDL　　　39
apperceptive type　　　169
APT-2　　　292
APT-3　　　292
associative type　　　169
attention process training（APT）　　　291
auditory agnosia　　　171
Bálint 症候群　　　250
behavioral and psychological symptoms of dementia（BPSD）　　　345, 349
behavioural assessment of the dysexecutive syndrome（BADS）　　　301
BIT 行動性無視検査日本版　　　206
Broca 野　　　11
burke lateropulsion scale（BLS）　　　228
CADL 検査　　　120
Catherine Bergego Scale 日本語版　　　209
CESD　　　336
cognitive reserve　　　274
comb and razor/compact test　　　208
complex sound　　　170
Conners 3 日本語版　　　49
CT　　　13
disconnection　　　29
dorsal pathway　　　169

EFGH

EMC　　　272
environmental sound agnosia　　　173
Fluff test　　　229
fMRI　　　14
frontal assessment battery（FAB）　　　300
fundamental tone　　　170
galvanic vestibular stimulation（GVS）　　　232

HAM-D　　　336
high-tech　　　120

IJKL

international classification of functioning, disability and health（ICF）　　　374
leg orientation　　　225
legitimate alternative reading of components（LARC）　　　97
low-tech　　　119

MNOP

MCI　　　394
Mini-Mental State Examination（MMSE）　　　339
Mixed Reality　　　60
Montreal Cognitive Assessment-Japanese version（MoCA-J）　　　344
MRI　　　13
multimodal　　　121
neuropsychiatric inventory（NPI）　　　345
NHK 名古屋放送局事件　　　389
one item test　　　208
overtone　　　170
PET　　　14
phonological components analysis（PCA）　　　114
PHQ-9　　　336
post stroke depression（PSD）　　　334
PQRST 法　　　278
promoting aphasic's communication effectiveness（PACE）　　　78
pure word deafness　　　172
Pusher Index　　　226

QRST

RAVLT　　　271
RBMT　　　273
RCFT　　　272
receptive amusia　　　172
repeated increasingly speeded production（RISP）　　　116
Rey 聴覚性言語学習検査　　　271
Rey 複雑図形検査　　　272
rTMS　　　318
S-M 社会生活能力検査 第 3 版　　　49

Scale for Contraversive Pushing (SCP)	228
Seashore Measures of Musical Talents (Seashore test)	175
self-awareness	378
self-efficacy	27
self-regulation	378
semantic feature analysis (SFA)	113
sensory amusia	172
SP-A	271
SPECT	14
tapping span（視覚性スパン）	254
the montreal battery of evaluation of amusia（MBEA）	175

UVWXYZ

unaided	119
unilateral spatial neglect（USN）	225
ventral pathway	169
verb network strengthening treatment (VNeST)	115
Virtual Reality	60
voxel-based specific regional analysis system for Alzheimer's disease (VSRAD)	356
Wernicke 野	10
WISC-IV	49
Wisconsin Card Sorting Test (WCST)	300
WMS-R	273

高次脳機能障害リハビリテーションの掟　ⓒ

発　　　行	2025 年 1 月 5 日　1 版 1 刷	
編 著 者	種 村　　純	
	種 村 留 美	
発 行 者	株式会社	中 外 医 学 社
	代表取締役	青 木　　滋
	〒 162-0805	東京都新宿区矢来町 62
	電　　話	03-3268-2701（代）
	振替口座	00190-1-98814 番

印刷・製本/三報社印刷（株）　　　　　＜SK・YK＞
ISBN978-4-498-42820-1　　　　　Printed in Japan

JCOPY ＜（社）出版者著作権管理機構　委託出版物＞
本書の無断複製は著作権法上での例外を除き禁じられています．
複製される場合は，そのつど事前に，（社）出版者著作権管理機構
（電話 03-5244-5088，FAX 03-5244-5089，e-mail: info@jcopy.
or.jp）の許諾を得てください．